计划生育技术与生殖保健

张洪梅 著

汕头大学出版社

图书在版编目（CIP）数据

计划生育技术与生殖保健 / 张洪梅著 . -- 汕头 ：
汕头大学出版社，2021.12
ISBN 978-7-5658-4545-1

Ⅰ . ①计… Ⅱ . ①张… Ⅲ . ①计划生育－基本知识②
生殖医学－基本知识 Ⅳ . ① R169 ② R339.2

中国版本图书馆 CIP 数据核字（2021）第 267672 号

计划生育技术与生殖保健
JIHUA SHENGYU JISHU YU SHENGZHI BAOJIAN

作　　者：张洪梅
责任编辑：邹　峰
责任技编：黄东生
封面设计：中图时代
出版发行：汕头大学出版社
　　　　　广东省汕头市大学路 243 号汕头大学校园内　邮政编码：515063
电　　话：0754-82904613
印　　刷：廊坊市海涛印刷有限公司
开　　本：710mm×1000mm　1/16
印　　张：16.5
字　　数：280 千字
版　　次：2021 年 12 月第 1 版
印　　次：2023 年 1 月第 1 次印刷
定　　价：158.00 元
ISBN 978-7-5658-4545-1

目　录

第一章　女性生殖器官的解剖

女性生殖器官包括内、外生殖器官。内生殖器官包括阴道、子宫、输卵管和卵巢；外生殖器官包括阴阜、大阴唇、小阴唇、阴蒂和阴道前庭。

妇女的一生要经过发育、成熟及衰老等几个不同阶段，随着年龄的增长，生殖器官的功能也从幼年期逐渐发育而进入成年期的活跃状态；约 30 年后，再由活跃状态过渡到绝经后期的衰退状态。与此同时，生殖器官的解剖与生理也随之而有不同程度的变化，本章介绍的解剖主要以成年期未受孕者为准。

第一节　女性外生殖器官

女性外生殖器官是指生殖器官外露的部分，又称外阴，位于两股内侧间，前为耻骨联合，后为会阴。包括阴阜、大阴唇、小阴唇、阴蒂、阴道前庭。

一、阴阜

为耻骨联合前面隆起的脂肪垫，由皮肤及很厚的脂肪层所构成，皮肤上生长阴毛。成熟女性阴毛分布一般呈倒三角形。

二、大阴唇

为外阴两侧的长圆形隆起，前连阴阜，后连会阴。外侧面为皮肤，皮层内有皮脂腺和汗腺。大阴唇皮下组织松弛，脂肪中有丰富的静脉丛、神经及淋巴管，受伤后易形成血肿。

三、小阴唇

位于大阴唇内侧的一对黏膜皱襞。两侧小阴唇前端互相融合，再分为两叶包绕阴蒂，前叶形成阴蒂包皮，后叶与对侧结合形成阴蒂系带。两侧小阴唇后方则与大阴唇后端相结合，在正中线形成阴唇系带。小阴唇黏膜下有丰富的神经分布，故非常敏感。

四、阴蒂

位于两侧小阴唇顶端阴蒂包皮下，是与男性阴茎相似的海绵体组织，具有勃起性。分阴蒂头、阴蒂体及两个阴蒂脚三部分。阴蒂头显露于外阴，直径6~8mm，神经末梢丰富，极敏感。两阴蒂脚各附于两侧耻骨支。

五、阴道前庭

位于两侧小阴唇之间的菱形区域，前为阴蒂，后方以阴唇系带为界，两侧为小阴唇。前庭区域内前有尿道口、后为阴道口。阴道口与阴唇系带之间的浅窝称为舟状窝（又称阴道前庭窝）。经产妇受分娩影响后，舟状窝消失。

阴道口位于前庭的后半部。覆盖阴道口的一层有孔薄膜，称为处女膜。处女膜孔的大小及膜的厚薄因人而异，其孔呈圆形或新月形，少数孔极小或呈筛状。处女膜于性交后破裂，分娩后进一步破损形成许多小突起，成为处女膜痕。

六、前庭大腺

又称为巴氏腺，位于大阴唇后部，被球状海绵体肌覆盖，左右各一，如黄豆大小。腺管细长（1~2cm），开口于小阴唇下端的内侧。在性刺激时分泌液体以润滑阴道口。

七、前庭球

又称球海绵体，位于阴道口两侧，由具有勃起性的静脉丛组成，表面为球海绵体肌所覆盖。受伤后容易出血。

八、尿道口

位于阴蒂下方。尿道口为不规则椭圆形，其边缘折叠而合拢。其后壁有一对腺体，称为尿道旁腺，开口极小，常为细菌潜在之处。

九、会阴

位于阴道口与肛门之间的区域，是两侧大阴唇之后联合处。皮肤、皮下脂肪下由会阴中心腱（会阴肌）组成，分娩时易于撕裂。

第二节　女性内生殖器官

女性内生殖器官包括阴道、子宫、输卵管及卵巢。

一、阴道

（一）解剖

是内外生殖器之间的通道，位于真骨盆下部中央，呈上宽下窄的肌性管道，前壁长 7~9cm，与膀胱和尿道相邻，平时前后闭合呈空心的 H 形；后壁长10~12cm，与直肠贴近。上端包绕宫颈，下端开口于阴道前庭后部，有会阴体与肛门相隔。环绕宫颈周围的部分称阴道穹。按其位置分为前、后、左、右四部分，其中以后穹最深，与直肠子宫陷凹为邻，为盆腹腔最低部位，在临床上可经此处行穿刺或引流术。

（二）组织结构

阴道壁由三层组织构成，由内而外为黏膜层、肌层和纤维膜层。

1. 黏膜层

由上皮与固有膜构成，黏膜上皮与固有膜之间有基底膜作为分界，形成环形皱襞，色淡红。

（1）上皮：为非角化型复层鳞状上皮，由四层细胞构成，从上皮基底部依次为基底层、旁基底层（或称为副基底层）、中间层和表层。①基底层细胞呈柱状，核呈圆形，着色较深，其长轴与基膜呈垂直方向，胞质稀少，核质比例较大。②旁基底层位于基底层上部，2~3 层，呈立方状，核呈圆形，居中，大小一致，可见核仁。基底层核旁基底层可见分裂象。③中间层厚度不等，细胞呈扁圆形，胞质中等，核呈卵圆形，染色质颗粒清楚，核及胞质的长轴与基膜呈平行关系。④表层的厚度也不等，细胞呈扁圆形，胞质丰富，核圆形，呈固缩状态。一般情况下，表层细胞含透明角质颗粒，但不出现角化。

阴道上皮的厚度受卵巢激素的影响。雌激素促使阴道上皮增厚，并使细胞合成大量糖原，在月经周期增生晚期阴道上皮最厚。排卵后，雌激素水平下降，阴道上皮脱落明显，上皮变薄。在生育期妇女，上皮的厚度变化在150~200μm，表层细胞含有透明角质颗粒，无明显的角化。黏膜外观为许多横行皱襞，未产妇阴道下部较明显，分娩之后变得较平滑，老年后黏膜皱襞萎缩更为光滑。

（2）固有膜：固有膜很厚，由致密结缔组织构成。浅部细胞成分较多并含大量弹性纤维，深部主要是胶原纤维和成纤维细胞。固有膜血管丰富，深部含有小静脉丛。固有膜无腺体。

2. 肌层

由内环、外纵的平滑肌构成，肌束排列不规则，纵行和环行互相交错。肌束间有较多的结缔组织和弹性纤维。在阴道外口有环行的横纹肌，为阴道括约肌。

3. 纤维膜层

由结缔组织构成，含有丰富的弹性纤维、静脉丛、淋巴管和神经。

二、子宫

是孕育胎儿的器官，上通输卵管，下接阴道。

（一）解剖结构

1. 子宫的形态

子宫形似倒置的梨状，为空腔器官，是胚胎生长发育的场所。子宫长 7~8cm、宽 4~5cm、厚 2~3cm，容量约为 5ml。分为宫体和宫颈两部分。子宫体顶部称宫底部，宫底两侧为宫角，与输卵管相通。宫体与宫颈相连部较狭小，称子宫峡部，长约 1cm，在妊娠期间，子宫峡部逐渐扩展、拉长，临产后，可以扩张达 10cm 左右，形成子宫下段。宫颈上端与子宫峡部相连，因解剖上狭窄，又称为解剖学内口。在其稍下方处，宫腔内膜开始转变为宫颈黏膜，称组织学内口，两者间即子宫峡部。宫颈腔呈梭形，称子宫颈管，长 2.5~3cm，宫颈管内的黏膜呈纵行皱襞。颈管下端为宫颈外口，未产妇的宫颈外口呈圆形；已产妇因受分娩的影响，宫颈外口可见大小不等的横裂，从而分为前唇及后唇。

宫颈下端伸入阴道内的部分称为宫颈阴道部，阴道以上部分称为宫颈阴道上部。

2. 子宫的位置

子宫位于小骨盆腔内，在正常情况下，子宫体和子宫颈形成170°钝角，并稍向前与阴道几乎以直角相连，称为子宫前倾。子宫底在膀胱上，子宫颈向后，接近坐骨棘水平。

（二）组织结构

1. 子宫体

子宫体壁很厚，由内膜层、肌层及浆膜层所组成。

（1）内膜层：子宫内膜层较软且光滑，与肌层直接相连，可分为三层：致密层、海绵层及基底层。①致密层：最表层，覆以上皮，腺体结构较少，是腺体的颈部，受卵巢激素影响后间质细胞反应明显。②海绵层：中间层，占内膜大部分，腺体最多，对性激素的反应最为敏感。③基底层：紧贴于肌层上，对卵巢激素不敏感，无周期性变化。致密层与海绵层在卵巢激素影响下发生周期性变化，又称为功能层。

（2）肌层：肌层很厚，由平滑肌构成，肌纤维排列很不规则，有环行、纵行、螺旋形等。肌束之间有许多弹性结缔组织，并含有大量血管。子宫收缩时血管受压迫，能有效地制止产后子宫出血。

（3）浆膜层：为覆盖宫体的盆腔腹膜，与肌层紧连不能分离。子宫峡部的腹膜比较疏松，手术时易于剥离。此处腹膜向前覆盖于膀胱顶部，形成一反折，称为膀胱子宫陷凹；向后覆盖于直肠前壁，形成直肠凹陷。

2. 子宫颈

宫颈主要由结缔组织构成，含少量弹力纤维及平滑肌。宫颈管黏膜为单层柱状上皮，黏膜层腺体可分泌碱性黏液，形成宫颈管内黏液栓，堵于宫颈外口。宫颈黏膜受卵巢激素影响发生周期性变化。被覆盖复层鳞状上皮。子宫颈管内膜为高柱状上皮细胞，可分为两型，一种为分泌型细胞，数目较多，其功能为分泌黏液；另一种为纤毛型细胞，数目较少，其功能是使子宫颈黏液向阴道方向流动。子宫颈分泌型细胞所分泌的黏液是受卵巢激素的影响而有周期性改变。子宫颈阴道部被覆盖复层鳞状上皮。子宫颈外口柱状上皮与鳞状上皮交界处，是子宫颈癌及癌前病变的好发部位。子宫颈管黏膜坚实而紧，形成皱襞。内膜含有黏液腺，能分泌少量碱性黏液，有利于精子的活动。

3. 子宫韧带

共有 4 对韧带。通过四对韧带的牵拉与盆底组织的支托作用，使子宫维持在轻度的前倾前屈位。

（1）阔韧带：起自子宫两侧浆膜层，为子宫两侧翼形腹膜皱褶。止于两侧盆壁；上端游离，下端与盆底腹膜相连。由前后两叶腹膜及其间的结缔组织构成，疏松易分离。上缘腹膜向上延伸，内 2/3 包绕部分输卵管形成输卵管系膜；外 1/3 包绕卵巢血管形成骨盆漏斗韧带，又称为卵巢悬韧带。内有丰富的血管、神经和淋巴，感染或恶性肿瘤易通过阔韧带扩散。

（2）圆韧带：起自双侧宫角的前面，为圆形条状韧带。向下、向前穿行于阔韧带与腹股沟内，终止于大阴唇前端。作用是使子宫维持在前倾位置。

（3）主韧带：位于阔韧带下部，横行于宫颈阴道上部与宫体下部侧缘达盆壁之间，又称为宫颈横韧带。与宫颈紧密相连，是固定子宫颈位置的主要韧带。子宫血管及输尿管下段从阔韧带底部穿过。

（4）宫骶韧带：起自子宫颈后面上部两侧（相当于子宫峡部水平），绕过直肠终止于第 2~3 骶椎前的筋膜内，外有腹膜遮盖。短厚坚韧，作用是使子宫颈向后向上，维持子宫保持前倾位置。

三、输卵管

（一）形态

左、右各一，为一对细长而弯曲的管子，起自子宫角部，其管腔近端与子宫腔相通，远端开口于腹腔，长 8~14cm。根据形态不同可分为四个部分。

1. 间质部

埋在子宫角部肌层内的一段，长 0.5~2cm，管腔甚小，直径为 0.5~1.0mm。

2. 峡部

与间质部相连，为输卵管外形最细的部分，管腔较小，直径约 2mm，长 2~3cm。

3. 壶腹部

在峡部外侧，输卵管较膨大的部分，管腔直径 6~8mm，长 5~8cm。

4. 伞部

为输卵管最外侧端，游离，开口于腹腔，管口呈伞状，又称为伞部。伞部长短不一，长为1~1.5cm，有"拾卵"的作用。

（二）组织结构

输卵管由三层组织组成，即黏膜层、肌层和浆膜层。

1. 黏膜层

由单层高柱上皮细胞组成。上皮细胞分纤毛细胞、无纤毛细胞（又称分泌细胞）、楔状细胞及未分化细胞。纤毛细胞摆动能帮助卵子由输卵管远端向子宫方向运送而起到输送卵子的作用。无纤毛细胞可分泌糖原或中性黏多糖，后两种物质可对碘酸希夫反应（PAS）产生阳性反应。楔状细胞可能为无纤毛细胞的前身。未分化细胞为上皮的储备细胞。输卵管内膜有十分丰富的皱褶，因此发生炎症容易粘连，造成输卵管闭锁。

2. 肌层

由外纵和内环两肌层构成，肌纤维收缩时引起输卵管蠕动。

3. 浆膜层

为阔韧带的上缘腹膜延伸包绕输卵管而成。

四、卵巢

（一）解剖

卵巢位于输卵管的后下方，呈扁椭圆体，左右各一，是产生卵子及性激素的器官。卵巢的大小因各人的年龄而有不同，成年人的卵巢约为4cm×3cm×1cm大小，重5~6g。至绝经期后，卵巢即逐渐萎缩变小、变硬。以卵巢系膜连接于阔韧带后叶的部位称卵巢门，血管及神经由此出入卵巢。卵巢的内侧（子宫端）以卵巢固有韧带与子宫相连，外侧（盆壁端）以卵巢骨盆漏斗韧带与盆壁相连。卵巢表面无腹膜覆盖。

（二）组织结构

卵巢的表面覆盖着单层扁平或立方形上皮，称为生发上皮，其下有一层致密纤维组织，称卵巢白膜。白膜下的卵巢组织，分为皮质和髓质两部分：外层为皮质，是卵巢的主要部分，其中含有数以万计的始基卵泡和发育程度不同的囊状卵泡，年龄越大，卵泡数越少，皮质层也越薄；髓质是卵巢的中心部，无卵泡，与卵巢门相连，含有疏松的结缔组织与丰富的血管神经，并有少量平滑肌纤维与卵巢韧带相连接。

第三节　血管、淋巴及神经

女性生殖器官的血管与淋巴管相伴而行，各器官间静脉及淋巴管以丛、网状相吻合，在发生感染或恶性肿瘤时，易在器官间扩散。

一、血管

女性内外生殖器官的血液供应主要来自卵巢动脉、子宫动脉、阴道动脉及阴部内动脉。静脉与同名动脉伴行，但数目比其动脉多，并在相应器官及周围形成静脉丛，且互相吻合，故盆腔感染易于蔓延扩散。

（一）动脉

1. 卵巢动脉

自腹主动脉前壁分出（左侧可来自左肾动脉），相当于第 2 腰椎处，沿腰大肌前面下行人骨盆，再向下、向内行，跨过髂总动脉下段及输尿管，然后经骨盆漏斗韧带向内横行，再经卵巢系膜进入卵巢内。进入卵巢门前分出若干分支供应输卵管，其末梢在宫角旁侧与子宫动脉上行的卵巢支相吻合。

2. 子宫动脉

为髂内动脉前干分支，由盆腔侧壁向下向前行，穿越阔韧带基底部、宫旁组织到达子宫外侧（距子宫峡部水平）约 2cm 处横跨输尿管达子宫侧缘。之后分为上、下两支：下支为宫颈-阴道动脉，较细，分布于宫颈及阴道上段；上支较粗，称宫体支，在阔韧带两叶间，沿子宫侧缘迂曲上行，在子宫角部又分成三支，即宫底支（分布于宫底部）、输卵管支（穿过输卵管系膜，分布于输卵管）及卵巢支（与卵巢动脉相吻合）。两侧子宫动脉有多数分支与对侧支互相吻合。

3. 阴道动脉

为器内动脉前干分支，有许多小分支分布于阴道中、下段前后壁及膀胱顶、膀胱颈。阴道动脉与宫颈-阴道支和阴部内动脉分支相吻合，因此，阴道上段由子宫动脉的宫颈-阴道支供血，而中段由阴道动脉供血，下段主要由阴部内动脉和痔中动脉供血。

4. 阴部内动脉

为髂内动脉前干终支，从坐骨大孔的梨状肌穿出骨盆腔，绕过坐骨棘背面，再经坐骨小孔到达会阴及肛门，之后分出四支：①痔下动脉：供应直肠下段及肛门部。②会阴动脉：分布于会阴浅部。③阴唇动脉：分布于大、小阴唇。④阴蒂动脉：分布于阴蒂和前庭球。

（二）静脉

盆腔内静脉常伴随其同名动脉，汇集同名动脉所供应器官之血液，并形成静脉丛互相吻合。子宫静脉流入髂内静脉，右卵巢静脉流入腔静脉而左卵巢静脉流入左肾静脉。

二、腹前壁的层次

由浅至深共有6层组织。

（一）皮肤

除腹正中和脐环处与深面腹白线紧密愈着外，均与皮下组织疏松愈着，易于分离。

（二）皮下组织

主要为脂肪结缔组织。此层的特点是血管较少，当手术切开时很少出血。但此层血供较差，被污染后易发生感染，故在手术中应加以保护。

（三）肌层

分为中间和外侧两组。

1. 中间组

在腹正中线两侧的纵行带状肌肉为腹直肌，上起于剑突和第5～7肋软骨，下止于耻骨联合。腹直肌下端的前面有一对小三角形扁肌（锥状肌），起自耻骨上支，肌纤维斜向内上方，尖端止于腹白线。腹直肌被腹直肌鞘所包绕，鞘分前后层，即腹直肌前鞘和腹直肌后鞘。腹直肌有3～4个腱划与前、后鞘相结合。后鞘在脐与耻骨联合中点处形成一弓状游离缘，称为半环线。

2. 外侧组

为扁平肌，由浅入深为腹外斜肌（从外上方走向内下方）、腹内斜肌（由外下方）、腹横肌（为横行走向）。此三层的后外部分为肌纤维，而前内部分为腱膜，占肌肉的1/4~1/3。左右三层腱膜汇合于正中腹白线。

（四）腹横筋膜

此筋膜具有横行纤维。

（五）腹膜外脂肪

即腹横筋膜与壁层腹膜之间的脂肪组织。由于脂肪的存在，甚易感染，术中应加强无菌措施。

（六）壁层腹膜

是一层平滑的浆膜。两侧腹直肌腱鞘在剑突与耻骨联合之间相互交织，形成纵行腹白线，其中心为脐。在脐以上较宽，脐以下较窄。腹白线的深面为腹膜，故沿白线作纵行切开可迅速进入腹腔。下腹前壁的血液供应，来自髂外动脉的腹壁下动脉、最下六条肋间动脉和四条腰动脉的分支。腹前壁由下六对肋间神经、髂腹下神经、髂腹股沟神经所支配。

二、女性绝育手术常用的切口和解剖

（一）纵切口

也称直切口，局限于两侧腹直肌范围内。

1. 正中切口

经过腹白线纵行切口，经皮肤、皮下组织、腹白线和腹膜进入腹腔。其优点为操作简便，出血少，不切断肌纤维，不损伤神经。

2. 旁正中切口

在离正中线1cm处作纵行切口，经皮肤、皮下组织、腹直肌前鞘、腹直肌内侧缘、腹直肌后鞘、腹膜前脂肪和腹膜进入腹腔。此切口操作简便，出血少，不切断肌肉与神经，较正中切口愈合牢固。一般女性绝育手术都采用旁正中切口。

（二）横切口

腹部输卵管结扎术采用的横切口甚小，切口经皮肤、皮下脂肪、腹直肌前鞘，可自腹白线处纵行分离腹直肌、腹膜前脂肪和腹膜进入腹腔。横切口的方向和腹壁张力的方向相同，故切口疼痛少，并不易裂开。缺点是伤口较易出血，遇有特殊情况需延长切口时较困难。

一般小切口绝育术以直切口为首选。

第二章 女性生殖系统生理

第一节 女性一生各阶段的生理特点

女性从胚胎形成到衰老，是一个渐进的生理过程。根据年龄和生理特征可将女性的一生分为七个阶段，即：胎儿期、新生儿期、儿童期、青春期、性成熟期、绝经过渡期及绝经后期。但各阶段并无截然分界，可因遗传、环境、营养等因素的影响而有个体差异。

一、胎儿期

胎儿期指从卵子受精至出生。胚胎6周后原始性腺开始分化，至胚胎8~10周性腺组织才出现卵巢的结构。卵巢形成后，因无雄激素，无副中肾管抑制因子，故中肾管退化，两条副中肾管发育成为女性生殖道。

二、新生儿期

是指出生后4周内。女性胎儿由于受胎盘及母体性腺产生的女性激素影响，子宫和卵巢可有一定程度的发育，其外阴较丰满，乳房略隆起。出生后脱离母体环境，血中女性激素水平迅速下降，可出现少量阴道出血或有少量乳汁，短期内可消退，属生理现象。

三、儿童期

出生4周后到12岁左右称为儿童期。儿童早期（8岁之前）生殖器官尚处于静止状态，卵泡仍未发育，亦未分泌雌激素，亦无明显第二性征发育，生殖器为幼稚型。外阴和阴道上皮很薄，细胞内缺乏糖原，阴道酸度低，抵抗力弱，易发生炎症。宫体与宫颈比为1：2，即宫体较小，宫颈较长，子宫肌层薄。卵巢长而宽，卵泡虽能大量自主生长，但仅发育到窦前期即萎缩、退化。儿童后期

（约8岁起），出现最早女性特征是乳房发育，乳头勃起，其下出现乳核，这是卵巢开始发育、产生雌激素的第一个临床征象；也间接说明垂体前叶分泌适量促性腺激素下丘脑–垂体–卵巢轴功能开始建立，促卵泡激素及黄体生成素逐渐升高，生殖器官亦相应地逐渐增大，第二性征开始发育，继之阴毛出现。也说明肾上腺皮质所分泌雄性激素量上升，表明促肾上腺皮质激素–肾上腺轴建立。该期儿童生长速度快，每年身长增高2~3cm，1年后，阴毛量增多且卷曲，乳房亦渐增大。

四、青春期

临床特征是月经来潮，是生殖器官发育成熟的过渡时期。下丘脑–垂体–卵巢轴发育逐渐稳定，卵巢内有发育不同的卵泡，雌激素水平达到一定高度而下降，形成撤退性出血，即月经初潮。初潮年龄多在13~15岁，但可能早在11~12岁，或迟至17~18岁。初潮年龄与健康营养、环境、种族、气候、遗传等有关。内外生殖器官发育增大，并逐步建立起月经周期性变化。除生殖器官外，乳房进一步发育，腋毛出现，身高突增，盆腔增宽，逐渐发育为女性体态，精神状态成为女性心理状态。

五、性成熟期

月经来潮几年后，卵巢发育成熟，且有完整性的生育能力，进入性成熟期，即卵巢功能成熟并有周期性性激素分泌及排卵。一般在18岁左右开始，历时约30年。卵巢每月可有1次排卵，子宫内膜受女性激素周期性的影响，出现了规律的性周期即月经周期，此期为妇女生育活动最旺盛的时期，亦称生育期。

六、绝经过渡期

以前曾采用"更年期"这一术语，在1994年已被WHO废除，推荐采用"围绝经期"一词，将其定义为从卵巢功能开始衰退直至绝经后1年内的时期。绝经过渡期可始于40岁，历时短为1~2年，长可持续10多年。此期由于卵泡不能发育成熟及排卵，因而月经不规律，多为无排卵性月经。直至最后卵泡自然耗竭，对垂体促性腺激素丧失反应，导致绝经。中国妇女的平均绝经年龄在50岁左右，绝经年龄与营养、遗传有一定关系。在围绝经期由于雌激素水平降低，可出现血管舒缩障碍和精神神经症状，表现燥热、出汗、抑郁或烦躁等，称为绝经综合征。

七、绝经后期

为绝经后的生命时期。60 岁以后机体逐渐老化，衰老现象相继出现，影响骨质钙代谢，使骨质疏松，易发生骨折；由于脑细胞功能减退，记忆力逐渐减退；肌肉渐萎缩等。由于卵巢功能衰竭，其生殖器官进一步萎缩老化，雌激素水平低落，易发生老年性阴道炎。

第二节　女性月经周期的生理

在性成熟期内，生殖系统的生理特点之一是它的周期性变化，这种节律性变化，称为性周期。此期最明显的表现为随着卵巢的周期性变化，子宫内膜周期性脱落及出血，即月经，是生殖功能成熟的标志之一。一般周期为 28~30 日，经期为 3~7 日，出血量为 30~50ml。月经周期的调节是个非常复杂的过程，主要涉及下丘脑、垂体和卵巢。下丘脑、垂体和卵巢之间相互调节、相互影响，形成一个完整而又协调的神经内分泌系统，称为下丘脑-垂体-卵巢轴，此轴又受中枢神经系统的调节。

一、性周期有关的调节因素

（一）下丘脑促性腺素释放激素

促性腺素释放激素是下丘脑弓状核神经细胞分泌的一种十肽激素，通过垂体门脉系统输送到腺垂体，其生理功能是调节垂体促性腺激素的合成和分泌。促性腺素释放激素主要促使垂体合成和释放黄体生成素，同时还有调节和促使垂体合成和释放促卵泡素的作用。促性腺素释放激素呈脉冲式分泌，脉冲式释放可调节释放黄体生成素/释放促卵泡素的比值，其频率幅度在周期中有规律性变化。脉冲频率减慢时，血中释放促卵泡素水平升高，释放黄体生成素水平降低，从而导致释放黄体生成素/释放促卵泡素比值下降；频率增加时，释放黄体生成素/释放促卵泡素比值升高。

（二）垂体生殖激素

1. 促性腺激素

腺垂体的促性腺激素细胞分泌促卵泡素（释放促卵泡素）和黄体生成素（释放黄体生成素）。释放促卵泡素及释放黄体生成素为糖蛋白激素，均有α、β两个亚基肽链以共价键结合而成。两者的α亚基结构相同而β亚基不同。与人绒毛膜促性腺素（HCG）和人类促甲状腺激素（TSH）的α亚基结构相似，其免疫反应也基本相同，各激素特性均存在于β亚基中。由于下丘脑促性腺素释放激素呈脉冲式释放，刺激垂体激素的分泌也呈脉冲式。

释放促卵泡素是一种大分子糖蛋白，是卵泡发育必需的激素。行经期间开始升高，在排卵前期出现一个较为平缓的波峰，以后逐渐下降，卵泡晚期最低，排卵前 24 小时左右再次出现较陡的波峰，上至最高值，并在 24 小时左右直线下降，然后在整个黄体期缓慢下降，在下次月经来潮前降至最低点。释放促卵泡素主要促进卵泡周围的间质分化为卵泡膜细胞，并使其增殖和细胞内芳香化酶系活化，促使卵泡成熟，并在释放黄体生成素作用下使卵泡分泌激素及排卵。

释放黄体生成素亦是一种高分子糖蛋白，释放黄体生成素的分泌量在卵泡期较为平稳，继而出现排卵前极陡的高峰，其值比卵泡期和黄体期高出 2 倍以上，约在 24 小时后急速降至原有水平。黄体期其分泌量逐渐下降。释放黄体生成素主要作用于已分化的卵泡膜细胞，促进合成性激素，促使成熟卵泡排卵，并使破裂卵泡形成黄体，分泌孕激素和雌激素。

2. 催乳素催乳素（prolactin，PRL）

由腺垂体的催乳细胞分泌，是由 198 个氨基酸组成的多肽激素。其分泌主要受下丘脑释放入门脉循环的多巴胺抑制性调节，而促甲状腺激素释放激素则能刺激其分泌。由于多巴胺与促性腺素释放激素对同一刺激或抑制作用常同时发生效应，故当促性腺素释放激素的分泌受到抑制时，可出现促性腺激素水平下降，而PRL上升，导致闭经泌乳综合征。而由于促甲状腺激素释放激素升高，可使甲状腺功能减退者出现泌乳现象。

（三）卵巢的性调节激素

卵巢是女性生殖内分泌腺，主要具有两种功能：其一为产生卵子并排卵，即具有生殖功能；其二为合成并分泌类固醇类激素和多肽激素，即具有分泌功能。

卵巢的周期性变化从青春期开始到绝经前，卵巢在形态和功能上发生周期性变化称卵巢周期。

1. 卵巢的周期性变化

(1) 卵泡的成熟：卵泡的发育及成熟人类卵巢中卵泡的发育始于胚胎时期，新生儿出生时卵巢约有 200 万个卵泡，儿童期多数退化，至青春期只剩下约 30 万个，到青春期以后卵母细胞逐渐减少，生育期只有 300～400 个卵母细胞发育成熟，并经排卵过程排出，其余的卵泡发育到一定程度自行退化，称为卵泡闭锁。因此，女性一生中一般只有 0.1% 左右的卵泡可发育成熟并排卵。根据形态、大小、生长速度和组织学特征，可将卵泡的生长分为以下几个阶段。

①始基卵泡：由一个处于减数分裂双线期的初级卵母细胞及在其周围的单层梭形颗粒细胞层环绕组成。

②窦前卵泡：为初级卵泡与次级卵泡分化阶段。始基卵泡周围梭行颗粒细胞分化为立方形细胞。位于细胞表面的释放促卵泡素受体增多，分泌一种黏多糖，在卵母细胞周围形成一透明带。此阶段出现卵泡生长发育需必备的释放促卵泡素、雌二醇、睾酮三种受体。卵泡基底膜附近的梭形细胞形成两层卵泡膜，即卵泡内膜与卵泡外膜。卵泡内膜细胞出现释放黄体生成素受体，具备了合成类固醇激素的能力。

③窦状卵泡：在雌激素和释放促卵泡素的协同持续作用下，颗粒细胞间积聚的卵泡液增加，最后融合成卵泡腔，卵泡直径可达 500μm，称之为窦状卵泡。在释放促卵泡素的刺激下，颗粒细胞内产生释放黄体生成素受体及 PRL 受体，具备了对释放黄体生成素、PRL 的反应性。从而形成了排卵前卵泡。

④排卵前卵泡：在卵泡发育的最后阶段，大多数窦状卵泡发生退化。此时成熟卵泡体积显著增大，直径可达 18～23mm，卵泡液急骤增加，卵泡腔增大，卵泡移行向卵巢表面突出。

(2) 排卵：卵母细胞及包绕它的卵丘颗粒细胞一起被排出的过程称排卵。导致排卵的内分泌调节为排卵前血释放黄体生成素、释放促卵泡素峰的出现。其机制：雌二醇高峰对垂体、下丘脑的正反馈调节作用；促性腺素释放激素作用及孕酮的协同作用。在该峰刺激下导致成熟卵泡最终排卵。排卵多发生在下次月经来潮前 14 日左右，卵子可由两侧卵巢轮流排出，也可由一侧卵巢连续排出。卵子排出后，经输卵管伞部捡拾、输卵管壁蠕动以及输卵管黏膜纤毛活动等协同作用进入输卵管，并循管腔向子宫侧运行。

（3）黄体形成及退化：排卵后，卵泡液流出，卵泡壁塌陷，颗粒细胞和内膜细胞向内侵入，周围由结缔组织的卵泡外膜包围，共同形成黄体。黄体化后形成颗粒黄体细胞及卵泡膜黄体细胞。黄体细胞的直径由原来的 12～14 增大到 35～50μm，排卵后 7～8 日黄体体积达最高峰，直径为 1～2cm，外观为黄色。若卵子未受精，黄体在排卵后 9～10 日开始退化。退化时黄体细胞逐渐萎缩变小，逐渐由周围的结缔组织和成纤维细胞侵入，组织纤维化，外观色白称为白体。正常排卵周期黄体功能仅限于 14 日内，黄体衰退后月经来潮，卵巢中又有新的卵泡发育，开始新的周期。纤维索凝血

2. 卵巢激素的周期性变化

卵巢激素属类固醇激素即甾类激素。卵巢主要合成. 分泌三种性激素。即雌激素、孕激素与雄激素。卵泡膜颗粒细胞是排卵前雌激素的主要来源，黄体细胞在排卵后分泌大量的孕激素和雄激素。雄激素主要由卵巢细胞产生。除卵巢外，肾上腺皮质亦分泌雄激素和雌激素。

（1）类固醇激素的结构、生物合成与分泌：类固醇激素的基本化学结构是环戊烷多氢菲环，由 17 个碳原子形成的甲、乙、丙 3 个六元环和 1 个五元环所组成。

雌激素为一个 18 碳原子的雌烷衍生物，其生物合成以雌二醇和雌酮为主，前者由睾酮经芳香化酶转化而来，雄酮同样由雄烯二酮转化而来。

孕激素在环戊烷多氢菲核结构的第 10、第 13 位上各有一个甲基，是一个 21 碳原子的孕烷衍生物。

卵巢类固醇激素生物合成需要多种羟化酶及芳香化酶的作用。

在黄体生成素的刺激下，卵泡膜细胞内胆固醇在线粒体内经酶催化形成孕烯醇酮。孕烯醇酮合成雄烯二酮有两种途径：其一为孕烯醇酮 →孕酮→17α -羟孕酮→雄烯二酮；其二为孕烯醇酮→17α -羟-孕烯醇酮→脱氢表雄酮→雄烯二酮。孕酮的合成途径为胆固醇→孕烯醇酮→孕酮。雄激素的合成途径为：黄体生成素与卵泡膜细胞受体结合后使胆固醇形成睾酮和雄烯二酮；FSH 与颗粒细胞上的受体结合激活芳香化酶，将睾酮和雄烯二酮分别转化为雌二醇和雌酮，进入血循环和卵泡液中。

卵巢分泌少量雄激素，包括睾酮、雄烯二酮和脱氢表雄酮。卵巢内泡膜层是

合成分泌雄烯二酮的主要部位；卵巢间质细胞和门细胞主要合成分泌睾酮。

在卵泡期，卵泡膜细胞合成分泌雌激素和雄激素；在黄体期，黄体内卵泡膜细胞主要产生雄激素，并使之转化为雌激素，同时颗粒细胞的黄体生成素受体量大大增加，但受酶系统的限制，主要合成分泌孕激素。

（2）类固醇激素的分解和代谢：雌激素与雄激素在血循环中约95%与特异的性激素结合球蛋白相结合，仅4%~5%保持游离状态。游离的激素具有生物活性，与相应组织的受体结合后，血内的蛋白质结合激素即有相应的量与蛋白质分离，以维持结合与游离激素间的比例平衡。类固醇激素主要都在肝脏代谢，雌二醇可与雌酮互相转化，以后再进一步羟化形成雌三醇而排泄。在肝脏内雌三醇及其他降解产物与二糖醛酸盐结合形成水溶性物质。这些物质的3/4经肾脏自尿中排泄，另1/4与胆汁同经胆道而排入肠腔，其中大部分又被吸收，经门静脉回肝脏形成肝肠循环，只有一小部分与粪便一起排泄。孕激素无其特异的结合球蛋白，在肝脏降解为孕二醇，也与二糖醛酸盐结合后多经肾脏排泄。雄激素在周围组织中可以受不同酶系统的作用而转化为另一种物质；雄烯二酮分泌后，在肝脏细胞内可转化为睾酮，而睾酮在皮脂腺和毛囊细胞内经还原酶作用后转化成作用更强的双氢睾酮。此外，雄烯二酮在肝脏、脂肪和脑细胞内还可以转化为雌酮。在这些组织中睾酮又可以转化为雌二醇，并在局部产生雌激素作用。

（3）性激素分泌的周期性变化

①雌激素：卵泡初期分泌少量雌激素，至月经第7日起雌激素迅速增加，于排卵前形成第一次高峰，排卵后略减少。在排卵后1~2日黄体分泌的雌激素迅速上升，在排卵后7~8日黄体成熟时形成第二次高峰，但峰值略低于第一次。此后，黄体萎缩雌激素急剧下降，在月经前达最低水平。

②孕激素：排卵前颗粒细胞在释放黄体生成素排卵高峰作用下黄素化，开始分泌少量孕酮；排卵后黄体分泌孕酮逐渐增加，在排卵后7~8H黄体成熟时分泌量达最高峰，之后渐下降，至月经时降至卵泡期水平。

③雄激素：女性体内的雄激素主要来自于肾上腺，卵巢分泌少量雄激素，在排卵前血循环中水平升高。

（4）性激素的生理功能

①雌激素

a. 生殖系统：能促使卵泡发育，增进子宫的血液运行，促使子宫平滑肌细胞增生肥大，提高子宫平滑肌对缩宫素的敏感性和收缩力。使子宫功能层的上皮细胞和腺细胞增生，能促使宫颈的腺体上皮细胞增生，黏液分泌量增加。促使输卵管发育及内膜上皮细胞分泌活动增加和纤毛的生长，加强输卵管肌节律性收缩的振幅。能使阴道上皮细胞增生、成熟。b. 乳腺：能促使乳腺管细胞增生，并与黄体酮、催乳素和肾上腺皮质激素协同，促进乳腺的发育。在青春期决定女性脂肪的分布，形成女性体态。c. 促进骨中钙质的沉着，而在一定时间后骨骺即愈合。d. 通过下丘脑和垂体的正负反馈调节，控制促性腺激素的分泌。e. 潴留水钠，使血内胆固醇含量与磷脂的比值下降。f. 心血管、骨代谢及皮肤：雌激素不仅仅限于生殖系统，对心血管的健康、骨骼的完整性、认知能力和行为方面都有作用。雌激素能促进肝脏高密度脂蛋白的合成、抑制低密度脂蛋白合成，降低血液循环中胆固醇水平，维持血管张力，保持血流稳定。雌激素能通过受体途径直接调节破骨细胞的骨吸收和成骨细胞的形成，维持和促进骨基质代谢，促进对肠道钙的吸收，促进肾脏对钙的重吸收，并促进钙盐、磷盐在骨质中沉积，维持正常骨质。皮肤是雌激素非生殖器官中最大的靶器官，绝经后雌激素下降加速了皮肤老化。

②孕激素

a. 生殖系统：孕激素通常在雌激素的作用基础上发挥作用。孕激素能增加输卵管的收缩幅度，降低其频率，抑制输卵管内膜上皮纤毛的生成，也调节表面细胞的黏液分泌功能，并调节受精卵的运行过程。能降低子宫平滑肌兴奋性及其对缩宫素的敏感性，从而抑制子宫肌的自发性收缩。能保护孕卵种植过程和其以后的生长发育。在雌激素对子宫内膜上皮作用的基础上使细胞内产生并聚积糖原，使细胞体积增大，而腺体弯曲旋转。又使子宫内膜的间质组织潴液，小动脉增长并呈螺旋状卷曲，使子宫的血管扩张，血运量增加。能使宫颈闭合，黏液黏稠，形成黏液栓阻塞颈口，阻止精子和微生物的进入。能加快阴道上皮细胞脱落，同时能使糖原沉积和阴道 pH 降低。b. 乳腺：能促进乳腺腺泡发育。c. 在月经中期具有增强雌激素对垂体释放黄体生成素排卵峰释放的正反馈作用。d. 在黄体期对下丘脑、垂体有负反馈的作用，从而抑制促性腺激素的分泌。e. 对体温调节中枢具有兴奋作用，可使基础体温在排卵后升高 0.3~0.5℃，可作为排卵的重要指标。f. 促进水钠排泄。

③雄激素：雄激素在外周血中不易测出，但作用很强，从青春期起，促进阴

蒂、阴唇和阴阜的发育，促进腋毛和阴毛的生长。与性欲有关。能促进蛋白质的合成，在性成熟前能促进长骨的生长和钙的保留，在性成熟后可导致骨肺的关闭。但过多的雄激素会对雌激素产生拮抗作用。

（5）性激素作用的机制：激素之所以能与特定的组织或细胞，即激素的靶组织或靶细胞发生作用，就在于靶细胞有能和激素特异结合的物质，称为激素受体。激素通过与相应受体结合而发挥作用。

类固醇激素为脂溶性，分子量小，通过扩散方式进入细胞内。在靶细胞胞质中存在类固醇激素受体，与相应激素的结合具有专一性强、亲和性大的特点，激素与胞质受体结合，形成激素-胞质受体复合物，并通过受体蛋白质发生的构型变化和热休克蛋白质解离，获得进入核内的能力，由胞质转移至核内。之后再与核内受体相互结合，形成激素-核受体复合物，从而激发 DNA 的转录过程，生成新的 mRNA，诱导蛋白质合成，引起相应的生物效应。

激素受体分为两类：①细胞膜受体，所有肽类激素，如垂体促性腺激素，都通过膜受体机制，发挥生理效应。②细胞质受体，所有类固醇激素如雌激素、孕激素等均与细胞质受体结合形成受体复合物，从而产生激素效应。

二、性周期调节原理

月经周期反映了女性性周期的变化，而月经周期主要依赖 H-P-O 的调节。H-P-O 是个完整而协调的神经内分泌系统。下丘脑通过分泌促性腺素释放激素调节垂体释放释放促卵泡素和释放黄体生成素，从而控制性腺发育及性激素的分泌。卵巢在释放促卵泡素和释放黄体生成素的作用下，发生周期性排卵，伴有雌、孕激素的周期性变化。同时，卵巢激素对中枢生殖调节激素的合成和分泌又有反馈作用，从而使释放促卵泡素和释放黄体生成素在循环中也呈现密切相关的周期性变化。

性激素的反馈调节：卵巢所分泌的性激素可以逆向影响下丘脑和垂体前叶促性腺激素的分泌功能，称为反馈作用。产生促进作用的称正反馈，产生抑制性作用的称负反馈。雌激素既产生正反馈，也产生负反馈，雌激素与孕激素协同作用时，负反馈影响更显著，此亦称为长反馈环。垂体促性腺激素在促性腺素释放激素调节下分泌，但它又可以通过血循环对下丘脑产生负反馈作用，称为短反馈环。月经周期是神经内分泌腺间相互促进和制约形成自动调节的结果，在月经周期中性激素亦有周期性改变。在月经期中，雌激素处于低水平，而释放促卵泡素略有上升继而维持在低水平，随着卵泡的发育，雌激素逐渐上升，至排卵前达最高峰，释放促卵泡素则略有下降。但至卵泡期末，排卵前 24 小时左右，出现低值，随即迅速升高。24 小时后自最高值直线下降，释放黄体生成素由低水平逐渐上升，至排卵前 24 小时左右与释放促卵泡素同时出现更高的分泌陡峰，也于 24 小时左右自最高值骤降，成熟卵泡在这种激素作用下遂发生破裂而排卵。在黄体期，释放促卵泡素持续较低水平，释放黄体生成素也逐渐下降，至月经前达最低水平。而孕激素在黄体发育过程中分泌量又渐增加，于排卵后 7~8 日黄体成熟时达到最高量，以后逐渐减少，月经前急剧降低至最低水平导致月经来潮。因此，月经来潮是一个生殖周期的生殖失败，同时也是一个新的生殖周期的开始。

第三节 阴道黏膜、子宫内膜及输卵管的周期性变化

一、阴道细胞的周期性变化

阴道黏膜上皮为复层鳞状上皮，细胞从底层向表面按顺序可人为分为基底层细胞、旁基底层细胞、中层细胞及表层细胞。上皮尤其是阴道上段的上皮，其生长、发育、成熟是一个连续的过程而直接受卵巢性激素的影响，包括成熟的速度、糖原的形成及黏液的分泌等，随着卵巢性激素周期性的变化而有周期性变化。通过阴道脱落细胞的检查，可以间接反映性激素水平和排卵情况。

（一）卵泡期

自月经后期到排卵期，随着卵泡的逐渐成熟，雌激素水平的增加，底层细胞增生，向中层细胞分化，中层细胞内表层细胞分化，并成熟而脱落。细胞核的结构从疏松网状成为致密紧缩，细胞质从厚到薄，染色从嗜碱性到嗜酸性，形成角化细胞，其角化程度与雌激素水平成正比，以排卵期达高峰。

（二）黄体期

阴道上皮在排卵后主要受孕激素的作用。孕激素在雌激素水平低落时对阴道

上皮有轻度增生作用，但只能使细胞发育到中层细胞，而在高雌激素水平时，孕激素限制细胞角化而大量脱落。排卵后黄体形成，孕激素使上皮形成中层细胞或角化前细胞，并加速脱落，聚集成群，细胞有卷边及皱褶，细胞内富有糖原。成年妇女的阴道上皮细胞内的糖原经过寄生在阴道内的阴道杆菌的分解而成乳酸，使阴道内保持一定酸度，可以防止致病菌的繁殖而保护阴道，但另一方面不利于精子的活动和生存。由于性交时男性有碱性的精囊液及前列腺液排入阴道和女性子宫颈排出大量碱性的黏液，故可中和阴道酸性分泌物，利于精子的活动。

二、子宫颈黏液的周期性变化

宫颈黏膜腺细胞分泌的黏液在雌、孕激素的影响下，也有明显的周期性改变。

（一）黏液的化学性质

子宫颈黏液主要由颈管葡萄状腺体的分泌细胞分泌，混有少量子宫内膜和输卵管的分泌液。黏液主要由凝胶性糖蛋白、黏蛋白凝胶束组成的纤维网状结构和溶胶性的低黏滞性水溶性宫颈浆所组成。后者是一种非黏性蛋白，在雌、孕激素作用下可改变其分子空间结构，从而形成宫颈黏液不同类型。在排卵期，在雌激素的作用下，凝胶纤维呈平行排列，纤维粗，且间隙大，内有流动浆液，适宜精子通过。在孕激素影响下，凝胶纤维有分支和密集的网状交错，构成不规则的小间隙，使精子难以通过。

（二）宫颈黏液的物理特性

宫颈黏液的黏滞性、拉丝度、酸碱度、黏液量及结晶形成等，均呈明显周期性变化。排卵期分泌量最多，吸收水分也最多，达95%~98%，稀薄透明，拉丝度长，可达10cm以上而不断，其中含氯化钠最多，在排卵期时含量可占黏液干重的40%~70%。若将其涂于玻片上，干燥后能见羊齿植物叶状结晶，此类结晶常在月经周期第6~7日开始出现，到排卵期最为清晰而典型，分枝特别多而密。排卵后受孕激素影响，氯化钠含量迅速下降至2%~20%，结晶逐渐模糊，在月经第22日左右便完全消失，表现为成排的具有反光的椭圆体，故通过宫颈黏液的变化，可了解雌激素水平，同样也可作为治疗中的观察指标。

三、子宫内膜的周期性变化

子宫内膜组织及其分泌物在生殖过程中起着极重要的作用。例如精子在穿过子宫进入输卵管前，是在内膜分泌物中游行而上的；当受精卵被送入宫腔中尚未植入时，其营养主要依赖于子宫内膜分泌物；当受精卵植入内膜后，胚胎的生长发育依赖于内膜中正常的血供。

（一）子宫内膜的组织学改变

子宫内膜的正常生长发育要有一定量的雌激素与孕激素，两者并需有适当的比例及协同作用。随着卵巢激素的周期性变化，子宫内膜也发生周期性的变化。内膜的周期性变化是一种逐渐移行的缓慢过程。不同妇女略有不同，即使在同一妇女不同周期亦略有不同。一般这个周期的变化为时约28日，并可划分为四期。

1. 增殖期

行经时，大部分子宫内膜剥离，随月经排出，留下基底层及部分海绵层。在雌激素的影响下，内膜合成代谢加强，很快修复，逐渐生长肥厚，细胞增生。上皮细胞内核糖体及细胞的线粒体与内质网等逐渐增多，为分泌做好准备。表浅上皮及腺体之纤毛细胞增多，尤以两侧宫角及近峡部处为多，这种变化与卵子的运行与分泌物排出有关。增殖期又可分早、中、晚三期。

（1）增殖早期：内膜的再生与修复在月经停止前已开始，标准周期为月经出现后第4~7日，此期内膜较薄，一般为1mm左右。可见再生的覆盖上皮自腺体开口处向表面延伸。腺体少而直，短而窄。腺上皮细胞呈立方或低柱状，有少数有丝核分裂。腺上皮的腺腔面平整。间质较致密，其细胞呈星形，胞质少而相互连结成网，网的空隙中积有少量组织液，间质细胞有丝核分裂不多。间质中新生之小动脉较直、壁薄，似毛细血管，静脉壁极薄。

（2）增殖中期：此期于标准周期的第7~10日，是增殖早期的进一步生长发育。此期特点是间质水肿明显，所以间质更为稀疏。

（3）增殖晚期：此期于标准周期的第10~14日。内膜增殖逐渐到达高峰，厚3mm左右。内膜表面高低不平，略呈波浪状。覆盖上皮细胞及腺上皮细胞均呈高柱状，胞质嗜碱性增强，有丝核分裂很多。腺体变得较大、较多、较弯曲，腺上皮的假复层排列十分显著。间质细胞核分裂亦甚多。由于间质水肿消退及间质细胞的增生又使间质变得较为致密。小动脉略有弯曲，管腔增大，上皮下出现微血管网及吻合支，小静脉数量亦增多，管腔增大。一般月经周期的延长主要是增殖期的延长。

2. 分泌期

月经周期第 15~28 日。排卵后，卵巢内形成黄体，它所分泌的雌激素能使内膜继续增厚，腺体增大。其中孕激素的作用主要是抑制内膜的合成代谢，促使内膜成熟，表现为腺体发生分泌以利于受精卵着床。间质细胞胞质增多而肥大，向蜕膜前转化。分泌期又可分早、中、晚三期。

（1）分泌早期：此期自排卵后至周期第 15~19 日。在光镜下需至周期第 16 日才有明确的分泌期变化出现。排卵 36~48 小时后，在腺上皮细胞核与基底膜之间出现含糖原的空泡，此种核下空泡逐渐增大，将核上推至细胞中部。腺上皮的假复层排列消失而呈单层排列，以后空泡中糖原自核周上升至核上，核又回至细胞的基底部，核下空泡消失，而胞质逐渐红染，呈泡沫状，并开始顶浆分泌。腺腔中出现稀薄的分泌液。腺上皮细胞核逐渐变圆，有丝核分裂逐渐减少至消失，腺体更为弯曲，腺腔开始扩张，间质除有丝分裂逐渐减少至消失外，无明显改变。

（2）分泌中期：此期于周期的第 20~22 日。受精卵着床于此时，所以此期内膜的发育与分泌的好坏，与受精卵运行的速度是否同步是十分重要的。此期为内膜分泌的全盛时期。腺上皮细胞的腺腔面毛糙，分泌物稍稠，腺体弯曲及腺腔扩张更为明显，间质中逐渐出现明显水肿。

（3）分泌晚期：此期于周期的第 23~25 日。此时腺体的弯曲程度与扩张程度达到高峰，其分泌则开始减弱并变得稠厚，间质细胞开始出现蜕膜前转化。此种转化，首先开始于螺旋动脉周围，逐渐扩展，至本期末时，内膜的覆盖上皮下亦有蜕膜前转化出现。间质中淋巴球浸润逐渐增多，间质中水肿逐渐消退。此时螺旋动脉壁增厚已较显著。因其增长速度超过内膜增厚的速度，又因间质水肿消退的结果，其旋转程度更为明显。

由于上述变化，此时可将内膜清楚地分为三层。①致密层：是内膜的表层。因该处仅有较小而直的腺体开口，但有大片间质细胞的蜕膜前转化，所以较为致密而得名。②海绵层：是内膜的中间层。此层较厚，主要由张大弯曲的腺体构成，间质甚少，故似海绵。③基底层：此层位于子宫肌层之上。其间质致密，腺体静止，在整个月经周期中无明显变化，在月经期也不脱落，月经后即从此层开始再生。

亦可将分泌期子宫内膜按日划分，其划分要点如下。

第 16 日：有核下小空泡，大多数腺体的上皮细胞均有空泡，大小亦较一致。有丝核分裂减少。腺上皮稍有假复层排列。晚期增生期有时也有核下小空泡，但空泡较少、较小，并分布不均匀。

第 17 日：核下空泡普遍增大，细胞核被推至细胞中部，腺上皮的假复层排列消失。

第 18 日：核下降，核下空泡缩小，有丝核分裂消失，核上胞质略呈泡沫状，腺腔中开始有分泌。

第 19 日：在 18 日的基础上，核下空泡显著缩小，犹如第 16 日的内膜，但是腺腔内有分泌物，腺上皮无假复层，无有丝核分裂。这几点可与之鉴别。

第 20 日：核下空泡极少或无。腺腔内稀薄的分泌液甚多。

第 21 日：间质中有较明显的水肿。

第 22 日：间质中水肿甚显著。

第 23 日：螺旋动脉明显。间质细胞开始出现蜕膜前转化。间质细胞有丝核分裂又重新出现。间质中淋巴细胞浸润开始增多。腺腔中分泌物开始干稠。

第 24 日：螺旋动脉周围的蜕膜前反应显著，间质细胞的有丝核分裂较多。

第 25 日：内膜覆盖上皮下间质，有蜕膜前转化出现。

第 26 日：间质内中性粒细胞开始浸润。

第 27 日：间质内蜕膜转化联合成片，并进一步肥大呈蜕膜样细胞。

第 28 日：部分腺上皮细胞，间质细胞萎缩、变性、坏死。小静脉扩张、淤血、血栓形成及红细胞渗出。

3. 月经前期

此期自周期第 26~28 日。其特点是腺体及腺上皮细胞开始缩小、变性，分泌物干涸，表现为一种衰竭的现象。间质细胞的蜕膜前反应则更显著，开始有中性粒细胞浸润，少数间质细胞亦有变性。在最后的 4~24 小时中，螺旋动脉开始痉挛，继之扩张，血流发生淤滞，组织缺氧，进一步变性、坏死，血液开始漏出或上皮下小血肿形成。

4. 月经期

月经周期第1~4日，受到孕酮和雌激素撤退的影响，子宫内膜海绵状功能层从基底层崩解脱落。在经前24小时，螺旋动脉节律性收缩和舒张，导致远端的血管壁及组织缺血坏死、内膜脱落，形成月经来潮。经量一般在50~100ml，呈暗红色，不易凝固。

（二）子宫内膜的生物化学改变

内膜形态上的周期性改变，伴随着周期性的生化代谢变化。

1. 糖代谢

内膜中最重要的变化之一是糖代谢。葡萄糖在内膜腺上皮细胞膜上的己糖磷酸化酶的作用下加磷成为6-磷酸葡糖。它是内膜组织能量代谢的主要物质。6-磷酸葡糖在细胞内可聚合成糖原而贮存；或以有氧代谢的方式利用其能量。在有氧代谢的过程中，6-磷酸葡糖分解成丙酮酸，继之通过三羧酸循环进一步氧化而被利用。在无氧代谢过程中，6-磷酸葡糖在分解成丙酮酸盐及形成乳酸过程中所产生的能量被内膜利用。此外，6-磷酸葡糖可代谢成五碳糖而被利用。在晚期增生期，主要在腺上皮细胞基底部出现细小的糖原颗粒。排卵后糖原量迅速增加，上移并向腺腔中排出。糖原增加至排卵后第5~6日，以后就逐渐下降直至月经来潮。在排卵8日后糖原出现于间质细胞胞质中，这种现象似与蜕膜前转化有关。

6-磷酸葡糖可被葡糖-6-磷酸酶水解成葡萄糖，供应精子游行时及受精卵进入宫腔时的营养。

排卵期是糖原转变成葡萄糖的高峰，在此期间宫腔分泌物中的葡萄糖含量增高。

2. 内膜的蛋白质变化

随着卵泡的生长，雌激素量的增加，内膜中核蛋白尤其是核糖核酸的合成逐渐增加。排卵后，在孕激素的作用下，这种合成逐渐降低。宫腔分泌物中的蛋白质含量及其性质在周期不同时间及早期受精卵着床时均不相同。宫腔分泌物中蛋白质含量的浓度在黄体期中要比排卵期高2~3倍。宫腔分泌物中的蛋白质包括白蛋白、子宫蛋白、β球蛋白、γ球蛋白。一种与铁相结合的蛋白质名乳铁蛋白，位于腺上皮细胞中，具有抗菌作用，并可能和胎儿与母亲之间铁的交换有关，该蛋白质在增殖期时含量较低，在分泌晚期时显著增高。另一种蛋白质称为胚泡激肽，在有几种哺乳类动物受精卵着床前后数日出现于宫腔分泌物中。兔胚激动素能使其胚卵内核糖核酸及蛋白质的合成速度增加 50%，此物质并能加速其他哺乳动物胚卵的有丝核分裂。

3. 内膜含水量的变化

在增殖期时内膜含水量的变动于 80% ~ 83%，在黄体期变动于 78% ~ 84%，水分主要积于间质中，钾、钠、氯在周期中的变动甚微。

4. 内膜中酶的变化

碱性磷酸酶活性随着雌激素作用的增强而加强。在早期增殖期时即开始于腺上皮细胞之腺腔面细胞膜及螺旋动脉之内皮细胞中。随着增殖的发展而逐渐增加，至排卵期达高峰，可延续至分泌早期。碱性磷酸酶活性随着孕激素作用的加强而减弱。在排卵后有不少酶随着葡萄糖和糖原排入腺腔中，至排卵第 6 日后迅速减少。至内膜进入分泌晚期时，则仅有少量仍出现于腺上皮之腺腔面细胞膜上，提示此酶与糖代谢及其转送有关。在分泌期中螺旋动脉内皮细胞中的碱性磷酸酶继续增加，在经后内膜间质中亦有碱性磷酸酶出现，故其还可能与内膜的再生有关。酸性磷酸酶位于腺上皮细胞质及细胞膜处，少量位于间质细胞中，主要出现于黄体期，其含量自排卵后逐渐增加至经前期。酸性磷酸酶及其他蛋白分解酶，位于细胞质内的溶酶体中，溶酶体能分解细胞内之有毒物质。在经期中此酶自溶酶体中释放出来，弥散至整个细胞胞质中，引起细胞自身进一步变性坏死。正常月经期子宫内膜的凝血机制有很大的变动。纤溶激活因子如尿激酶等的活性显著增强，致流出的血液迅速发生纤溶而不凝固，有利于与坏死内膜一并排出。此外，单胺类神经递质及前列腺素和 TXB2 亦有变化，均影响着凝血机制及子宫内膜中血管的舒缩以控制月经量。

四、输卵管的周期性变化

输卵管上皮在月经周期中因受激素影响而有所变异，在卵泡发育初期，输卵管黏膜上皮细胞呈方形，随着卵泡增大，在雌激素的刺激下上皮细胞逐渐增多，纤毛细胞体积增大，非纤毛细胞分泌增加，为卵子提供运输和种植前的营养物质。只有在雌、孕激素的协同作用下，受精卵才能通过输卵管正常到达宫腔。

（一）输卵管的捡拾作用

有关促使卵子进入输卵管的因素，可能是由于输卵管与卵巢韧带的平滑肌受雌激素刺激的影响，在排卵期前后卵巢周围区域节律性收缩，使卵巢接近输卵管；同时由于韧带肌肉末端的收缩，使伞端扭转呈漏斗形遮盖整个卵巢，且黏膜纤毛向宫腔方向运动。当卵泡壁破裂后，流出的卵泡液与盆腔脏器间的少量液体形成一股细流，并向输卵管方向流入，因而使卵子顺流而进输卵管。

（二）输卵管的蠕动

在卵泡期，当雌激素水平逐渐增高，输卵管蠕动也有所增加，到排卵期较明显，黄体期输卵管蠕动持续而较慢。当卵子进入输卵管后，在壶腹部仅需数分钟即到壶腹部和峡部交接处。卵子系在输卵管壶腹部与精子相遇而受精。

（三）输卵管液的分泌及其化学组成

在黄体期时，上皮细胞的顶端被释放入管腔，参与输卵管液的组成。输卵管上皮利用葡萄糖并产生乳酸，后者与盐结合成乳酸盐，是精子在输卵管中的能源。输卵管受雌激素的刺激会加强碳酸酐酶的活性，因而增加重碳酸盐的浓度，有利于刺激精子摄氧。

第三章 妊娠生理

妊娠是胚胎和胎儿在母体内发育成长的过程。成熟卵子受精是妊娠的开始，胎儿及其附属物自母体排出则是妊娠的终止。为了便于临床计算，妊娠期通常是从末次月经第 1 日算起，约为 280 日（40 周）。妊娠期分 3 个时期：妊娠 12 周末以前称早期妊娠，第 13~27 周末称中期妊娠，第 28 周及其后称晚期妊娠。妊娠满 37 周不足 42 周称足月妊娠。妊娠是非常复杂而且变化极为协调的生理过程，其中包括胎儿及其附属物的形成与母体各系统适应性的改变。

第一节 卵细胞的成熟与受精

一、卵的成熟

机体的生长、发育和生殖活动是通过细胞的分裂而增殖，人体细胞有两种分裂方式：有丝分裂和减数分裂，后者又称成熟分裂。两种分裂过程均可分为相似的间期和不同的分裂期。间期的变化主要有：①进行 RNA 及蛋白质合成，积蓄能量。②DNA 的合成及复制。③DNA 合成终止，又有 RNA 蛋白质合成等，而核的形态变化不明显；间期为分裂期染色体的复制做好准备。

（一）有丝分裂

在分裂期细胞核形态变化明显，可分前、中、后、末 4 期。前期时 DNA 螺旋化，出现较细长的染色体，每条纵裂为 2 个单体，中心体分为 2 组，与形成的纺锤体相连，逐渐移向两极，同时核膜及核仁逐渐消失。中期时 DNA 高度螺旋化，染色体排列在细胞赤道平面上形成赤道板，纺锤丝与着丝粒相连。后期时着丝粒分裂，染色体一分为二，每一染色体被纺锤体两极牵引。末期时 DNA 螺旋结构疏松，染色体形态逐渐消失成染色质，细胞质分裂为二，核膜核仁再现，此时已分裂成 2 个子细胞，继而进入细胞间期。人体细胞含染色体 46 条（23 对），其中 22 对为常染色体，另一对为性染色体。性染色体在男性为 XY，女性为 XX。在有丝分裂时，染色体复制 1 次，细胞分为 2 个，每个子细胞与母细胞具有同样的性质和数量，保证了遗传物质的连续和传递。

(二) 减数分裂

是生殖细胞特有的分裂方式，需经 2 次分裂。其分裂期可分为前、中、后、末期。

1. 第一次减数分裂

(1) 前期Ⅰ：又可分以下几期。①细线期：细胞核内染色质逐渐浓缩成细长线状。②偶线期：大小形状相同，载有等位基因，分别来自父方和母方的同源染色体互相识别，配对成二价体，是减数分裂的重要特征。③粗线期：染色体缩短变粗，每条同源染色体纵裂为 2 条染色单体，每个二价体含 2 个着丝粒和 4 条染色单体，称为四分体。④双线期：有些四分体的染色单体间可发生交叉，断裂后交换，形成遗传物质的交换，交换后的染色单体上既有父体又有母体的成分。⑤终变期：四分体变短变粗。

(2) 中期Ⅰ：全部四分体均排列于一个平面上，纺锤体形成与着丝粒相连。

(3) 后期Ⅰ：每一四分体中的 2 条同源染色体（二分体）完全分离，在纺锤体作用下移向细胞两极。

(4) 末期Ⅰ：细胞质一分为二，核膜核仁重建，形成两个子细胞（即次级卵母细胞及第一极体），各得到其中 1 个二分体，即含有染色体 23 条，每条有 2 个染色单体。

2. 第二次减数分裂

(1) 前期Ⅱ：子细胞中的二分体不再复制。

(2) 中期Ⅱ：二分体排列在一个平面上，着丝粒分裂成两个单分体。

(3) 后期Ⅱ：两组单分体移向细胞两极。

(4) 末期Ⅱ：细胞质一分为二，核膜核仁重建，细胞又一分为二，每个子细胞含染色体 23 条。

曾估计有 1000~2000 个原始生殖细胞迁移到正常发育中的人类卵巢。通过细胞的有丝分裂，胚胎在 2 个月时，卵巢已发育增殖成约 600000 个子细胞（即卵原细胞）。胎儿发育到 4 个月时，卵原细胞开始成熟分裂（减数分裂），卵原细胞失去进一步增殖能力，称为初级卵母细胞。7 个月时，大部分卵原细胞已发育到成熟分裂前期，即经过细丝期、合丝期、粗线期、双线期而后停滞，直到青春期及以后，开始每月排卵前 36 ~ 48 小时才继续进行分裂，而完成第一次成熟分裂。由于初级卵母细胞分裂时，细胞分裂过程不在细胞的赤道部进行，而偏向细胞的一侧，因而细胞分裂大小不均，形成两个大小极不相等的细胞，大的为次级卵母细胞，小的称为第一极细胞。此时卵细胞被排出，由输卵管伞部捡拾，进入输卵管内。受到精子进入的刺激，次级卵母细胞发生第二次成熟分裂，分裂成一个成熟卵子和第二极体。第一极体亦可能进行第二次成熟分裂。在短期中，3个极体都处于卵子周围的透明带内。由于极体缺乏细胞质，最终退化消失。

在成熟分裂的过程中，可以出现某些变态现象，最常见的是分离障碍。在分裂期，配对中的同类因子，不发生分离而随着其配子进入同一个子细胞，结果产生不平衡的子细胞，形成不同的遗传和发展的后果，如三倍体、四倍体等畸形。

二、卵的受精

成熟的精子和卵子相结合的过程，称为受精。在全面研究受精的过程中，应考虑以下几个方面：配子的预备性变化、生殖道环境的性质以及在初始卵裂过程中环境与精子、卵子的关系。

（一）卵子的运行

输卵管的结构适合于它的多种功能。隧状伞端将排出的卵子以卵巢表面捡拾运送到漏斗部，经过输卵管肌肉分节蠕动的收缩，在几分钟内，运送到壶腹部和峡部交接处，停留 1 日左右，在那里发生受精。人的输卵管峡部和壶腹部–峡部交接处，有丰富的肾上腺素能神经丛，与环肌纤维混合在一起。在壶腹部肾上腺素能神经分布是稀少的，峡部可以看作是生理功能上的肾上腺素能括约肌，说明卵子在壶腹部–峡部交接处存在的闭锁现象。

（二）精子的运行

一次射精的精子数在 1 亿 ~ 3 亿。它们在女性生殖道内向上游走，进入输卵管与卵子相遇。近年的实验观察，发现这个过程比较复杂。精子在适宜的条件下，靠尾部的摆动，每分钟前进 2 ~ 3mm，在宫颈管中，精子移动反为每分钟 0.1 ~ 3mm，说明它的运行速度不完全依靠本身的运动。精子需要经过宫颈、子宫和输卵管，才能到达受精部位。

精子的运行，可以观察到三个时期：

1. 快速短运行

射精到阴道后，精子立即穿透宫颈黏液，有些精子仅在2~10分钟内，很快被运送到受精的部位。迅速的运行，可由于性交时发生子宫肌层和输卵管肌层收缩活动而增加。

2. 贮存处的群集

宫颈皱襞和子宫及输卵管联合处，可能组成对精子的"选择性屏障"。射精后，精子逐步侵入复杂的宫颈皱襞、宫颈管内黏液、内膜腺、内膜液、子宫输卵管联合处以及输卵管液。在性交后短暂时期内，这些部位群集的精子浓度，已达到确定的梯度。正常人的输卵管壶腹部的精子，数目不超过数千个。

3. 缓慢期

精子贮存在生殖道内后，被陆续释放到受精的地点。这种缓慢的释放，包括精子本身的活动、子宫肌层和输卵管肌层的收缩活动，持续一个较长时期。

（三）影响精子运行的因素

1. 内分泌因素

雌激素和孕激素影响宫颈黏液的性质，白细胞增多的程度可影响吞噬精子的量。在雌激素的影响下，宫颈口放松，并产生大量的水样黏液，清亮透明，有利于精子穿透。孕酮抑制宫颈上皮细胞的分泌活动，使宫颈黏液变稠，不利于精子穿透。缩宫素影响子宫肌层活动以及精子运行。有人认为，人精液内的前列腺素，可能对性交后顷刻间精子运行有重大作用。精子在宫颈管内能存活1~7日，但是一般认为受精能力约2日。

2. 遗传因素

遗传因素和精子的性质，可能影响精子在1个或几个选择性屏障内的运行。

3. 免疫因素

精子在宫颈黏液内的活动、凝集、移行受到免疫因素的影响。人血液内较高水平的精子抗体可使精子在宫颈黏液内穿透的数量减少。当精子暴露于低或高浓度抗体时，精子在宫颈黏液内的活动和运行亦随之减弱。

4. 心理因素

心情紧张和精神的因素可以抑制精子的运行。在动物中（羊、兔）通过肾上腺素的释放，可降低到达壶腹部的精子数量。

（四）精子的获能

在几种哺乳类动物中，精子在穿进次级卵母细胞前，必须进一步调整，这种调整过程，称作获能。现已证明人的精子也需要获能。

获能现象包括一些生理和生化变化，使精子可穿过卵母细胞的透明带和放射冠细胞。关于精子获能的机制和去获能因素等问题，很多资料来自动物试验。现有人发现人精子的获能发生在女性生殖道。一部分是根据在人的精浆（精液的液体部分）中发现一些去获能因子（DF）、穿透放射冠酶的抑制剂和顶体抑制剂，这是一种糖蛋白物质，主要是由精囊所产生，对获能有逆转作用。在男性生殖道的液体中有大量去获能因子和精子结合，防止顶体水解酶的释放，保持精子细胞膜的完整性，使精子不能受精。

在女性生殖道内，精子经受形态、生理和生化方面的各种获能变化。精子的获能是一个多时相过程，第一时相在子宫内进行，第二时相在输卵管内完成。获能的步骤大致可分为：①宫颈和输卵管对精浆的初步处理，阻挡了精浆中的大量去获能因子和某些酶抑制剂。②去获能因子的移去：获能的第一步是在子宫内水解酶的作用下完成的，使束缚在精子表面的去获能因子失活。③输卵管液和卵泡液的作用：精子获能的同时伴有氧耗量增加。输卵管液可以刺激精子体内氧化磷酸化代谢，增加精子的能量，从而出现活跃的前向运动，加速向卵子的运行。④顶体酶系激活精子穿入卵子内：除去获能因子后，精子顶体暴露，所释放的顶体酶系是一个复合酶系，包括一系列水解酶，其中透明质酸酶可以清化卵丘细胞，放射冠穿透酶可使放射冠解体，然后，在顶体蛋白酶和神经酰胺酶的作用下，精子穿过透明带。

雌性动物的个体激素状态，对精子获能起着很大的影响。因此设想改变雌性动物的内分泌状况，影响精子获能的过程，可以达到避孕目的。

（五）受精

获能的精子进入次级卵母细胞的透明带时，标志着受精过程的开始。当卵原核和精原核的染色体融合在一起时，受精过程完成。

人卵排出后的寿命，一般估计为（24±6）小时，受精时间应在月经周期的中期，排卵后24小时以内。卵子排出后经8~10分钟，就进入输卵管壶腹部，在壶腹部-峡部连接点，有一个生理性狭窄环，卵子停在此处等待受精。

1969年蒂霍尔特（Thihault）将受精的过程，描述分为几个阶段，但实际是个连续的过程。获能的精子到达透明带，它就发生"顶体反应"，顶体外膜和精细胞膜的顶端破裂形成小泡，释放出一系列水解酶，分解卵子周围的细胞和透明带，主要有三种：①放射冠穿透酶，促使放射冠的颗粒细胞松解，脱落卵细胞外围。②透明质酸酶，分解连接颗粒细胞和透明带的基质。③蛋白分解酶，类似胰蛋白酶样物质，能使精子穿过透明带。

精子进入卵细胞后，随之即发生"皮质反应"，卵细胞膜下面的表层细胞中的皮质颗粒包膜逐渐和细胞膜融合，而将皮质颗粒和卵细胞皮质一部分排入卵外间隙。有人认为皮质反应使透明带变质，使透明带以外的精子不再能穿入。

精子进入卵细胞后头部水化膨胀，核膜消失，留下一个有半数染色体的裸核。经过DNA的合成与浓缩，形成新的染色体，又出现核仁和新的核膜，最后形成精原核。另外精子进入卵细胞后，刺激卵细胞分裂，次级卵母细胞很快发生分裂后期和末期，形成成熟卵子和第二极体。第二极体被排到卵外间隙。两个原核的形成，约需12小时。

DNA不对称地排列在卵原核上，精原核比卵原核略大。此后，雄、雌原核膜、核仁均消失。来自两个原核的染色体混合在一起，形成一个含有46条染色体的细胞，称为受精卵。受精过程不仅恢复了染色体的数量，而且是父母双亲遗传的基础。

通过一瞬时显微电影记录，可连续观察到兔受精的过程，同样可以观察到体外受精各阶段的划分和现象。体外受精中，获能精子和卵子相遇后3小时，精子穿过透明带，2~5小时后出现第二极体，4~9小时后出现原核。精子穿过透明带后12小时开始分裂为两个细胞。这些变化，同体内受精后的速度大体相符。

第二节 胚胎的形成

人的早期发育有以下几个专业词。①受精卵：卵子被一个精子受精后所形成的细胞。②卵裂球：受精卵有丝分裂产生的子代细胞。③桑椹胚：卵裂为 16 个细胞形成的固体细胞球。④囊胚：受精后 72 小时，细胞进一步分裂形成 58 个细胞组成细胞球。⑤胚胎：囊胚内的内细胞群发展形成胚胎。受精卵形成及着床是胚胎形成的两个早期重要过程。

一、受精卵形成及迁移

受精指精子和次级卵母细胞结合形成受精卵的过程。受精多发生在排卵后 12 小时内，其通常发生在输卵管壶腹部。

卵巢排出的卵子经输卵管伞部进入输卵管壶腹部与峡部连接处，引起输卵管封闭，调控输卵管内的精子量以利于正常受精。卵子的运行受雌激素和前列腺素或某些药物对输卵管平滑肌作用的影响。

精液射入阴道后，精子经子宫颈、子宫腔到达输卵管壶腹部。精子在女性生殖道内存活时间：阴道内 2.5 小时，宫颈部 48 小时，子宫腔 24 小时，输卵管 48 小时。多数精子在经过宫颈、子宫峡部以及输卵管峡部等屏障部会被有选择淘汰。精子通过输卵管的方式和速率主要受类固醇激素和前列腺素的影响。

精子在子宫腔和输卵管游动过程中，精子顶体表面糖蛋白被女性生殖道分泌物中的 A、B 淀粉酶降解，同时顶体膜结构中胆固醇和磷脂比率与膜电位发生改变，从而使膜稳定性降低，此过程称为获能，约需 7 小时。获能的精子与卵子外围的放射冠接触后与精子受体结合，精子头部外膜与顶体前膜融合、破裂，释放顶体酶，称顶体反应。借助顶体酶，如透明质酸酶、顶体素与脂酶等，松散放射冠和溶解透明带的作用，精子穿越放射冠和透明带。一旦精子穿过透明带后，卵子细胞质内的皮质颗粒释放溶酶体酶，引起透明带结构改变，精子受体分子变性，阻止其他精子进入透明带，这过程称透明带反应。这一反应保证正常的单卵受精。穿越透明带的精子外膜与卵子胞膜接触、融合，精子进入卵子内。其后卵子迅速完成第二次成熟分裂，形成卵原核，同时与精原核融合，核膜消失，染色体融合，形成二倍体的受精卵。形成受精卵标志新生命诞生。整个受精过程需

24 小时。

受精是一个复杂的生理过程，必须具备以下条件：卵巢排出正常的卵子；精液正常并含有正常的精子；卵子和精子能够在输卵管内相遇并结合成为受精卵；受精卵顺利地被输送进入子宫腔；子宫内膜已充分准备适合于受精卵着床。这些环节中有任何一个不正常，便能阻碍受孕。如果精液中精子数目太少，或畸形精子数超过 20%，或精子活力太弱；卵子发育不正常；男性或女性生殖道不通畅等都会影响受精的过程。雌、孕激素是维持和调节生殖细胞发生、发育及其正常运输的主要因素，如果这两种激素水平失衡，也会影响受精结局。

二、受精卵着床

（一）受精卵着床必须具备的条件

受精卵着床必须具备四个条件：①透明带消失。②胚泡内滋养细胞必须分化出合体滋养细胞。③胚泡和子宫内膜必须同步发育且功能协调，子宫有一个极短的敏感期（着床窗口期）允许受精卵着床。④孕妇体内有足量的孕酮。

（二）受精卵的分裂

1. 桑葚期

受精后 30 小时，受精卵随着输卵管蠕动和输卵管上皮纤毛推动，向子宫方向移动。同时也开始进行反复的有丝分裂（称为卵裂），形成多个子细胞（又称卵裂球）。由于透明带的限制，子细胞数量虽增多，但总体积并没有增加，适应在狭小的输卵管腔中移动。受精后 50 小时（八细胞阶段），由于细胞表面黏附蛋白的作用，子细胞开始紧贴，增加了细胞间的相互作用。至受精后 72 小时，形成含有 16 个细胞的实心细胞团，称桑根胚。桑根胚中间为内细胞团，外层为扁平细胞。

2. 胚泡（囊胚）期

受精后第 4 日，桑葚胚增至 100 个细胞时，进入子宫腔，桑葚胚外层细胞分泌液体，形成液腔；内细胞团突向液腔，滋养细胞形成液腔外层，此时早期胚泡形成。在受精后 5~6 日，早期胚泡的透明带消失，胚泡体积迅速增大，受精 11~12 日形成晚期胚泡，晚期胚泡植入子宫内膜的过程称受精卵着床。

（三）胚泡的着床（植入）

着床过程相当复杂，胚泡的发育必须与子宫内膜改变同步才能植入，胚泡受精卵着床需经过定位、黏附与穿透三个过程。①定位：着床部位通常在子宫后壁上部，晚期胚泡以其内细胞团端接触子宫内膜。②黏附：黏附前，晚期胚泡外层细胞表面的糖蛋白结构发生改变，细胞表面的微绒毛倒伏，并与子宫内膜细胞表面的微绒毛交错对插，形成牢固的黏附。纤溶酶原活化物也参与黏附过程。晚期胚泡黏附子宫内膜后，滋养细胞开始分化为两层：合体滋养细胞层（外层）和细胞滋养细胞层（内层）。③穿透：合体滋养细胞分泌蛋白溶解酶溶解子宫内膜细胞、间质和血管，并通过吞食和接触抑制清除邻近的子宫内膜细胞。此时合体滋养细胞开始分泌 HCG，维持黄体的寿命和功能。

受精卵着床的时间及过程：受精卵在输卵管中运行 3～4 日而达到子宫腔。在子宫腔内游离 2～3 日，形成胚泡。着床的时间一般是在受精后 6～8 日，至第 11～12 日完成。着床的部位多见于子宫体前后壁，宫体后壁比前壁略多，中线多于侧壁。

1. 附着

随着透明带的局部穿孔或整个消失，靠近内细胞群一端的滋养层迅速分裂，并贴近子宫内膜上皮。两个相对组织面的微小绒毛跨过空隙，广泛地呈指状互相交错，随后绒毛互相交织。

2. 植入囊胚（又称胚泡）

附着在子宫内膜后，内膜上皮细胞的胞膜逐渐消失，变为多核细胞体。囊胚的滋养层也分化为两层，内层保留细胞膜，称细胞滋养层；外层细胞膜消失，称合体滋养层。合体滋养层有很强的侵蚀力，侵蚀子宫内膜，形成小缺口，使胚泡慢慢地陷入子宫内膜致密层下。到受精后约第 10 日，整个胚泡位于子宫内膜中，第 11 日在子宫内膜处有小血块和细胞碎片构成的闭锁栓，第 12 日胚泡几乎全部被增生的上皮所覆盖，并形成一个小隆起，着床即完成。

（四）受精卵着床机制

受精卵的一端紧贴在子宫内膜，当即分泌一种分解蛋白质的酶，溶解子宫内膜，形成一个直径约 1mm 左右的缺口。胚泡即从缺口处埋入子宫内膜，上皮缺口迅速修复，胚泡的定居即告完成。这过程医学上称为受精卵的植入或着床。

透明带必须脱落、溶解，胚泡才被解脱出来，附着于子宫内膜。能使透明带脱落溶解的物质有：①着床前胚泡所分泌的酶。②在子宫内膜及子宫液中有类似兔胚激肽的子宫球蛋白抗原。

排卵前雌激素使子宫内膜上皮增殖，排卵后低水平的雌激素和孕激素才可使腺上皮增殖。黄体期孕激素加黄体分泌的小量雌激素，能引起腺上皮的分泌和间质细胞的增殖，成为蜕膜样变。孕激素可使两宫角的子宫内膜产生胚激肽，它促使胚泡生长发育，产生绒毛，它与子宫内膜内的碳酸酐酶的化合作用，使局部呈高碱性，致局部内膜组织解体，终使孕卵着床。HCG可使卵巢黄体变成妊娠黄体，妊娠黄体分泌的激素使子宫内膜变成蜕膜，为孕卵着床和发育创造条件。

三、受精卵着床后的发育

受精卵在输卵管内发生卵裂，但体积不增大。桑葚胚从宫腔中吸收营养，宫腔液渗入到桑葚胚内，细胞分裂增生，至受精后约96小时，发展成为囊胚。囊胚的构成：①由外周的细胞群构成滋养层。②被滋养层包围的间隙，含有液体，称为囊胚腔。③位于囊胚腔一端的细胞群，称为内细胞群，以后发展成为胚胎。桑葚胚进入子宫腔后呈游离状态3~4日。

着床后，由于蛋白溶解酶的溶解血管作用，合体滋养细胞形成血液腔隙，胚泡细胞开始从母体血液中获得生长发育必需的营养成分。胚泡内细胞团逐渐分化形成胚胎，滋养细胞逐渐形成胎盘组织。按蜕膜与胚泡的关系，将蜕膜分为三部分：①底蜕膜：是指与胚泡极滋养层接触的子宫肌层的蜕膜，以后发育成为胎盘的母体部分。②包蜕膜：是指覆盖在胚泡表面的蜕膜，随胚泡发育逐渐突向宫腔，这部分蜕膜高度伸展，缺乏营养而逐渐退化，在妊娠14~16周因羊膜腔明显增大，使包蜕膜和真蜕膜相贴近，包蜕膜与真蜕膜逐渐融合，分娩时这两层已无法分开，宫腔功能消失。③真蜕膜是指底蜕膜和包蜕膜以外覆盖子宫腔其他部分的蜕膜。

（一）两胚层时期

受精后第2周，内细胞块开始出现一系列重大变化，细胞很快增殖及分化，形成较厚的外胚层和在其下的内胚层，两者组成圆形组织板，称为胚盘，将来分化演变成胎体。两胚层的细胞很快分裂，并形成两个空腔，外胚层的空腔称为羊膜囊，内胚层的空腔称为卵黄囊。同时滋养胚层已分化为两层细胞，内层细胞具有明显界线，染色浅的细胞质称为细胞滋养层；外层细胞染色深的胞质，其中有大小不同散在的细胞核，称为合体滋养层，滋养层内分裂出一些细胞，称为胚外中胚层，衬在滋养层内面及包围在羊膜囊的卵黄囊外面。胚外中胚层之内表面形成一层薄膜，围绕着含有胶状黏稠液体的空腔-胚外体腔。

（二）三胚层时期

受精后第 3 周，胚盘尾侧端部分的外胚层细胞增生较快，并向胚盘中轴分化集中，形成囊状细胞带，称为原索。原索细胞再转而向外胚层与内胚层的间隙分裂，形成一层新的细胞层，即中胚层，此时，胚盘已具有三个胚层，故称三胚层时期。以后，从这三个胚层发生胎儿的各器官系统。外胚层发育而形成整个中枢和周围神经系统、皮肤以及衍生物，如晶体、头发；中胚层发育而成真皮、骨骼、结缔组织、循环及生殖系统、大部分骨骼肌和平滑肌；内胚层形成消化器官，从咽部、食管、胃到肠的上皮，以及邻近腺体，如肝、胰腺、甲状腺及甲状旁腺、呼吸系统、从喉部到肺泡的上皮。

由于胚盘的发育前后端不匀，产生头褶、尾褶和侧褶。体胚盘卷折成圆柱形的躯体，羊膜腔迅速扩大，其顶部逐渐与滋养层分离，仅留一部分中胚层细胞在尾部与滋养层相连，此

连接部称为体蒂，体蒂是形成脐带的主要部分。随着卵黄囊养料的耗竭，从卵黄囊后部，分出一细长的管状组织，伸入体蒂，称为尿囊。卵黄囊壁上和尿囊周围有血管形成。同时，在原始绒毛膜及绒毛中，已有血管形成，这些血管与尿囊周围的血管相连，形成原始胎盘及脐血管。此后卵黄囊逐渐缩小，成为一条长管，并入体蒂中。羊膜腔逐渐增大，充满整个胚囊，羊膜与绒毛膜完全紧贴，体蒂变细而长，形成连接胎体与胎盘的脐带，此时胚胎已悬在羊膜腔中。

（三）体节期

原条向前增长形成脊索，脊索是脊柱动物中的原始支持组织。大部分的胚胎组织在发展中成为头部的组成部分，胎体的其他部分是由原条以后的增长而形成。外胚层增厚，发展为神经板，两侧形成神经褶，中间出现神经沟。同时，中胚层出现离散的体节，这些体节将发展成骨骼、结缔组织、肌肉及皮肤等，前 3~4 节参与头部的形成。在此期中，已出现原始的心脏。在第 4 周以后，身体的其他部分亦已形成。受精后第 7 周时，胎儿已具有人的形态。

第三节　胎儿生长发育及生理特点

一、胚胎、胎儿发育特征

妊娠开始 8 周的胚体称为胚胎。自受精 9 周开始，直至分娩前称胎儿，此期胎儿由初具人形到各种组织及器官发育成熟离开母体后能适应外界生活条件。一般以 4 周为一孕龄单位，阐述胚胎及胎儿发育的特征。

4 周末：排卵后第 4 周末，可辨认出胚盘与体蒂。胚胎长 4~5mm，胚胎的心脏和心包较突出，肢芽出现。

8 周末：指受精后 8 周，或在末次月经后 10 周。胚胎胎儿长约 4cm，已初具人形，能分辨出眼、耳、鼻、口、手指及足趾，各器官正在分化发育。心脏已形成，B 型超声可见心脏搏动。

12 周末：胎儿身长 9cm，顶臀长 6~7cm，体重约 14g，多数胎儿骨内出现骨化中心，指（趾）开始分化并出现指（趾）甲；外生殖器出现男女性别分化，四肢可活动。

16 周末：胎儿身长约 16cm，顶臀长 12.8cm，体重约 110g。从外生殖器可辨认出胎儿性别。头皮已长出毛发，体毛出现。皮肤薄，呈深红色，无皮下脂肪。胎儿开始出现呼吸运动，部分孕妇自觉有胎动。

20 周末：胎儿身长约 25cm，顶臀长 16cm，体重约 320g，皮肤暗红，全身有毳毛和胎脂，开始有吞咽、排尿功能，孕妇明显感觉胎动。

24 周末：胎儿身长约 30cm，顶臀长 21cm，体重约 630g。各器官已发育，头相对较大，皮下脂肪开始沉积，皮肤出现皱纹，出现眉毛及睫毛。

28 周末：胎儿身长约 35cm，顶臀长 25cm，体重约 1000g。皮肤为红色并有干酪样涂层覆盖，有呼吸运动，瞳孔膜刚从眼部消失。生后能啼哭，四肢活动好，出生后可存活但易患呼吸窘迫综合征。

32 周末：胎儿身长约 40cm，顶臀长 28cm，体重约 1700g，毳毛已脱落，皮肤为红色并有皱褶，出生后加强护理能存活。

36 周末：胎儿身长约 45cm，顶臀长 32cm，体重约 2500g。皮肤有弹性，皮下脂肪较多，面部皱纹消失，指（趾）甲已达指（趾）端。出生后能哭啼及吸吮，存活概率高。

40 周末：胎儿身长约 50cm，顶臀长 36cm，双顶径>9.0cm，体重 3000g 以上。发育成熟，皮肤粉红，皮下脂肪多，手指甲超出指尖，胸部突起，哭声洪亮，吸吮力强，女胎外生殖器发育良好，男胎睾丸已降至阴囊内。

二、胎儿生理特点

（一）循环系统

1. 胎儿血循环特点

胎儿生长发育所需的几乎全部营养物质均由脐静脉通过胎盘获得，而胎儿血循环与母体血循环有着根本不同。胎儿循环与胎盘相连，营养供给和代谢产物排出均需经过胎盘由母体完成。其循环路径为：①含氧量较高的血液自胎盘经一条脐静脉进入胎儿体内，分为三支。一支直接进入肝脏，一支与门静脉汇合进入肝脏，此两支的血液经肝静脉进入下腔静脉；另一支经静脉导管直接进入下腔静脉。进入右心房的下腔静脉血有来自脐静脉含氧量较高的血液，也有来自身体下半部含氧量低的血液。②心房间隔卵圆孔正对着下腔静脉入口，下腔静脉入右心房的血液绝大部分经卵圆孔入左心房，而不流经右心室和肺循环，从而把含氧量较高的血液带入左心室。左心室含氧量较高的血主要供给心脏和大脑两个重要器官。而上腔静脉入右心房的血液，经右心室进入肺动脉。③由于肺循环压力较高，肺动脉血液大部分经动脉导管入主动脉，仅有 1/3 的血经肺静脉入左心房，汇同卵圆孔进入左心房之血进入左心室再进入升主动脉，供应心、头部及上肢。左心室小部分血液进入降主动脉，汇同动脉导管进入血液，供应身体下半部。经腹下动脉通过两条脐动脉后再进入胎盘，与母血进行气体交换。

所以，胎儿循环的特点是胎儿体内无纯动脉血，而是动静脉混合血；由下腔静脉到心脏的血氧含量低于离开胎盘时的血，但高于上腔静脉血；进入肝、心、头部及上肢的血液含氧量较高及营养丰富，进入肺及身体下半部的血液含氧量及营养较少。

2. 胎儿出生后血液循环的变化

胎儿出生后，胎盘血循环中断，肺开始呼吸，血液循环逐渐发生改变：①脐静脉闭锁，成为脐至肝的肝圆韧带。②脐动脉大部分闭锁成为脐外侧壁，仅近侧段保留成为膀胱上动脉。③肝的静脉导管闭锁成为静脉韧带。④由于肺开始呼吸，肺动脉血液大量进入肺，动脉导管因平滑肌收缩而呈封闭状态，出生后 2~3 个月完全闭锁，成为动脉韧带。⑤由于脐静脉闭锁，从下腔静脉进入右心房血液减少，右心房压力降低，同时肺开始呼吸，大量血液从肺流进左心房，左心房压力增高，使卵圆孔关闭。约出生后半年卵圆孔完全关闭。

（二）血液系统

1. 红细胞生成

孕 3 周末红细胞主要来自卵黄囊，孕 10 周时，肝脏是红细胞生成的主要器官。以后骨髓、脾脏逐渐有造血功能，至妊娠足月时，骨髓能产生 90% 的红细胞。于孕 32 周红细胞生成素大量产生，故此后出生的新生儿红细胞计数增多约为 $6.0×10^{12}$/L。胎儿红细胞在结构和代谢上与成人红细胞相差很多，胎儿最初形成的红细胞为有核红细胞和巨红细胞，随着胎儿生长发育，循环红细胞逐渐变为无核红细胞。胎儿红细胞生命周期较短，仅为 80 日左右，需不断生成红细胞。

2. 胎儿血红蛋白生成

在妊娠前半期血红蛋白均为胎儿型，孕 32~34 周时，胎儿开始产生成人型血红蛋白。至临产时胎儿型血红蛋白约占 25%，孕中期胎儿血红蛋白约为 150g/L，足月时约为 180g/L。

3. 白细胞生成

于孕 8 周时胎儿血循环中出现粒细胞，于孕 12 周，胸腺、脾脏产生淋巴细胞，成为机体内抗体的主要来源。妊娠足月时白细胞计数可高达（15~20）×10^9/L。

4. 胎儿血容量

目前尚无精确的人类胎儿胎盘血容量数据，有研究报道足月正常胎儿胎盘血容量平均为 125ml/kg。

（三）呼吸系统

母儿血液在胎盘进行气体交换，但胎儿出生前肺泡、肺循环及呼吸肌均已发育。孕 11 周应用 B 型超声可看到胎儿胸壁运动，孕 16 周时胎儿呼吸能使羊水进出呼吸道。正常胎儿的呼吸运动是阵发性和不规则的，呼吸频率每分钟 30~70

次。胎儿窘迫时正常呼吸运动停止，出现大喘息样呼吸运动。

胎肺成熟包括两方面：①在肺泡表面Ⅱ型细胞内有薄板样小体，此小体能合成肺表面活性物质。②肺结构及形态成熟。肺泡表面活性物质包括卵磷脂及磷脂酰甘油，这两种物质能够降低肺泡表面张力，预防呼吸窘迫综合征的发生，此物质随胎儿呼吸可排到羊水中，通过检测羊水中卵磷脂及磷脂酰甘油的值，可以判定胎肺的成熟度。当新生儿出生后第一口呼吸，肺泡形成空气-组织界面，使得表面活性物质从薄板样小体中释放到肺泡内，使胎肺能够耐受肺泡由水界面向空气界面的转变，这种转变能预防呼吸过程中的肺泡萎陷。

（四）消化系统

早在孕 11 周小肠已有蠕动，16 周时胃肠功能基本建立，胎儿可吞咽羊水，吸收水分、氨基酸、葡萄糖及其他可溶性营养物质，但对脂肪的吸吮能力较差。足月胎儿吞咽羊水量较大，有研究报道 24 小时约 450ml。胎儿肝脏内缺乏许多酶，以致不能结合因红细胞破坏所产生的大量游离胆红素。胆红素在小肠内被氧化为胆绿素，胆绿素的降解产物导致胎粪呈墨绿色。胎粪主要形成于胎儿所吞咽的羊水中未消化的碎屑和胃肠道分泌、排泄和脱落的物质。

（五）泌尿系统

妊娠 11~14 周肾脏已有功能，妊娠 14 周胎儿膀胱内已有尿液。妊娠 30 周时，尿量为每小时 10ml；妊娠足月时，尿量为每小时 27ml，即每日 650ml。通过排尿参与羊水循环。

（六）内分泌系统

胎儿甲状腺于妊娠 6 周时开始发育，在妊娠 12 周时能合成甲状腺激素。同样胎儿甲状旁腺在妊娠 12 周时可分泌甲状旁腺素。胎儿肾上腺于妊娠 4 周开始发育；妊娠 7 周时可以合成肾上腺素；20 周时，肾上腺皮质增宽，主要由胎儿带组成，能产生大量类固醇激素。妊娠 12 周时，胎儿胰腺能分泌胰岛素。

（七）神经系统和感觉器官

胎儿突触功能在妊娠 8 周时已充分发展，妊娠 10 周时已可见其自发活动，妊娠 16 周时可有吞咽、呼吸运动和轻度握拳。在妊娠 28 周时，眼睛具有光感，但对形状和颜色的感觉要到出生后很久才能逐渐完善。听觉系统，在妊娠中期已发育，24 周起即可听到某些声音；味觉系统，在妊娠 12 周开始发育，孕 28 周时，胎儿可对不同味道的物质做出反应。

第四节　胎儿附属物的形成

胎儿附属物是指胎儿以外的组织，包括胎盘、胎膜、脐带和羊水。

一、胎盘

胎盘是母体与胎儿间进行物质交换、营养代谢、分泌激素和屏障外来微生物或有害物质侵入胎儿，维持妊娠过程、保证胎儿宫内正常发育的重要器官。

（一）胎盘的形成与结构

胎盘是由底蜕膜、叶状绒毛膜及羊膜组成的圆盘状机构。晚期囊胚着床后，滋养细胞分裂增殖，表面呈毛状突起，此时突起为一级绒毛，又称初级绒毛。绒毛表面有两层细胞，内层为细胞滋养细胞，外层为合体滋养细胞。细胞滋养细胞有丝分裂活跃，形成滋养细胞。新滋养细胞膜消失、融合形成合体滋养细胞。合体滋养细胞是执行功能的细胞。胚胎发育至第 2 周末或第 3 周初时，胚外中胚层逐渐深入绒毛干内，形成绒毛间质，称二级绒毛，又称次级绒毛。在受精后第 3 周末，绒毛内的中胚层分化出毛细血管，形成三级绒毛。此时胎儿胎盘循环建立。同时细胞滋养细胞不断增殖，扩展与合体滋养细胞共同形成绒毛膜干。绒毛之间的间隙称绒毛间隙。在滋养细胞侵蚀过程中，子宫螺旋动脉和子宫静脉破裂，直接开口于绒毛间隙，故绒毛间隙充满母体血液。但因为绒毛间隙壁上衬有合体滋养层的细胞，故胎儿血与母血不直接相通。每个绒毛干均有脐动脉和脐静脉细小分支，胎儿血同样以每分钟 500ml 流速流经胎盘。每个绒毛干分出许多分支，一部分绒毛末端浮于绒毛间隙中称游离绒毛，长入底蜕膜中的绒毛称固定绒毛。固定绒毛的滋养层细胞与底蜕膜共同形成蜕膜板，相邻绒毛间隙之间残留楔形的底蜕膜形成盘隔，这种隔是不完全的，一般不超过胎盘全层的 2/3，相邻绒毛间隙血液可以相互沟通。胎盘隔把胎盘母体面分隔成表面凸凹不平、暗红色的 20~30 个母体叶。在妊娠晚期，母体血液以每分钟 500ml 流速进入绒毛间隙。

胎儿面的胎盘表面被覆羊膜，脐带动、静脉从附着处分支向四周呈放射状分布，直达胎盘边缘。脐带动、静脉分支穿过绒毛膜板，进入绒毛干及其分支。胎盘的胎儿面由透明的羊膜覆盖，羊膜下面是胎儿绒毛血管路径。从胎盘切面看其结构：羊膜、绒毛膜、绒毛、绒毛间隙、蜕膜板及子宫肌层。

人类胎盘有很多形状，脐带进入胎盘也有不同类型。一般足月胎盘呈圆形或椭圆形，重量 450~650g，直径 16~20cm，厚 1~3cm，中间厚，边缘薄。但胎盘重量差异较大，这其中也取决于胎盘的处理方法。若处理方法不同、胎盘中血液量不同，胎盘的重量也不同。

（二）胎盘血液循环

胎盘血液循环包括有胎儿胎盘血循环以及母体胎盘血循环。

1. 胎儿胎盘血循环

胎儿的静脉血经脐动脉及其分支流入绒毛毛细血管，与绒毛间隙内的母体血液进行物质交换后成为动脉血，又经脐静脉回流到胎儿。妊娠早期，胎儿血大部分在胎盘内，而足月胎儿体内的血容量是胎盘的 3 倍。有研究表明，每分钟约有 500ml 胎儿血液流经胎盘，换而言之，胎儿体内的血液每分钟都要经胎盘循环一次。

2. 母体胎盘血循环

来自母体的动脉血从子宫螺旋动脉流入绒毛间隙，在此与绒毛内毛细血管的胎儿血进行物质交换后，再由子宫静脉回流到母体。

（三）胎盘功能

胎盘介于胎儿和母体之间，是维持胎儿在宫内营养、发育的重要器官，其主要功能包括代谢、防御、合成及免疫等功能。

1. 代谢功能

包括气体交换、营养物质供应和排出废物。

胎盘物质交换的方式如下。①简单扩散：又称被动扩散，是物质交换中最简单的形式，即低分子量物质从高浓度区向低浓度区扩散。这过程不消耗能量。②易化扩散，也是物质从高浓度区向低浓度区扩散，但需借助细胞膜上的载体才能完成。③主动转运，是指物质从低浓度区向高浓度区运输，该过程需要消耗能量，需借助细胞膜上的载体完成。④其他，如胞饮作用等。

（1）气体交换：母儿间 O_2 和 CO_2 是以简单扩散方式进行交换，可代替胎儿呼吸系统的功能。①O_2 交换：子宫动脉血 PO_2 为 95~100mmHg，绒毛间隙中的血 PO_2 为 40~50mmHg，胎儿脐动脉血 PO_2 于交换前为 20mmHg，经绒毛与绒毛间隙的母血进行交换后胎儿脐静脉血 PO_2 为 30mmHg 以上，氧饱和度达 70%~80%，虽然 PO_2 升高不多，但胎儿红细胞含血红蛋白量高，对氧亲和力强，故胎儿能从母体获得充分的氧气。②CO_2 交换：子宫动脉血 PCO_2 为 32mmHg，绒毛间隙中的血 PCO_2 为 38~42mmHg，而胎儿脐动脉血中 PCO_2 为 48mmHg。因 CO_2 扩散速度是 O_2 的 20 倍，所以 CO_2 容易从胎儿向母体扩散。

（2）营养物质供应和排出废物：葡萄糖以易化扩散方式通过胎盘。氨基酸以主动运输方式通过胎盘。游离脂肪酸、水、钠、钾和镁以简单扩散方式通过胎盘，而钙、磷、碘和铁以主动运输方式通过胎盘。维生素 A、维生素 D、维生素 E、维生素 K 等脂溶性维生素以简单扩散方式通过胎盘。维生素 C 和维生素 B 以主动运输方式通过胎盘。胎儿代谢产生的废物如肌酐、尿素等亦经胎盘送入母血排出。

2. 防御功能

胎儿血与母体血之间由胎盘屏障相隔，对胎儿有保护功能，但这种功能并不完善。母血中的免疫抗体 IgG 能通过胎盘，使胎儿从母体获得被动免疫力。而母体内的抗 A、抗 B、抗 Rh 抗体亦可进入胎儿血中，致使胎儿及新生儿溶血。

多数病原体不能通过胎盘屏障，但也有些病原微生物，尤其病毒（如风疹病毒、巨细胞病毒、流感病毒等）可直接通过胎盘进入胎儿体内，引起胎儿畸形、流产及死胎。一般细菌、弓形虫、衣原体、支原体、螺旋体等不能通过胎盘屏障，但可在胎盘部位形成病灶，破坏绒毛结构后进入胎儿体内引起感染。

药物通过胎盘屏障的方式和速度取决于药物本身的理化特性。一般来讲，分子量小、脂溶性高的药物多通过简单扩散进入胎儿；而分子量大的药物多以主动转运或胞饮作用通过胎盘；而那些脂溶性低的药物则相对不易通过胎盘。

3. 合成功能

胎盘具有内分泌功能，能合成多种激素、酶及细胞因子，对维持正常妊娠有重要作用。

（1）人绒毛膜促性腺激素（HCG）：由合体滋养细胞合成，是分子量为 36700 的糖蛋白激素，由 α、β 两个不同亚基组成，β-HCG 最后 24 个氨基酸延长部分在释放黄体生成素中不存在。故临床上应用 β-HCG 的特异抗血清测定母体血清 β-HCG。受精后第 7 日就能在孕妇血清和尿中测出。至妊娠 8~10 周血清浓度达高峰，为 50~100KU/L，持续 10 日后迅速下降，中晚期妊娠时血浓度仅为高峰时的 10%，持续直至分娩，一般于产后 1~2 周消失。β-HCG 的功能：①使月经黄体增大成为妊娠黄体。②促进雄激素芳香化转化为雌激素，同时也能刺激孕酮的形成。③抑制植物凝集素对淋巴细胞的刺激作用，β-HCG 可吸附于滋养细胞表面，避免胚胎滋养细胞被母体淋巴细胞攻击。④刺激胎儿睾丸分泌睾酮，促进男性性分化。⑤能与母体甲状腺细胞 TSH 受体结合，刺激甲状腺活性。

（2）人胎盘生乳素：合体滋养细胞合成，由 191 个氨基酸组成，分子量为 22279，为不含糖分子的单链多肽激素。妊娠 6 周时可在母血中测出，随妊娠进展，分泌量逐渐增加，至妊娠 34~36 周达高峰，母血值为 5~15mg/L，羊水值为 0.55mg/L，维持至分娩，分娩后 7 小时内迅速消失。人胎盘生乳素的功能：①促进蛋白质合成，维持正氮平衡，促进胎儿生长。②促进糖原合成，同时可以促进脂肪分解，使游离脂肪酸增加，供母体应用，使更多葡萄糖供应胎儿。③促进乳腺腺泡发育，刺激乳腺上皮细胞合成乳酪蛋白、乳白蛋白与乳珠蛋白，为产后泌乳做好准备。④促进黄体形成。⑤抑制母体对胎儿排斥作用。⑥有促进胰岛素生成作用，使母血胰岛素值增高。

（3）妊娠特异性蛋白：由合体滋养细胞分泌，包括妊娠相关血浆蛋白 A、妊娠相关血浆蛋白 B 及妊娠相关血浆蛋白 C。受精卵着床后，SP 进入母体血循环，其值逐渐上升，妊娠 34~38 周达高峰，至妊娠足月为 200mg/L。羊水值比母血值低 100 倍，脐血值比母血值低 1000 倍。测定 SP 值，可用于预测早孕，并能间接了解胎儿情况。

（4）雌激素：妊娠早期主要由黄体产生，于妊娠 10 周后主要由胎儿-胎盘单位合成。至妊娠末期雌三醇值为非孕妇女的 1000 倍，雌二醇及雌酮值为非孕妇女的 100 倍。

雌激素合成过程：母体内胆固醇在胎盘内转变为孕烯醇酮后，需由胎儿肾上腺胎儿带转化为硫酸脱氢表雄酮，再经胎儿肝内 16α-羟化酶作用形成 16a-羟基硫酸脱氢表雄酮。此种物质在胎盘合体滋养细胞硫酸酯酶作用下，去硫酸根成为 16a-羟基硫酸脱氢表雄酮后，在经胎盘芳香化酶作用成为 16α-羟基雄烯二酮，最后形成游离雌三醇。由于雌三醇的前身物质主要来自胎儿，故测定雌三醇值，可反映胎儿发育情况。

（5）孕激素：妊娠早期由卵巢妊娠黄体产生，自妊娠 8~10 周后胎盘合体滋养细胞是产生孕激素的主要来源。随妊娠进展，母血中孕酮值逐渐增高，至妊娠末期可达 312~624nmol/L，其代谢产物为孕二醇，24 小时尿排出值为 35~45mg。孕激素在雌激素的协同作用下，对子宫内膜、子宫肌层、乳腺的变化起重要作用。

（6）缩宫素酶：由合体滋养细胞产生的一种糖蛋白，分子量为 30 万。母血中缩宫素酶含量随妊娠进展逐渐增加，主要作用为使缩宫素灭活，维持妊娠。胎盘功能不良时，血中缩宫素酶活性降低。

（7）耐热性碱性磷酸酶：由合体滋养细胞分泌。于妊娠 16~20 周母血中可测出此酶，随妊娠进展而增多，直至分娩后其值迅速下降，产后 3~6 日内消失。多次动态测其数值，可作为胎盘功能检查的一项指标。

（8）细胞因子与生长因子：如表皮生长因子、神经生长因子、胰岛素样生长因子、转化生长因子-β、肿瘤坏死因子-a、粒细胞-巨噬细胞克隆刺激因子、白细胞介素的 IL-1、IL-2、IL-6、IL-8 等。这些因子参与影响生殖活动，对胚胎着床、发育、胎盘功能有重要作用，并对胚胎营养及免疫保护也起一定作用。

4. 免疫功能

胎儿及胎盘均带有母体和父体的遗传物质。对母体来讲，胎儿胎盘是同种异体移植物，能在母体子宫内存活不被排斥，其中的免疫机制是一复杂的问题，至今尚未完全明了。目前主要有以下两种观点。

（1）胎儿及胎盘组织免疫学特性：早期胚胎及胚胎组织无抗原性。另外胎盘合体滋养细胞表面有一层类纤维蛋白物质沉积，构成免疫屏障，是一种糖蛋白，含有透明质酸和唾液酸，带有负电荷，而且母体淋巴细胞表面也带有负电荷，两者互相排斥，这样使滋养层细胞表面抗原被遮盖，防止胎儿抗原与母体淋巴细胞及抗体相接触，避免免疫攻击。随着胚胎发育，胚胎组织出现抗原性，且随着胎龄增大其抗原性逐渐增强。

（2）妊娠期母体免疫力低下：妊娠期胎儿细胞可以少量进入母体，持续少量多次进入可刺激母体对胎儿抗原产生免疫耐受。另外，合体滋养层细胞芽不断进入母体，也使母体对滋养层细胞产生免疫耐受性，因而对胚胎和胎盘无排斥反应。妊娠期许多血清因子和激素，如孕酮、人绒毛膜促性腺激素、人胎盘生乳素、妊娠特异性蛋白、甲胎蛋白、白细胞介素、干扰素、肿瘤坏死因子及转化生长因子等，可抑制母体的免疫排斥反应。

二、胎膜

胎膜是由绒毛膜和羊膜组成。胎膜外层为绒毛膜，在发育过程中由于缺乏营养供应而逐渐退化萎缩为平滑绒毛膜，至妊娠晚期与羊膜紧密相贴。胎膜内层为羊膜，羊膜为半透明无血管的薄膜，厚度为 0.02~0.05mm，自内向外由单层上皮细胞层、基底层、致密层、成纤维细胞层和海绵层构成。羊膜的致密层含有间质胶原Ⅰ、Ⅲ、Ⅴ、Ⅵ，维持羊膜的张力，防止破裂。羊膜最内层的上皮细胞布满微绒毛，使羊水与羊膜间进行交换。羊膜能合成内皮素、甲状腺素相关蛋白，参与血管张力的调节。羊膜部分覆盖胎盘的胎儿面。随着胎儿的长大及羊膜腔的扩大，羊膜、平滑绒毛膜和包蜕膜进一步向宫腔扩张，最后与真蜕膜紧贴。羊膜腔占据整个子宫腔，对胎儿起着一定的保护作用。

胎膜含多量花生四烯酸（前列腺素前身物质）的磷脂，且含有能催化磷脂生成游离花生四烯酸的溶酶体，故胎膜在分娩发动上有一定作用。

三、脐带

脐带是连于胎儿脐部与胎盘间的条索状结构。脐带外覆羊膜，内含卵黄囊、尿囊、两条脐动脉和一条脐静脉，中间填充脐带胶质，脐带胶质有保护脐血管作用。妊娠足月胎儿脐带长 30~70cm，平均 55cm，直径 0.8~2.0cm。脐带是胎儿与母体进行物质交换的重要通道。若脐带受压致使血流受阻时，缺氧可导致胎儿窘迫，甚至胎死宫内。

四、羊水

羊膜腔内的液体称羊水。

（一）羊水来源

妊娠不同时期的羊水来源、容量及组成均有明显改变。①在妊娠早期主要由母体血清经胎膜进入羊膜腔的透析液。②妊娠中期以后，胎儿尿液是羊水的主要来源。③妊娠晚期胎儿肺参与羊水的生成，每天 600~800ml 从肺泡分泌入羊膜腔。④羊膜、脐带胶质及胎儿皮肤渗出液体，但量极少。

（二）羊水的吸收

羊水吸收的途径有：①由胎膜吸收约占 50%。②脐带吸收每小时 40～50ml。③胎儿皮肤角化前可吸收羊水。④胎儿吞咽羊水，每 24 小时可吞咽羊水 500～700ml。妊娠 16 周起胎儿通过吞咽羊水和排尿行为参与调节羊水的量和组成。

（三）母体、胎儿、羊水三者间的液体平衡

羊水在羊膜腔内不断进行液体交换，以保持羊水量相对恒定。母儿间的液体交换，主要通过胎盘，每小时约 3600ml。母体与羊水的交换，主要通过胎膜，每小时约 400ml。羊水与胎儿的交换量较少，主要通过胎儿消化管、呼吸道、泌尿道以及角化前皮肤进行交换。任何导致胎儿吞咽障碍的情况会导致羊水过多；反之，如胎儿存在排尿障碍的情况会导致羊水过少。

（四）羊水量、性状及成分

1. 羊水量

妊娠 8 周时 5～10ml，妊娠 10 周时约 30ml，妊娠 20 周时约 400ml，妊娠 36～38 周时达高峰，可达 1000～1500ml，以后逐渐减少，妊娠足月时羊水量约 800ml。

2. 羊水性状及成分

妊娠早期，羊水为无色透明液体；妊娠足月羊水略浑浊，不透明，羊水比重 1.007～1.025，呈中性及弱碱性，pH 为 7.20，内含 98%～99% 水分、1%～2% 无机盐及有机物；羊水中悬有小片状物，包括胎脂、胎儿脱落上皮细胞、蓬毛、毛发、少量白细胞、白蛋白、尿酸盐等；羊水中含大量激素和酶。

（五）羊水的功能

羊水的功能主要如下。

1. 保护胎儿

胎儿在羊水中有一定的活动空间，防止胎儿受外界的机械损伤；防止胎儿自身以及胚胎与羊膜粘连而发生畸形；羊水温度适宜恒定；临产时，羊水直接受宫缩压力能使压力均匀分布，避免胎儿受压所致胎儿窘迫。

2. 保护母体

由于羊水的缓冲作用，减轻了由于胎动引起的母体不适感；破膜后羊水对产道起润滑作用，羊水冲洗产道减少感染机会。

3. 检测功能

检测羊水中胎儿代谢物质可提供胎儿健康和成熟信息，如产前诊断和胎儿成熟度的评估等。

第五节　妊娠期母体的生理变化

妊娠是正常生理过程，为了适应胎儿生长发育的需要，母体各器官系统将发生一系列改变。这些变化主要是由于在体内新增加的器官——胎盘所分泌的蛋白类激素和类固醇类激素作用的结果。胎儿娩出、胎盘排出后，胎盘所分泌的激素在体内急骤减少并消失，由妊娠所引起的各种变化，亦于产后 6 周内逐渐恢复至孕前水平。

一、生殖系统的变化

（一）子宫

1. 子宫大小、容量、重量和形态的改变

妊娠期间子宫逐渐增大变软。子宫由非孕时（7～8）cm×（4～5）cm×（2～3）cm 增大到妊娠足月时约 35cm×25cm×22cm。宫腔容量由非孕时的约 5ml，至妊娠足月时 5000ml 或更多，为非孕时的数千倍。非孕时子宫重量为 50～70g，妊娠足月时为 1000～1100g，增加近 20 倍。子宫的增大，主要由于肌细胞肥大，也有少量肌细胞增生，以及结缔组织增生和血管的增多和增粗。子宫肌细胞的大小由非孕长 20μm、宽 2μm，增至足月时长 500μm、宽 10μm，胞质内含有丰富的具有收缩活性的肌动蛋白和肌浆球蛋白，为临产子宫收缩提供物质条件。非孕时子宫壁厚约 1cm，孕 16 周时厚 2.0～2.5cm，足月时子宫壁厚为 1.0～1.5cm。随着妊娠进展子宫体积的改变，子宫形状亦有较大的变化，由孕早期的倒置梨形，到孕 12 周变为球形，孕晚期呈长椭圆形。子宫的增大呈不对称性，受精卵着床及胎盘种植处突出明显，形态不规则，孕 12 周后至足月子宫呈对称性增大。子宫增大以底部最为明显，宫底向上膨出，使输卵管、卵巢几乎在子宫的中段处与子宫相连接，增粗的圆韧带相对地接近中线，几乎呈垂直走向。由于乙状结肠和直肠固定在盆腔的左后方，故妊娠子宫常有不同程度的右旋。

2. 子宫位置的改变

妊娠 12 周前子宫位于盆腔内，随着妊娠进展子宫长大，从盆腔上升入腹腔并轻度向右旋转，子宫发生右旋多认为与盆腔左侧有乙状结肠及直肠占据有关。孕妇站立时，子宫长轴与骨盆入口长轴一致，腹壁对子宫有支持作用，如果腹壁松弛则可形成悬垂腹，孕妇仰卧位时，子宫向后倒向脊柱，可压迫下腔静脉及主动脉而出现仰卧位低血压综合征，表现为心率增快、心慌、血压下降等。

3. 子宫内膜的变化

子宫内膜的改变与胚泡的发育同步。在孕酮的作用下子宫内膜腺体增大弯曲，腺上皮细胞内及腺腔中含大量糖原，血管充血，结缔组织细胞肥大，此时的子宫内膜称蜕膜。根据蜕膜与胚泡的位置关系，蜕膜可分为三部分。

①底蜕膜：胚泡植入处的蜕膜，位于囊壁与子宫壁之间，将来发育成胎盘的母体部分。②包蜕膜：覆盖在囊胚表面的蜕膜。③真蜕膜：除底蜕膜和包蜕膜外，所有覆盖宫腔的蜕膜均为真蜕膜。

（二）子宫峡部

非孕时长约 1cm，妊娠 10 周时子宫峡部变软。妊娠 12 周以后子宫峡部逐渐伸展、拉长、变薄，扩展成子宫腔的一部分；临产后可延长至 7～10cm，成为产道的一部分，此时称为子宫下段。在有梗阻性分娩发生时，易在该处发生破裂。

（三）宫颈

妊娠早期时宫颈血管增多，组织水肿，故宫颈外观肥大，呈紫蓝色，质地柔软，颈管腺体增生，颈管组织外翻。宫颈由于腺体肥大、增生并向外、向深部伸展，使鳞、柱状上皮的交界向宫颈表面推移，近中心的宫颈表面，由原来的鳞状上皮改由单层柱状上皮覆盖，由于柱状上皮薄，不能掩盖其下组织，故外观色红如糜烂状，称假性糜烂。宫颈管内腺体分泌增多，所分泌的黏液形成黏液栓，可防止细菌侵入子宫腔。由于胶原丰富的宫颈结缔组织进行重新排列，它的机械强度下降 12 倍，接近临产时，宫颈管变短并出现轻度扩张。

（四）卵巢

妊娠期略增大，形成妊娠黄体，受孕后卵巢黄体因受 HCG 刺激继续生长成为妊娠黄体。妊娠黄体较大，可形成囊腔，内含黄色液体，是产生雌、孕激素的主要器官，对维持早期妊娠有重要作用。黄体功能约于妊娠 10 周后由胎盘完全取代，黄体开始萎缩。

妊娠期间卵巢停止排卵，并停止新的卵泡成熟，但有时可见双侧卵巢呈均匀性增大，包膜下有较多直径为 0.5~1cm 大小的囊状水泡，为黄素囊肿。妊娠期间卵巢可呈实质性增大，切面呈黄色，镜检可见有间质细胞的过度黄素化，称为黄体瘤。由于间质细胞产生睾酮，因而孕妇可出现多毛。黄素囊肿及黄体瘤均非赘生性肿瘤，分娩后可自行消失。

（五）阴道

妊娠期阴道黏膜充血、水肿，血管扩张充盈，外观呈紫蓝色，皱襞增多，伸展性增强，分泌物增多，呈白色糊状。妊娠后阴道上皮内糖原含量增加，经阴道乳杆菌作用后变为乳酸，使阴道 pH 为 3.5~6，保持酸性，对于控制阴道内的致病菌、防止细菌感染有一定作用。

（六）外阴

妊娠时，大小阴唇有色素沉着，大阴唇内血管增多，结缔组织变软，故伸展性增大，有利于胎儿娩出。

（七）盆底及子宫支持组织

子宫支持组织包括圆韧带、主韧带、宫骶韧带及阔韧带在妊娠期增长、变粗、肥大及功能增强，其走行方向及解剖位置随子宫体的增长有明显变化。

二、乳房的变化

妊娠期，由于受垂体催乳激素、胎盘生乳素、雌激素、孕激素、生长激素及胰岛素的影响，乳腺管和腺泡增生，脂肪沉积，致使乳房增大。孕妇自觉乳房发胀、触痛和麻刺感。乳头增大变黑、易勃起，乳晕变黑，乳晕上的皮脂腺肥大形成散在的结节状小隆起，称为蒙氏结节。妊娠末期挤压乳房，可有少量稀薄的黄色液体溢出，称为初乳，但真正的泌乳则在分娩后出现，这是由于孕期血液中有高浓度雌、孕激素而抑制乳腺的分泌。

三、循环系统的变化

(一) 心脏

妊娠期间由于子宫体积增大，宫底位置持续升高，膈肌升高使心脏向上、向前、向外移位，心尖冲动向左移 2.5～3cm。心脏位置改变的程度，与子宫体积、腹壁肌张力、腹部及胸部的结构类型有关。孕期由于心脏移位、大血管发生轻度扭转、血液黏稠度下降及血容量增加等原因，心脏常可出现功能杂音，半数孕妇可在心尖区听见收缩期杂音，不少孕妇并可出现第三心音。心电图：正常妊娠除了由于心脏位置改变而有电轴左偏外，心电图无多大改变。心率增加 10～15 次/分。

(二) 心排血量

心排血量的增加为孕期循环系统最重要的改变，对维持胎儿生长发育极为重要。妊娠期间外周血管阻力下降，致使心排血量增加。心排血量自孕 8～10 周渐渐增加，孕 32～34 周时达高峰，每次心排血量平均值约为 80ml，直至分娩。而心排血量又与孕妇体位有极大关系。孕晚期，孕妇体位从仰卧位改至侧卧位时，心排血量增加 22%，又从坐位改变至站立时，心排血量下降至与非妊娠期相同。临产时，心排血量增加，第二产程用力屏气逼出胎儿时则较第一产程心排血量增加更多。胎儿娩出后，子宫血流量迅速减少，同时子宫对下腔静脉的压迫撤除，致使回心血量剧烈增加，产后 1 小时内心排血量可增加 20%～30%，尤以在产褥期第 3～4 日内最为严重，因此对并发心脏病者应密切注意心脏功能的监测。

(三) 血压

孕早期及中期血压偏低，孕晚期血压轻度升高，脉压稍增大。孕妇体位影响血压，仰卧位时下腔静脉受压，回心血量减少，心排血量减少，迷走神经兴奋，使血压下降，形成妊娠仰卧位低血压综合征。

四、血液循环的改变

(一) 血容量

妊娠期间血容量增加，血容量的增加为适应增大的子宫及其增大的血管系统的需要。自孕 6 ~ 8 周母体血容量开始增加，孕 32 ~ 34 周时达高峰，增加 40% ~ 45%，平均增加 1450ml。其中血浆增加 1000ml，红细胞容量增加约 450ml，因血浆增加多于红细胞增加，血液相对稀释。

（二）血液成分

1. 红细胞

妊娠期骨髓不断产生红细胞，网织红细胞轻度增多。由于血液稀释，红细胞计数约为 $3.6×10^{12}/L$（非孕妇女约为 $4.2×10^{12}/L$），血红蛋白约为 110g/L（非孕妇女约为 130g/L），血细胞比容为 0.31 ~ 0.34（非孕妇女为 0.38 ~ 0.47）。妊娠期血红蛋白低下，属于缺铁性贫血，应适当补充铁剂，以满足胎儿和孕妇的需要。

2. 白细胞

从妊娠 7 ~ 8 周开始增加，孕 30 周时达高峰，为（5 ~ 12）$×10^9/L$［非孕妇女为（5 ~ 8）$×10^9/L$］，有时可达（14 ~ 16）$×10^9/L$。临产及产褥期显著增加，偶可达 $25×10^9/L$，主要为中性粒细胞增多。

3. 凝血因子

妊娠期间各种凝血因子除血小板，凝血因子Ⅱ、Ⅴ、Ⅵ、Ⅶ、Ⅸ及Ⅹ均增加，使孕妇血液处于高凝状态。孕前纤维蛋白原含量约为 3g/L，妊娠晚期增至 4.5g/L，增加 40% ~ 50%。纤维蛋白原改变了红细胞表面负电荷，出现红细胞线串样反应，而使红细胞沉降率加快。妊娠晚期凝血酶原时间及部分孕妇凝血酶时间稍缩短，但凝血时间无明显改变。纤维蛋白溶酶原增加，优球蛋白溶解时间延长，妊娠期间纤溶活性降低。

4. 血浆蛋白

由于血液稀释，血浆蛋白尤其是白蛋白减少，约为 35g/L。

五、呼吸系统的变化

妊娠间，由于膈肌上升 4cm，肋膈角增宽，肋骨向外扩展，使胸腔横径及前后径增加约 2cm，周径增加 6cm。肺活量一般不受影响。孕期以胸式呼吸为主，呼吸深大，约每分钟 20 次。妊娠期肺功能改变：①肺活量无明显变化。

②潮气量增加 40%。③残气量减少 20%。④每分通气量增加 40%。孕期上呼吸道黏膜增厚、充血水肿，使局部抵抗力降低，故孕妇易发生上呼吸道感染。由于每分钟的通气量及每分钟的摄氧均随妊娠进展而增加，故孕妇动脉血的 PO_2 比非孕时稍有增加。

六、泌尿系统的变化

（一）肾脏

妊娠期肾脏略增大，肾功能变化较大。肾血浆流量及肾小球滤过率增加。肾血浆流量比非孕时增加 35%，肾小球滤过率增加 50%。肾血浆流量与肾小球滤过率受体位影响，孕妇仰卧位时尿量增加，故夜尿量多于日尿量。肾功能试验显示，由于妊娠期间肾小球滤过率增加，尿素、肌酐的滤过增多，血清中尿素氮以及肌酐含量与非孕妇女相比有减少。另外妊娠期葡萄糖滤过有增加，约 1/6 孕妇可出现糖尿，称妊娠生理性糖尿。发生糖尿的原因与肾小球对葡萄糖的滤过增加而肾小管的再吸收不能相应增加有关，尽管如此，如孕妇出现糖尿时应进一步检查，以排除妊娠糖尿病的可能性。妊娠期氨基酸排出增加，但无蛋白尿出现。

（二）输尿管

妊娠期在孕激素作用下，输尿管增粗、变长、屈曲。平滑肌松弛使之蠕动减弱，尿流缓慢．往往形成肾盂及输尿管轻度扩张。加之子宫右旋可在骨盆入口处压迫右侧输尿管，使右侧肾盂积水更明显，易患肾盂肾炎。

（三）膀胱

孕早期膀胱受增大子宫压迫，膀胱容量减少，故排尿次数增多。孕中晚期随子宫增大膀胱位置上升、膀胱三角随之升高、输尿管开口处的膀胱组织增厚，可导致尿液流通不畅，加重了输尿管扩张。胎头入盆后，膀胱受压，膀胱压力从孕早期 0.79kPa（6mmHg）上升至妊娠足月的 1.96kPa（15mmHg），而尿道压力从 6.87kPa（50mmHg）增加至 9.12kPa（60mmHg），常出现尿频、尿失禁。

七、消化系统的变化

许多孕妇在停经后出现妊娠反应，表现为食欲不振、偏食以及喜食酸味食物，部分孕妇并伴有恶心、呕吐现象。这种反应的程度及持续时间往往因人而异，多数不需特殊治疗，在妊娠 10~12 周逐渐消失。

随着妊娠进展受增大子宫的占位，胃肠道解剖位置有一定改变。同时盲肠及阑尾亦向外上方移位。因而如上述器官发生疾患时，一些体征较非孕时会有较大的变异，这给临床诊断造成一定困难。

妊娠期受大量雌激素影响，齿龈肥厚，并易充血、水肿、出血。齿龈出现血管灶性扩张，即妊娠龈瘤，分娩后自然消退。胃肠道受孕激素的作用，平滑肌张力降低，蠕动减弱，胃酸分泌减少，胃排空时间延长，孕中晚期胃受压及贲门括约肌松弛，胃内酸性食物可逆流到食管，临床上常有上腹部饱胀感、胃部烧心感、便秘等。由于肠道充血、血管平滑肌松弛、盆腔静脉受胎先露部压迫、静脉回流障碍等，妊娠晚期易发生痔疮。

妊娠期间胆道平滑肌松弛，胆囊增大，张力低，胆汁黏稠，胆囊排空时间延长，易并发胆囊炎及胆结石。

八、内分泌系统变化

（一）垂体

妊娠期腺垂体增大 1~2 倍，嫌色细胞中的嗜酸细胞增多肥大，形成"妊娠细胞"，产后有出血休克者，使增生肥大的垂体缺血坏死，导致希恩综合征。

1. 促性腺激素

妊娠期间，雌孕激素抑制下丘脑及腺垂体使释放促卵泡素及释放黄体生成素分泌减少，故妊娠期卵巢中的卵泡不再发育成熟，也无排卵。

2. 催乳素

孕 7 周起开始增多，以后随孕周增加而逐渐升高，直至足月妊娠。催乳素与雌激素、孕激素、胰岛素及生长激素等协同促进乳腺发育，为产后泌乳作准备。分娩后，哺乳者于产后 3~4 个月催乳素降至非孕水平，不哺乳者产后 2~3 周内降至非孕水平。

3. 其他垂体激素

促甲状腺激素、促肾上腺皮质激素、促黑素细胞刺激素、生长激素等亦发生变化。妊娠期间虽然促甲状腺激素和促肾上腺皮质激素分泌增多，但无甲状腺或肾上腺皮质功能亢进表现。促甲状腺激素分泌增多，使面颊部、乳晕、腹白线、外阴等处有色素沉着。妊娠期间生长激素分泌无改变。

（二）甲状腺

妊娠期间甲状腺组织有重要改变，由于腺组织增生以及血管增多，使甲状腺中度增大。甲状腺激素结合球蛋白显著增加，孕妇基础代谢率增高，血清甲状腺激素浓度自孕 8 周开始增加，并很快上升至峰值，妊娠 18 周达到平台期，一直维持到分娩后。由于妊娠期肝脏产生较多的甲状腺激素结合球蛋白。血清中甲状腺激素结合球蛋白浓度为非孕时的 2～3 倍，甲状腺激素结合球蛋白与 T_3、T_4 的结合力亦增加，故血浆中结合型 T_3、T_4 增多。由于血浆中结合型 T_3、T_4 增多，游离的 T_3（FT_3）以及游离的 T_4（FT_4）减少，而 FT_3 及 FT_4 是循环血液中甲状腺激素的活性部分，通过负反馈作用，使下丘脑产生促甲状腺素释放激素作用于垂体，使促甲状腺激素增多，从而使 FT_3、FT_4 增加，而与非孕期浓度近似达到平衡。总之，妊娠期间基础代谢率约增加 20%，血清总 T_3、T_4 稍有增加，而 FT_3、FT_4 无改变，故孕妇通常无甲状腺功能亢进表现。

胎儿甲状腺一般在 10～12 周已分化发育并开始有吸碘功能，母体内结合型 T_3、T_4 及促甲状腺激素不能通过胎盘，所以妊娠期母儿的甲状腺激素之间互不干扰。但是碘通过胎盘的速度较快，放射性 ^{131}I 可通过胎盘进入胎儿体内破坏其甲状腺，故孕期禁用放射性核素测定母体甲状腺功能，以免破坏胎儿甲状腺。同样，在哺乳期亦不能进行上述检查及用放射性 ^{131}I 进行治疗，因其可通过乳汁而影响婴儿。

（三）甲状旁腺

甲状旁腺在妊娠期增生肥大。妊娠早期孕妇血浆甲状旁腺素水平降低，之后随妊娠进展而进行性增加直至整个孕期。在妊娠初 3 个月，血浆甲状旁腺激素浓度有减少主要是由于血容量增加，肾小球滤过率增加以及钙的胎儿运输，导致孕妇血浆钙浓度降低。另外雌激素也可以阻碍甲状旁腺对钙的吸收作用，刺激甲状旁腺素的释放，使妊娠期出现高甲状旁腺素血症，可以为胎儿提供足够的钙供应。

（四）肾上腺

受大量雌激素影响，肾上腺皮质中层束状带增宽，分泌糖类皮质醇增多。从妊娠早期开始逐渐升高至足月妊娠，皮质醇每日分泌量增加 3 倍。由于游离皮质醇与血浆蛋白的结合能力强，约 75% 与球蛋白结合，15% 与白蛋白结合，仅有 10% 具有活性作用，所以孕妇无肾上腺皮质功能亢进表现。

孕期醛固酮分泌增加，妊娠 15 周孕妇血浆醛固酮显著升高，妊娠 24 周可增加 3~5 倍，足月妊娠时增加 8~10 倍。醛固酮大部分与蛋白质结合，妊娠期不至引起过多的水钠潴留。妊娠期通过肾素-血管紧张素-醛固酮生理调节功能的加强，以控制血容量、血钠、血钾平衡及血压，达到血液流变学稳定，对正常妊娠期间血压-血容量的稳定性调节有重要作用。

睾酮略增多，有的孕妇可表现为阴毛、腋毛增粗及增多。肾上腺髓质所产生的肾上腺素及去甲肾上腺素均无改变。

（五）胰腺

胎盘合成的胎盘生乳素、雌激素、孕酮、胎盘胰岛素酶、肾上腺皮质激素都具有抗胰岛素的功能。妊娠期胰腺功能亢进，特别表现为胰腺 B 细胞亢进、胰岛素分泌增加。为确保胎儿葡萄糖的供应，来维持体内糖代谢平衡，胰岛素从孕中期开始增加，至分娩前达高峰。由于孕妇及胎儿需要葡萄糖增加，血液稀释及血容量增加，肾小球对葡萄糖的滤过率增加，肾小管吸收少，致使孕妇空腹血糖与非孕时相似或偏低。若胰岛素代偿功能不足，出现糖耐量试验异常或糖尿病，称妊娠糖尿病，多于分娩后恢复正常。

九、皮肤的变化

妊娠期间垂体分泌促黑素细胞激素增加，雌激素和孕激素大量增多，促进皮肤黑色素细胞的功能，使黑色素增加，孕妇皮肤色素加深，特别是乳头、乳晕、腹白线、外阴、腋窝等处出现色素沉着。面颊部呈蝶状褐色斑，称为妊娠黄褐斑。随着妊娠子宫逐渐增大及肾上腺皮质激素分泌增多，孕妇腹部、臀部、大腿及乳房皮肤的皮内组织改变，皮肤过度扩张，使皮肤弹力纤维断裂，形成紫色或淡红色不规则平行的裂纹，称妊娠纹，产后呈灰白色或银白色。

妊娠期间由于雌激素的作用使皮肤毛细血管扩张，孕妇颜面、颈部、胸部、臂部、手掌可出现蜘蛛痣及皮肤红斑。由于自主神经系统改变，孕妇汗腺和皮脂腺功能亢进，可出现多汗。孕期少数孕妇有阴毛和腋毛增多、增粗现象。

十、骨骼、关节及韧带的变化

耻骨联合变松弛，轻度伸展。严重时可发生耻骨联合分离，导致耻骨联合部位疼痛，活动受限。同时骶髂关节及 16 尾关节松弛，有一定活动性，有利于分娩。为保持重心平衡，孕妇脊柱前凸，背伸肌群过度负荷，腹部向前，胸部向后，颈部向前，肩胛部下垂，孕妇易自觉腰背及骶部疼痛，上肢乏力及麻木感。

骨骼在孕期一般无变化，如多胎、多产、缺乏维生素 D 及钙时，可发生骨质疏松症。

十一、其他变化

（一）体重

妊娠早期体重增加不明显。从妊娠 13 周直至妊娠足月，每周增加不应超过 350g，如果超过 500g 要注意隐性水肿。妊娠足月时体重增加 11~15kg，包括胎儿（3400g）、胎盘（650g）、羊水（800g）、子宫（970g）、乳房（405g）、血液（1450g）、组织间液（1480g）及脂肪沉积（3345g）等。有关孕期营养过剩孕妇体重增加过多与巨大儿难产发生相关性得到众多认可，而孕妇体重不能全面反映孕妇体脂变化，采用体重指数（body mass index，BMI）进行判断则较为合理，BMI＝体重（kg）／身高（m）^{2}。对孕妇体重指数在孕期应连续监测，并进行适宜的营养指导，以减少巨大儿的发生。

（二）基础代谢率

为满足母体及胎儿生长发育需要，母体基础代谢率从孕中期开始逐渐升高，至妊娠晚期可增高 15%~20%。

（三）糖类代谢

孕妇空腹血糖略低于非孕妇女，而饭后呈高血糖和高胰岛素血症。糖耐量试验血糖增高幅度大，恢复延迟。妊娠期间，应用胰岛素降血糖效果不如非孕妇女。可能与妊娠期胰岛素抵抗与胎盘产生的胰岛素酶破坏胰岛素有关。

（四）脂肪代谢

妊娠期间，母体脂肪储备增多，糖原储备减少，肠道对脂肪的吸收力增强，因而总的血脂较孕前增加 50%，如果孕期脂肪分解加速，可出现尿酮体阳性。妊娠期低密度脂蛋白胆固醇（LDL-C）增加，在孕 36 周左右达峰值，在足月前开始下降。LDL-C 的增加可能与雌、孕激素的作用有关，而足月时的下降可能与胎盘产生孕酮，增加对 LDL-C 的需要有关。高密度脂蛋白胆固醇（HDL-C）在妊娠前半期增高，主要由于雌激素的作用，孕 30 周后达峰值，然后维持在该水平。

（五）蛋白质代谢

妊娠期需要大量蛋白质，呈正氮平衡。孕中、晚期需要储备一定的蛋白质，以满足胎儿及母体的需要。孕期由于血容量增加，血浆总蛋白量有所下降，血浆白蛋白从平均 41.5g/L 下降至约 30.5g/L，血浆球蛋白含量则从 31.4g/L 上升至 34g/L，故白蛋白与球蛋白比值下降，比值从未孕的 1.5~2.6 下降至 1~1.8，由于白蛋白的减少，血浆胶体渗透压下降，使组织间液增加，出现显性或隐性水肿。故孕期应增加蛋白质的补充。

（六）水代谢

液体潴留的增加是妊娠正常生理改变。足月妊娠机体水分平均增加 7.5L，其中包括胎儿、胎盘及羊水的水分约 3.5L，母体增加的血容量及子宫和乳腺增加的水分约 3L。妊娠期间水潴留主要发生在组织间液，促使组织间液增多之原因有以下几方面：①孕期雌激素增加，雌激素可使组织间隙基质所含的黏多糖产生去聚合作用，而发生水、电解质在组织间隙的潴留。②孕期血浆白蛋白下降，血浆胶体渗透压亦下降，而致组织间隙体液增加。③孕期由于子宫增大，孕妇的体位如站立或坐位均可引起下肢静脉压增高，孕妇仰卧位，胀大的子宫可阻碍下腔静脉血液回流，使下肢血液淤滞，由于静脉压力超过血浆渗透压，致使体液通过管壁在组织间隙潴留，如孕妇改变体位为侧卧位，则部分积聚的液体可随尿液排出。妊娠期间水钠潴留与排泄比例适当不引起水肿。

（七）矿物质代谢

由于胎儿及母体需要大量的钙、磷、铁等，故妊娠期要及时补充以满足胎儿及母体的需要。

1. 铁

整个孕期需要增加约 1000mg 铁，其中包括孕期血容量增加、红细胞增多所需的铁。孕期增加红细胞平均 450ml （1ml 红细胞含铁 1.1mg），需铁约 500mg，其余胎儿需铁 290mg，胎盘需铁约 250mg，共需铁为 1000mg。成人妇女体内贮备铁约为 500mg，实际上极少达此标准。在妊娠初期血清铁有升高，以后则逐渐减少，至孕晚期约为初期的 1/2。铁蛋白是机体贮备铁的主要成分，存在于肝、脾、骨髓等组织中，作为贮备铁指标的血清铁蛋白值的变化，与血清铁变化过程类似，从妊娠 4 个月开始下降，至孕晚期达最低值。

2. 钙

妊娠期约需储积钙 40g，胎儿骨骼生长发育需储积钙约 30g，这种储积多发生在妊娠最后 3 个月，由母体供给，因而早产儿常有缺钙。妊娠期间肠道对钙的吸收增加，尿中钙的排出量亦增加，由于胎儿发育的需要，母体对钙的需要量增加，而每天一般饮食远远不能补充 1.5g 钙的需要，故孕期应额外补充钙。孕妇血清钙浓度与非孕妇女相比稍有下降，下降的原因可能与孕期白蛋白减少，血清中蛋白结合钙减少有关。

第六节　妊娠诊断

根据不同妊娠时期胎儿生长发育的特点以及母体的适应性变化，妊娠诊断可以分为早期妊娠（末次月经第一日起计至妊娠 12 周前）、中期妊娠（妊娠第 13~27 周末）、晚期妊娠（第 28 周以后）。

一、妊娠的临床表现

（一）早期妊娠的症状和体征

1. 症状

（1）停经：生育年龄的已婚妇女，平时月经周期规律，一旦月经过期 10 日以上，应疑为妊娠。若停经已达 8 周，妊娠可能性更大。虽然停经是妇女可能妊娠最早与最重要的症状，但是停经不是妊娠特有的症状，应予以鉴别。有时妊娠可在没有月经来潮或稀发的情况下发生，也需与内分泌紊乱、哺乳期、口服避孕药引起的闭经相鉴别。

（2）早孕反应：有半数以上妇女在停经 6 周前后开始出现头晕、疲乏、嗜睡；食欲缺乏、偏食、厌恶油腻、恶心、晨起呕吐等，称早孕反应。反应可能与体内 HCG 增多、胃肠功能紊乱、胃酸分泌减少及胃排空时间延长有关。症状的严重程度和持续时间因人而异，多数在孕 12 周左右自行消失。

（3）尿频：由于妊娠早期增大的子宫，尤其是前位子宫，在盆腔内压迫膀胱及盆腔充血刺激所致，一般在孕 12 周后子宫上升至腹腔，尿频症状消失。

2. 体征

（1）生殖器官的变化：妊娠后阴道黏膜及宫颈充血水肿、变软呈紫蓝色。停经 6~8 周时，子宫体饱满，前后径增宽呈球形。由于子宫颈变软及子宫峡部极软，双合诊检查时，感觉宫颈与宫体似不相连，称黑加征。随着妊娠的进展，子宫体也相应增大变软，至孕 8 周时，子宫约为非孕时的 2 倍；孕 12 周时，子宫为非孕时的 3 倍，子宫超出盆腔，可在耻骨联合上方触及。

（2）乳房的变化：早孕时在雌激素的作用下腺管发育及脂肪沉积，孕激素促进腺泡发育。催乳激素、生长激素、胰岛素、皮质醇和上皮生长因子协同作用，使腺体干细胞分化为腺泡细胞和肌上皮细胞。在复杂的神经内分泌调节下使乳房增大，乳头乳晕着色加深，乳头周围出现蒙氏结节。

（二）中、晚期妊娠的症状和体征

妊娠中期以后，子宫随妊娠月份增大，可扪及胎体及感到胎动，听到胎心音，临床诊断并不困难。

1. 症状

经历早期妊娠的过程，妊娠 4 个月后逐渐感到腹部增大和自觉胎动。

2. 体征

（1）子宫增大：从妊娠 5~6 周起，子宫体由扁形变为圆形，以后则逐渐增大。在检查时如子宫为前位则这种变化更易于觉察，如子宫为后位则试将子宫转至前位，以便于觉察此变化。妊娠第 8 周时，子宫横径可达 8cm 左右。如果受精卵着床偏在一侧，于妊娠 2~3 个月时，可使子宫一侧突出。以后妊娠子宫逐月增大，妊娠 3 个月时，子宫如拳头大，子宫底能在耻骨联合上触到。子宫随着妊娠进展逐渐增大，根据手测宫底高度及尺测耻上子宫长度，可以判断妊娠周数。

柔软程度的改变：通过阴道双合诊（一手在阴道，一手在下腹部）检查发现宫颈及子宫体比非妊娠期稍软，而子宫峡部特别软，使子宫颈与子宫体几乎可以折叠起来，这是典型的早期妊娠的体征。

（2）胎动：胎儿在子宫内的活动称胎动，是妊娠诊断的依据，也是胎儿宫内安危的重要指标。胎动可以分为转动、翻转、滚动、跳动及高频率活动。正常孕妇于妊娠 18~20 周开始自觉胎动，随孕周增加，胎动也逐渐增多。

（3）胎儿心音：于妊娠 10 周时应用多普勒可听到胎心音，18~20 周用听诊器经孕妇腹壁能听到胎心音。胎心音呈双音，第一音和第二音很接近，似钟表"滴答"声，速度较快。正常胎心率范围，国外有学者采纳 110~150 次/分，但目前国内仍采用传统的标准（包括胎心听诊与胎儿电子监护仪测定）：正常胎心率在 120~160 次/分，<120 次/分或>160 次/分表示胎心率异常。胎心音应与子宫杂音、腹主动脉音、胎动音及脐带杂音相鉴别。

（4）胎体：于妊娠 20 周后经腹壁可触到子宫内的胎体。妊娠 24 周后，能区别胎头、胎背、胎臀及胎儿肢体。胎头圆而硬，有浮球感；胎臀宽而软，形状略不规则；胎背宽而平坦，肢体小且有不规则活动。

二、妊娠的辅助诊断方法

（一）超声检查

是目前检查妊娠情况的最重要手段。且不同妊娠时期有其不同检查内容和意义。

1. 早期妊娠超声检查

（1）B 型超声检查

早期妊娠进行超声检查的主要目的是诊断是否妊娠，阴道超声可在停经 30 日左右发现胚囊（相当于排卵后 16 日或者着床后 10 日），腹部超声可在停经后 35 日（排卵后 21 日）诊断早孕；了解胚胎是否存活；估计胎龄。①胚囊：增大的子宫轮廓中，宫腔内见到圆形或椭圆形的胚囊是超声首先观察到的妊娠标志，它是由绒毛膜形成的环状结构，环内为无回声暗区，外围为强回声环，强回声环外是低回声环（双环征），双环征是早期胚囊在超声下的重要特征。胚囊在妊娠第 4~5 周时即可显示，直径为 0.2~0.3cm；妊娠第 7 周胚囊占据宫腔的 1/3，直径为 2.0cm，可以 100%被检出；妊娠第 8 周胚囊占据宫腔的 1/2；第 9 周胚囊占据宫腔的 2/3；第 10 周胚囊几乎占满整个宫腔；至妊娠 12~13 周，羊膜囊充满整个宫腔，并与子宫壁重合，不再显示胚囊。②卵黄囊：妊娠第 6 周出现，10 周消失，12 周前完全消失，大小为 3~5mm，是宫内妊娠的可靠标志，可以除外异位妊娠。胚囊直径达 20mm 时，如未见到卵黄囊提示妊娠预后不良。③胚芽与头臀长：在妊娠第 5 周即可显示，呈棒状，长度为 2.5~3.0cm。在妊娠 7~8 周时可见外形蠕动，9 周开始有四肢活动。胚芽 2~3mm 时可见原始心管搏动。一旦超声观察到胚芽就可测量胎儿头臀长度，胎儿头臀长度是指从胚胎头部顶点至臀部最低点（不包括卵黄囊），根据其大小可预测胎龄。

妊娠早期的超声检查还可根据显示两个或多个胎头光环，两条或多条脊椎像或心脏搏动像，发现诊断双胎或多胎妊娠；根据有无胎心搏动确定是否为活胎。

（2）超声多普勒法：在增大的子宫区内可听到有节律的单一高调胎心音，胎心率一般在 150-160 次/分，最早可出现在妊娠 7 周时，还可以听到脐带杂音。

（3）早期妊娠超声检查注意点

①双胎妊娠早期判断绒毛膜性质至关重要，有 10%~15% 单绒毛膜双胎会发生胎胎输血综合征，早期发现的最佳时间是孕 6~9 周，如双胎之间有一层厚膜分隔，该厚膜便为绒毛层，如无，则为单绒毛膜双胎可能。

②子宫及附件的探查。早孕期应仔细检查子宫是否畸形，子宫肌瘤大小、部位及其与宫颈的关系；了解双附件是否有囊肿、肿瘤。至晚孕期，上述异常很难再检出。

③早期妊娠时胎儿头臀长度与孕龄有很好的相关性，其误差在 4 日左右，所以早孕时测量胎儿头臀长度是估计孕龄推断预产期最准确的方法。根据胎儿头臀长度计算孕周的简易公式：孕周=头臀径+6.5。

④早孕期应与异位妊娠和葡萄胎超声相鉴别。a. 判断异位妊娠：宫腔内无妊娠囊，附件区探及边界不十分清楚、形状不规则的包块。若在包块内探及圆形妊娠囊，其内有胚芽或心管搏动，则能在流产或破裂前得到确诊。若已流产或破裂时，则直肠子宫陷凹或腹腔内可见液性暗区。b. 判断葡萄胎：典型的完全性葡萄胎的声像特点是子宫增大，多数大于孕周；宫腔内无胎儿及其附属物；宫腔内充满弥漫分布的蜂窝状大小不等的无回声区，其间可见边缘不整、境界不清的无回声区，是合并宫内出血图像。当伴有卵巢黄素囊肿时，可在子宫一侧或两侧探到大小不等的单房或多房的无回声区。

2. 中孕期超声检查

（1）胎儿生长发育监测：临床上常用的评估胎儿生长发育指标有：双顶径、头围、腹围及股骨长度。观察胎儿生长发育是否有异常，前后两次超声检查的间隔时间不应短于2周。常用的径线及其相应孕周的数值可通过查表获得，也有一定规律可循。

①双顶径：双顶径测量的标准平面是丘脑平面。中期妊娠双顶径的增长较快，平均每周增加3~4mm；晚期妊娠双顶径增长相对较慢，平均每周增加2~3mm；妊娠36周后平均每周增长1mm。若双顶径≥8.5cm，提示胎儿成熟。

②腹围：常用于了解胎儿宫内营养状况、估计胎儿体重。孕35周前腹围小于头围；35周左右，两者基本相等；妊娠晚期胎儿腹围的增长渐渐超过头围的增长。腹围可在特定平面直接测定，也可通过测量平面前后径和横径计算得出。

公式：腹围=（前后径+横径）×1.57。

③股骨长：是了解胎儿骨骼发育常用检测标志物，尤其妊娠晚期，较其他径线测量值更有意义。

（2）根据胎头、脊柱及双下肢的位置可确定胎产式、胎先露及胎位。

（3）超声胎儿畸形筛选：妊娠8~14周可测量胎儿颈项部出现透明带宽度，以筛查染色体相关先天异常；在妊娠18~22周期间B超检查能筛查出95%的胎儿畸形，包括对无脑儿、脑积水、脑脊膜膨出、脊柱裂、肾积水、肠道畸形、心脏畸形的诊断都有很大帮助。

（4）胎儿体重估计：根据胎儿生长的各种参数，如双顶径、头围、腹围以及各参数间的比例关系，经过软件统计分析而得出胎儿体重估计值。

（二）妊娠试验

一般受精后7日即可测出绒毛腺促性腺激素，为20~50U/L，排卵后14日为100U/L，妊娠第5周可达1000U/L以上，至妊娠8~10周达高峰，为2万~20万U/L，每日分泌量超过50万U，然后缓慢降低，妊娠14~18周为最低点，临床上一般在排卵后8~9日即可从血或尿中检测到绒毛腺促性腺激素。早期妊娠时，孕妇血中绒毛腺促性腺激素增长迅速，倍增时间为1.4~2.2日，尿与血中的绒毛腺促性腺激素水平接近，并有轻度的昼夜波动，一般多采用晨起第一次尿液或血标本进行测定。

1. 金标免疫层析法

（1）检测基本原理：免疫层析是出现于 20 世纪 80 年代初期的一种独特的免疫分析方式，这种分析技术操作简单快速，分析结果清楚，易于判断，能迅速检测尿液中的绒毛腺促性腺激素。该试剂盒将单克隆和多克隆抗体结合应用，故能有效地避免与绒毛腺促性腺激素有类似结构的其他糖蛋白的激素所引起的交叉反应，因此，非常适用于各级医院、家庭或个人在诊断、保健、体检等方面的运用。

（2）试剂与器材：有各种品牌的市售产品，有试条及试板两种产品。

（3）样本收集：采用一次性洁净容器收集任何时间的新鲜尿样，以晨尿为佳。若尿样呈现可见的浑浊状，需先离心、过滤或待其沉淀后取上清液检测。如不能及时送检，尿样标本在 2~8°C 冷藏可保存 48 小时。长期保存需于-20°C 冷冻，避免反复冻融。

（4）操作步骤

①从原包装铝箔袋中取出检测条，在 1 小时内应尽快地使用。

②若为试条方法则按箭头方向插入尿液标本中，注意尿液液面不能超过试剂条的标记线，至少 5 秒钟后取出平放于干净平整的台面上，也可一直放在尿杯中直到读结果，等待紫红色条带的出现，测试结果应在 3 分钟时读取，超过 10 分钟后判读结果为无效。

③若为板条方法则将板条平放于干净平整的台面上，以随附的一次性滴管加注尿液 4~5 滴。等待以上相同时间后判读结果。

（5）结果判断

①妊娠试验阳性（+）：两条紫红色条带出现在测试区（T）及质控区（C）内。

②妊娠试验阴性（—）：仅质控区（C）出现一条紫红色条带。

③无效试验：质控区（C）未出现紫红色条带。

（6）注意事项

①取样管一次性使用，不能使用于不同标本。

②诊断盒只能使用 1 次，试剂保存于室温。

③对照区和检验区均不出现红色条件，表明可能发生检测错误，应重试，对照区的红色条，在绒毛腺促性腺激素很高时（检测区红色条很明显），可能变得

很弱，是正常现象。

④有条件的实验室，应使用对照品同时测定。

⑤若被测者疑为受孕可能，而尿测试为阴性，可在 48~72 小时后重新收集晨尿 2 次测定。

采用金标层析法时尿液中绒毛腺促性腺激素>25U/L 即为阳性，故属于定性检测法。目前已研发出金标读数仪，它是一种新型智能免疫判读仪，采用特制光纤探头，通过光电转换技术、软件分析探测金标试条上颜色强弱变化而达到定量测定的目的。其测量范围为 20~200000U/L，可对尿液、血清、血浆等标本进行定量检测。

2. 放射免疫测定法

放射免疫分析（RIA）是 20 世纪 60 年代建立起来的一种超微量测定法。1972 年韦图凯蒂斯（Vaitukaitis）又建立了 HCG-β 亚单位的 RIA 技术。它是利用放射性核素的特点和免疫化学的特点有机地结合，把免疫学的测定提高到纳克（ng）的水平。并具有特异性强、灵敏度高、精确度佳、重复性好的优点。

（1）检测原理：RIA 的基本原理主要是利用免疫学的抗原–抗体反应。抗原遇到相应的抗体可形成抗原抗体复合物。如将放射性核素（^{125}I）和抗原结合形成标记抗原，再与相应抗体进行特异性抗原抗体结合反应。

标记抗原–抗体复合物的形成量与 Ag 的含量呈一定的负相关函数关系，由此可绘成标准竞争抑制曲线。

由于绒毛腺促性腺激素为一种抗原，如果标记的绒毛腺促性腺激素与抗体量是恒定的，那么加入非标记绒毛腺促性腺激素量越高，则抗体结合的标记绒毛腺促性腺激素量越少，标记抗原–抗体复合物上的放射性越低，这样可测出未知样品中绒毛腺促性腺激素的量。

经典的双抗体放射免疫测定，固然有很多优点，但温育时间太长，要 4 日出结果。在不影响灵敏度和特异性的前提下，目前已发展快速测定法，最快的可 4 小时，6 小时内出结果。

（2）测定步骤：严格按照试剂盒所附的操作说明进行。

（3）注意事项

①加样必须准确，并尽量减少器材设备等主客观因素的影响。

②为提高试验的准确性，每批试验均应同时建立标准曲线，包括测定管在内

均应双管平行测定，取平均数进行计算。

③每批实验均必须作 0 标准管（S0）及非特异性吸附管（NSB）。

④因实验涉及使用放射性同位素，因此所有试验操作及废弃物的处理均需符合国家对 RIA 的相关规定。

（4）参考范围：早孕阳性值>5μg/L，可疑值 3~5μg/L，阴性值<3.1μg/L。

3. 酶联免疫吸附试验（双抗体夹心法）

（1）检测原理：酶联免疫吸附试验（ELISA）是免疫酶技术中固相酶免疫测定的一种技术。其基本原理是将待测抗原或抗体先固定在固相载体表面，再利用酶标记的抗原或抗体与已被固定的相应抗体或抗原发生特异性反应，然后加入酶底物及色原或显色，显色程度用吸光度（A）值表示。该法常用多孔聚苯乙烯反应板作为固相载体。

（2）试剂盒：有成套的商品试剂盒。

（3）试验步骤：严格按照试剂盒所附的操作说明进行。

（4）注意事项

①溶血或脂血标本应避免使用。

②每次实验留一孔作为空白调零孔，该孔不加任何试剂，只在最后加底物与终止液，测量时以此孔调零。

③为防止样品蒸发。温育时反应板应置于一定湿度的密闭盒内。

④底物液一定要在临用前配制，剩余试剂不可再用。

⑤不同厂家、不同批号试剂不能混用，严禁使用过期试剂。

（5）参考范围：育龄妇女<5U/L，绝经妇女<10U/L。由于各厂商的产品不同及各地区的实验室差异，实验室应建立自己正常人群的参考值。

4. 化学发光免疫法

化学发光免疫法（CLIA）是把免疫反应与发光反应结合起来的一种定量分析技术，既具有发光检测的高灵敏度，又拥有免疫分析的高度特异性。

（1）检测原理：本法为 CLIA 夹心法，可以特异地检测血中的绒毛腺促性腺激素，避免了与 TSH、释放黄体生成素及释放促卵泡素的交叉干扰。检测样品中待测的绒毛腺促性腺激素以其 B 链与鼠抗人 β-HCG 单克隆抗体（mAb）、羊抗人 β-HCG 抗体（gAb）与碱性磷酸酶（ALP）联结成酶结合物（ALP-gAb）结合，形成双抗体夹心大分子免疫复合物 mAb-HCG-ALP-gAb。反应平衡后再加入联有羊抗鼠 IgG 抗体的磁性颗粒，以其捕获上述抗原抗体复合物，在磁场作用下磁性颗粒自行沉淀。分离并吸弃上清液后，洗涤沉淀物，吸弃废液，加入化学发光底物 AMPPD（金刚烷），在 ALP 的作用下后者迅速发出稳定的光量子，光子的量与检测样品中绒毛腺促性腺激素的量成正比。

（2）检测试剂：购买与仪器配套的商品试剂。

（3）试验操作：市场上所应用的化学发光仪自动化程度很高，检验人员只需分离血清上机，之后包括加样、分离、搅拌、温育、测定、结果计算、报告打印等在内的各项操作均自动进行。

（4）注意事项

①待测血液必须完全凝固后再分离血清，血清液内不可混入红细胞、纤维蛋白等，以防止仪器管道堵塞。

②仪器运行时，应保持恒定室温，如室温过高仪器会自动停机。

③设备应连接不间断电源，运行时应避免突然断电和开关，否则会损坏仪器的软、硬件系统，丢失数据资料。

④避免阳光直射仪器，以免干扰仪器的稳定性。

⑤应避免使用严重溶血或脂血标本。

⑥不同批号试剂不能混用，每批试剂应分别制作标准曲线，同批试剂如超过定标稳定时间应重新定标。

（5）参考范围：育龄妇女<5U/L，绝经妇女<10U/L。由于各厂商的产品不同及各地区的实验室差异，实验室应建立自己正常人群的参考值。

（三）其他辅助检查

1. 宫颈黏液检查

因早孕妇女宫颈黏液含蛋白质量多，而水与钠盐少，故宫颈黏液量少而黏稠，形成宫颈黏液栓。取少量涂在玻璃片上，干燥后光镜下可见排列成行的椭圆体，无羊齿植物叶状结晶，早期妊娠可能性大。

2. 基础体温测定

如基础体温双相型，而体温持续升高 18 日不下降，早孕的可能性大；如果持续 3 周不下降应考虑早孕。

3. 孕激素试验

对月经逾期、可疑为早孕的妇女，尤其是妊娠试验及超声检查不能明确时，可以每日肌注黄体酮 20mg，连用 3~5 日，停药后 2~7 日出现阴道流血，可以排除妊娠。其原理为当体内有一定量的雌激素，注射孕激素后使增殖期子宫内膜转变为分泌期，停药后子宫内膜脱落，出现阴道流血。若停药后 7 日仍未出现阴道流血，妊娠可能性大。

三、妊娠的鉴别诊断

（一）子宫肌瘤

子宫肌瘤由于宫体增大有时会误诊为妊娠。子宫肌瘤的患者没有闭经史，往往有月经过多，以往发现子宫肌瘤或盆腔肿块史。无乳房改变、无子宫峡部变软的情况，子宫常无间隙性收缩（除非是黏膜下肌瘤）。子宫肌瘤如为多发性的，使子宫变为不规则而质硬。子宫肌瘤同时并发妊娠者则仍有较硬部分，或者表面不平。在鉴别困难时，可应用辅助诊断方法或观察复诊，以作最后诊断。

（二）卵巢良性肿瘤

卵巢囊肿的患者没有闭经症状，无乳房变化，子宫颈不变软，阴道不发紫，可有盆腔肿块史。一般卵巢囊肿和子宫可以由妇科三合诊触觉区别分开，另外以辅助诊断方法鉴别诊断。

（三）葡萄胎

良性葡萄胎又名水泡状胎块，与正常妊娠鉴别诊断有以下几点。

（1）子宫异常增大，与妊娠月份不相符合。

（2）妊娠早期反应较严重。

（3）常伴有不规则阴道出血。

（4）子宫较正常妊娠更软。

（5）子宫已超过 5 个月妊娠大小，但听不到胎心音，腹壁外摸不到胎儿部分，无胎动感。

（6）常伴有妊娠中毒症的现象。

（7）尿妊娠定量试验：如果尿中含有 HCG280U/ml 以上，则葡萄胎的诊断可能性很大。但应注意到正常孕妇在停经 60 日前后，尿内也含有较大量的

HCG，其浓度也可高达 280U/ml。如果过此时期后尿内的含量仍然很高或仍在继续增加时，则葡萄胎的诊断大致可以确定。

（8）超声检查未见胎儿，仅见多发散在性特殊的图像。

（四）输卵管妊娠

当胚胎在输卵管内未流产或输卵管未破损以前，往往无特殊症状，仅有停经史，有时可以误诊为早期子宫内妊娠，但患者往往有不孕史，一侧腹部隐痛，如仔细检查，可以发现由输卵管肿大而形成的包块。输卵管流产或输卵管破裂后可有下列症状及体征出现。

1. 症状

（1）疼痛：多数患者疼痛突然发作，痛的性质大部分是下腹部一侧隐痛、坠胀痛或撕裂痛，此种现象常见于输卵管破裂时。输卵管妊娠流产时，由于出血较慢，疼痛往往是阵发性的，通常位在下腹部，局限于一侧或蔓延至整个腹部。肛门部放射性的疼痛、坠胀痛系盆腔内出血的特殊征象，诊断上有一定意义。

（2）少量不规则阴道流血，色深褐，淋漓不止。

（3）内出血严重者可致晕厥与休克。

（4）大、小便症状由于盆腔内出血刺激膀胱及直肠，故可发生尿频及大便感，或大、小便有不通畅现象。

2. 体征

（1）腹部检查：下腹部有明显压痛、反跳痛，尤以患侧为甚，腹肌强直，有时可叩到转移性浊音。

（2）阴道检查：宫颈举痛，阴道后穹部有触痛及饱满，子宫的一侧可摸到有压痛的肿块。

在施行人工流产术时，将输卵管妊娠误诊为子宫内妊娠并非少见，故在刮宫后刮出物中未发现绒毛者，应将刮出物送病理切片检查，并再做一次妇科检查。注意观察患者有无上述症状及体征出现，需要时可做 B 超、腹腔镜检查或后穹穿刺术，以便及早做出诊断，给予恰当处理。

第四章　女性类固醇药物避孕

避孕是指用科学的方法使妇女暂时不受孕。避孕的原理，主要在于控制以下几个环节：①抑制精子、卵子的产生。②阻止精子与卵子的结合。③使子宫腔内环境不利于精子获能、生存以及不适宜受精卵的着床和生长。④免疫避孕。女性常用的避孕方法有避孕药、宫内节育器、阴道隔膜和杀精子剂等。

服用避孕药达到避孕作用，往往影响到有关生育过程的几个环节。避孕药的作用原理目前所知有以下几点：①抑制下丘脑-垂体-卵巢轴功能，抑制排卵。②抑制子宫内膜生长发育，不适宜受精卵着床与成长。③改变宫颈黏液性质，使宫颈黏液变黏稠，不利于精子穿透与获能。④改变输卵管收缩的节律、振幅、强度及输卵管内液体量，造成子宫内膜与受精卵的发育在时间上不能同步，干扰受精卵的着床。所谓同步，系指第 6 日的受精卵，一定要种植到受精后第 5~6 日的子宫内膜里才能发育，如果两者在时间上不一致，即称为不同步。不同药物，不同剂量，不同配伍，不同给药途径，其避孕环节亦不相同。

第一节　类固醇激素避孕药的种类

人体性激素（包括雌激素、孕激素、雄激素等）的结构与胆固醇相似，故称为类固醇物质，类固醇物质亦称类固醇，其结构是以 A、B、C 三个苯环及一个 D 戊环组成，每个碳原子都有一定序号，因各序号所带基因不同，就成为具有不同性质的类固醇物质。

一、类固醇激素避孕药的成分

我国目前常用的口服避孕药，是人工合成的类固醇化合物，主要成分是人工合成的孕激素和雌激素。

（一）常用的人工合成孕激素

人工合成的孕激素活性药物是避孕药的主要成分，有三个系列：19-去甲基睾酮类、17-羟孕酮类和螺内酯类。19-去甲基睾酮类的孕激素活性较强，但可能带有微弱的雄激素活性；17-羟孕酮类的合成孕激素没有雄激素活性，有些还具有抗雄激素活性作用，但生物活性略低于19-去甲基睾酮类；17α-螺内酯类具有与天然孕酮相似的特性，并具有抗雄激素和抗盐皮质激素作用。

1. 19-去甲基睾酮衍生物

在睾酮第19碳原子上的甲基去掉，即形成19-去甲基睾酮。19-去甲基睾酮的雄激素作用较睾酮明显减低，但却具有较强的孕激素样作用，因此可用于避孕药，常用的19-去甲基睾酮衍生物有炔诺酮、左炔诺孕酮、去氧孕烯、孕二烯酮、炔诺酮庚酸酯、诺孕酯等，其结构特点如下。

19-去甲基睾酮的17碳原子上加乙炔基，即组成17α-乙炔-19-去甲基睾酮，或称炔诺酮；炔诺酮的17碳原子上经过乙酰化即组成醋酸炔诺酮；17碳原子接上庚酸酯后组成炔诺酮庚酸酯；炔诺酮的18碳原子上再加上一个甲基即组成炔诺孕酮；根据旋光性又发现了左炔诺孕酮（左炔诺孕酮）；左炔诺孕酮的A环去酮，C环11位加上亚甲基，即组成去氧孕烯；左炔诺孕酮的5碳环中第15位双键即组成孕二烯酮。这些化合物虽然在生物学特性上相互有一些差别，它们的一般活性颇类似，左炔孕酮、去氧孕烯等的作用较强；炔诺酮庚酸酯具有长效作用。根据炔诺酮类分子结构上三个重要位点的置换可影响其孕激素的作用强度及雄激素特性，主要为18位的甲基、11位的亚甲基及15位的双键。

2. 17α-羟孕酮衍生物

孕酮（黄体酮）本身口服效力极差，然而在孕酮第17位接羟基成为17α-羟孕酮后口服即具有强的孕激素样作用。常用的有甲羟孕酮、甲地孕酮、氯地孕酮、环丙孕酮、己酸孕酮等，其结构特点如下。

在17α-羟孕酮的第6位上接甲基，第17位接醋酸，即组成甲羟孕酮；甲羟孕酮第6和第7位之间增加一双键即组成甲地孕酮；甲地孕酮的第6位甲基换成氯即组成氯地孕酮；氯地孕酮的A环上加一个三环，即组成环丙孕酮；在孕酮的第17位接己酸酯即组成己酸孕酮。除己酸孕酮属长效作用仅供肌内注射外，其余4种皆属短效，可口服或肌内注射。

3. 17α-螺内脂衍生物

屈螺酮是17α-螺内酯的衍生物，结构类似孕酮，具有与天然孕酮相似的特性，具有高孕激素活性及抗促性腺激素活性，同时具有抗盐皮质激素和抗雄激素的效应。屈螺酮对孕激素和盐皮质激素受体具有较高亲和力，对雄激素受体亲和力较低，对雌激素受体无亲和力，对糖皮质激素受体亲和力弱。

4. 合成孕激素的生物活性比较

（1）孕激素活性：通过动物（兔）试验，测出国产常用类固醇类避孕药的激素活性比较，皆具有孕激素样作用，但又具有差异。17α-羟孕酮衍生物如甲地孕酮、氯地孕酮、甲孕酮、己酸孕酮等使子宫内膜转化作用较好，并均具有维持妊娠作用。19-去甲基睾酮衍生物对子宫内膜转化作用较弱。炔诺酮维持妊娠作用极微弱。新型孕激素的孕激素样作用强，与孕酮受体亲和力高。

（2）雌激素活性：小白鼠试验证明炔诺酮、18-甲基炔诺酮及18-甲基三烯炔诺酮的雌激素活性微弱。17α-羟孕酮衍生物如氯地孕酮、甲地孕酮、甲孕酮及己酸孕酮未呈现雌激素活性。从大鼠试验测出，口服炔诺酮的雌激素活性为炔雌醇三甲醚的2%。

（3）抗雌激素作用：切除卵巢的小白鼠试验证明，几种国产避孕药皆具有一定的抗雌激素活性，己酸孕酮无抗雌激素作用。新型孕激素有抗雌激素作用。

（4）雄激素及促蛋白质同化作用：利用未成熟雄性大白鼠进行试验，发现氯地孕酮、甲地孕酮未呈现雄激素及促蛋白质合成作用，甲孕酮具有微弱的雄激素活性，炔诺酮具有较弱的雄激素活性，己酸孕酮及新型孕激素（左炔诺孕酮等）未呈现雄激素作用。

（5）不同孕激素：当合用每日30μg炔雌醇时，其抑制排卵所需的剂量以孕二烯酮、左炔诺孕酮、去氧孕烯为低。

（二）常用的人工合成雌激素

在雌二醇17位碳原子上加乙炔基成为乙炔雌二醇，又称炔雌醇；在雌二醇17位碳原子上戊酸化，组成戊酸雌二醇；在炔雌醇的3位碳原子上换一个甲氧基，即组成炔雌醇三甲醚；在炔雌醇的3位碳原子上换一个环戊醚，组成环戊醚乙炔雌二醇。

炔雌醇及炔雌醇三甲醚醛供口服，皮下注射亦有效，属短效，前者效力稍强于后者，后者作用同己烯雌酚，炔雌醇的效力较己烯雌酚强10～20倍。环戊醚乙炔雌二醇供口服，亦可肌内注射，戊酸雌二醇为肌内注射。

此外尚有 A 环失碳的类固醇化合物双炔失碳酯，简称"53"号探亲避孕药片，1967 年由上海医药工业研究院合成。用幼年雌性大鼠子宫增重为指标，"53"号探亲避孕药的雌激素活性为炔雌醇的 1/36，无孕激素活性。但小剂量"53"号避孕药有协同孕激素的作用，而大剂量则拮抗之。

二、类固醇激素避孕药的种类

类固醇激素避孕药有许多产品，其分类方法有三种，即根据药物成分、药物作用时间、用药途径分类。根据药物成分，可分为雌孕激素复方制剂和单孕激素制剂类；根据药物作用时间，可分为短效、长效、速效和缓释各类；根据用药途径，可分为口服、注射、皮下、皮肤、阴道内和宫腔内各类。现有的产品大类为：单孕激素短效口服避孕药、复方短效口服避孕药、复方长效口服避孕药、探亲避孕药、紧急避孕药、注射避孕针、皮下埋植剂、宫内缓释系统、阴道药环和皮肤贴片，其中单孕激素短效口服避孕药和皮肤贴片国内没有供应。

三、类固醇激素避孕药引起的子宫内膜变化

在激素避孕药的影响下，妇女子宫内膜的周期变化会发生改变，不适宜受精卵着床，成为避孕的重要环节。另一方面，激素避孕药会引起部分妇女的月经不规律，子宫内膜的变化是这种副作用发生的基础。因此对内膜的观察，可以为估计某一种避孕药的可靠性、避孕原理及月经变化的原因等提供病理学的依据。

激素避孕药引起子宫内膜的变化，一方面是由于这种外源性激素对内膜直接作用的结果；另一方面是外源性激素通过影响内源性激素而间接作用于子宫内膜的结果。目前应用的激素避孕药，主要是雌激素与孕激素这两类激素。

外源性雌激素对子宫内膜的作用与内源性雌激素的作用相似，它的基本作用是增强子宫内膜的合成代谢，从而促使内膜生长。但外源性雌激素在作为避孕药的剂量下，大多有抑制下丘脑的作用，使内源性雌激素降低。当给予适当量的外源性雌激素时，它替代内源性雌激素作用，使内膜能有较好的生长；当给予过多的外源性雌激素，内膜会发生增生过长；使用较小剂量仍具有抑制下丘脑的作用，使内源性雌激素减少，而外源性激素的量又不足以替代内源性雌激素促进内膜生长时，表现为内膜的生长受到抑制。

外源性孕激素对子宫内膜的作用亦与内源性孕激素的作用相似，它们的基本

作用是促使内膜转化，抑制内膜增生。但是由于外源性孕激素使用时间上一般与内源性的不同，以致内膜发生与正常完全不相同的图像。在未服药情况下，内源性孕激素都是在内膜已经长得很好的基础上作用的，它能使内膜很好地转化，充分地发育，有旺盛的分泌功能；而作为避孕的外源性孕激素，一般应用于月经周期的开始阶段，此时内膜的生长还刚开始，即受到外源性孕激素直接与间接的抑制作用，内膜的生长就停顿或迟缓。又由于外源性孕激素的转化作用，它使这种刚开始生长的内膜即已发育、分泌，使内膜发生了早熟。这种早熟的内膜除了分泌较差外，也容易早衰。但当外源性孕激素用于周期的后半期，如探亲药用于后半期时和序贯 10/15 服药法的内膜，因为都已有很好的生长基础，所以可有与正常相似的分泌晚期子宫内膜。由此可见，激素避孕药引起的内膜变化，与避孕药开始作用时的子宫内膜的基础状态十分有关。外源性孕激素引起间质的蜕膜前转化的程度与剂量成正比，剂量大，蜕膜前转化就出现得早，并且显著。

孕-雌激素混合使用时，内膜变化因孕-雌激素比例不同而异。一般适量的雌激素可使内膜有较好的生长，但因孕激素有强烈的抑制雌激素的作用，所以内膜主要还是表现为孕激素类避孕药的作用，间质的水肿及蜕膜前转化常较单纯使用孕激素为显著。

目前激素避孕药的品种很多，但都属于雌、孕激素的衍生物，所以它们引起的内膜变化，基本上表现为孕激素或雌激素的变化，即使有些差别亦是大同小异。而衍生物活性的强弱、转化程度、作用时间的长短及剂量大小等因素，对内膜的影响较大。一般讲剂量越大，内膜发生显著变化的比率就越高。又如在前半周期中孕激素应用的剂量越大，内膜腺体增生的抑制越严重，腺体的分泌发生得就越早，腺体的衰竭亦越早，间质的水肿就较显著，间质细胞的蜕膜前转化亦开始得早而显著，有时可达到蜕膜的程度。

不同类型的激素避孕药所引起的内膜变化可有不同的特点。使用同一类型的激素避孕药的妇女，其内膜变化基本上具有共同的特点，但是由于激素避孕药不但直接作用于内膜，而且还作用于下丘脑-垂体-卵巢轴，对外源性激素的反应不同，所以内源性激素的产生亦不相同。由于内源性激素产生的不同，必然引起内膜的准备基础不同，以及内源性激素与外源性激素比例上的变化。这种变化意味着避孕药的配伍发生了变化，因此，服用同一种类型的避孕药，不同妇女的内膜就可能有不同的变化。所以同一种类型的激素避孕药所引起的内膜变化特点，又因个体差异而可能有程度上的不同，个别妇女甚至有质的不同。如果大剂量、作用较强的激素避孕药对内源性激素的产生起了压倒优势的抑制作用，这时个体差异的表现就不明显，内膜的变化就较一致。而小剂量、作用较弱和释放较缓慢的激素避孕药对内源性激素的产生，没有占压倒优势，所以个体差异表现就较明显，内膜的变化较不一致。例如有的妇女长期使用激素避孕药，其内膜依然和正常相似，有的妇女用了一个周期的小剂量避孕药，内膜就发生显著的抑制，甚至萎缩。由于激素避孕药对下丘脑-垂体-卵巢轴及内膜的影响有累积作用，所以长期用药的内膜变化就比较显著，特别是连续给药或长效药，例如长效孕激素就比较容易引起内膜萎缩。

（一）常用的激素避孕药所引起的内膜变化

1. 复方孕-雌激素短效服药法的子宫内膜变化的基本特点

（1）内膜的生长发育受到不同程度的抑制，内膜较薄，腺体小，分布稀疏。腺体的弯曲度与锯齿状较弱，腺上皮细胞小而低，胞质淡染，核分裂减少或消失。细胞器少而发育差。

（2）腺体早熟：在服药后48~72小时即可出现核下空泡，即分泌早期图像。随即很快进入分泌高潮，但其高潮一般均较正常为差。

（3）腺体早衰：在服药后10日左右，腺体分泌即可有衰竭现象出现，表现为分泌物干涸，腺上皮胞质泡沫状消退，胞质减少。以后腺体逐渐萎缩变小，甚至其直径仅有20μm。由于胞质泡沫状消退，故部分腺体呈增殖早期图像。

（4）间质迅速出现水肿并持续至停药后：间质细胞的生长与核分裂亦受到一定程度的抑制，所以早期间质疏松，细胞较小，核分裂少，随着时间延长，间质细胞虽有增多，但分布疏密不均。前蜕膜转化约出现于服药后第10日，如果药中所含孕激素剂量较大，则蜕膜前转化出现得更早，且显著而弥漫。在这种弥漫而显著的蜕膜前转化背景上，点缀着稀稀疏疏的几个小而直的萎缩腺体，很不相称。

（5）螺旋动脉的发育受到抑制：基底动脉壁可有增厚，小静脉常显著扩张。

（6）表层上皮一般变化不多；但当腺体衰竭或萎缩得很明显的时候，表层上皮亦出现衰竭萎缩，变成立方形，甚至扁平。

（7）内膜各处反应的不均匀程度较正常显著，尤其在周期的开始阶段。

2. 序贯服药法内膜变化的基本特点

序贯服药法的内膜生长、发育与分泌较好，与正常有些相似。

（1）在第一阶段单纯雌激素的作用下，内膜逐渐生长至增殖晚期图像。如第一阶段所用的雌激素应用的时间较长，剂量较大，内膜可有生长过度的现象。

（2）在第二阶段雌-孕激素共同作用下，内膜有转化现象出现，它表现为腺体扩大、弯曲、分泌等现象。其程度与服用孕激素的剂量与时间长短有关。使用序贯 15/5 或 10/10 服药法，其内膜一般最后仅能到达分泌早期状态，使用序贯 10/15 服药法，虽分泌可较明显，但一般不易达到正常分泌晚期那样旺盛。

（3）间质水肿较为常见，其程度不一。蜕膜前转化及螺旋动脉的发育一般稍差。

（4）由于个体的差异，少数妇女的内膜可有增生过长，个别妇女的内膜则有生长发育欠佳甚至萎缩。

3. 长效孕激素避孕法内膜变化的基本特点

每 1 个月 1 针或每 3 个月 1 针的长效孕激素所引起的内膜变化，基本与复方孕-雌激素避孕法相似，但有下列不同点。

（1）在第 1 周期中，因药效发挥较慢，所以内膜抑制得较轻，腺体的分泌现象亦出现得较迟。

（2）在第 2 周期中，刚修复的内膜即已受到体内剩余的长效孕激素的作用，所以刚刚新生的腺体已有分泌现象，腺体小而直，间质细胞在前半周期即可有蜕膜前转化。

（3）有时腺体的分泌可不经过核下空泡而直接进入分泌阶段。分泌衰竭现象发生得较迟。

（4）长期使用者，内膜发育较不一致，有的内膜分泌仍较好。因孕激素持续地抑制垂体、卵巢与内膜，使大多数内膜的抑制现象较复方孕-雌激素服药法更严重，并较多发生萎缩。萎缩的内膜基本上与一般老年性萎缩内膜相似，腺体瘦而圆、直，有时仍可伴有分泌，间质细胞小而稀少，有时作纤维状，或有轻度的蜕膜前转化。

4. 低剂量孕激素服药法内膜变化的基本特点

（1）低剂量孕激素周期性服用法：如每日服氯地孕酮 0.5mg，73% 妇女的内膜呈正常分泌期图像，15.6%妇女的内膜呈增殖期图像，11.0%妇女的内膜腺体分泌较差或呈静止期图像。

（2）低剂量孕激素连续服用法（不中断地每日服氯地孕酮0.5mg）：内膜的抑制现象较周期性服用低剂量孕激素者显著。内膜呈正常分泌期图像的仅有16.6%，呈增殖期图像的有20.2%；分泌较差或呈静止期图像的则高达63.1%。

周期性服用低剂量孕激素者，第1周期与第4周期的内膜相比较，其差别不大；连续服用者，第1周期内膜呈静止图像的为22.9%，服至第4周期则增加至45.5%。

5. 不定时口服孕激素（如甲地孕酮探亲药）内膜变化的基本特点

（1）月经前半周期服药者，多数内膜的生长受到不同程度的抑制，腺体分泌提早，分泌的程度亦较差。在月经前半周期服药时间越早，服药日数越多，内膜的变化越显著。

（2）月经后半周期服药者，内膜大多呈正常分泌图像，少数内膜生长亦受到抑制，分泌程度较差。月经后半期服药，内膜发育分泌较差者，常伴有孕二醇水平降低，可能因药物抑制了黄体功能所致。

（二）停药后内膜的变化

（1）停用激素避孕药后，子宫内膜大多在停药后6个月内恢复正常，即使已经发生萎缩的内膜，亦大都在比较短的时间内恢复正常。

（2）一般用药周期越少，内膜恢复较快，用药周期越多，恢复较慢。

（3）用药方法不同，内膜恢复时间亦不相同，例如序贯服药法的恢复比复方孕-雌激素服药法快，复方短效服药法的恢复又比长效针剂快；剂量小的又比剂量大的快。

（4）仅有极少数的妇女停药后，萎缩的内膜长时间不能恢复。少数子宫内膜亦有发生增生过长，或有浆细胞浸润。但停药后引起的内膜增生过长大多为暂时性的。

（5）停药后内膜的恢复一般较排卵的恢复稍迟。

（三）出血与闭经的子宫内膜变化

1. 撤退性出血

使用激素避孕药所引起的月经大都属于撤退性出血。撤退性出血的内膜变化与正常月经期的内膜不同，又因所用之药不同而异。撤退性出血的内膜，一般较薄（大剂量治疗功能性出血者例外），常成片，内膜各区的退行性变化较一致，间质中炎症细胞浸润较少，静脉淤血、血栓形成均较少。

孕激素类药物等引起的撤退性出血，其内膜间质细胞肥大较显著且较弥漫。腺体衰竭萎缩得较显著。

长效2个月以上的孕激素引起每月1次的内膜撤退性剥落，是因为内源性雌激素周期性波动，或内膜发育到一定程度时所发生的激素相对不足所致。

低剂量或不定期用药的"月经"期内膜剥落，可以是撤退性出血，亦可以是排卵后发生的月经期子宫内膜。

2. 月经量减少

大多数妇女应用激素避孕药后，月经量有不同程度的减少。她们的子宫内膜生长和螺旋动脉的发育相应地有不同程度的抑制，这种情况在长效孕激素针剂中更为明显。但是也有部分妇女的内膜生长与螺旋动脉的发育都抑制得很显著，而月经量并未减少，这似乎说明内膜的生长和螺旋动脉发育的抑制与经量有关，但非根本的原因。

3. 不规则出血

当阴道流血量少时，子宫内膜可保持完整，大部分区域的腺体及间质继续生长或分泌，仅有个别腺体之上皮或小区域之间质有变性、萎缩。间质中有弥漫的红细胞浸润，或上皮下血肿形成。无炎性细胞或仅有少量炎性细胞浸润。当阴道出血量较多时，内膜组织破碎显著，但其细胞结构仍较完整，不似撤退性出血时所表现的整片内膜变性坏死。

4. 经期延长

应用长效孕激素所引起经期延长的子宫内膜变化，可为不规则脱落，或再生修复不佳之出血内膜。

5. 闭经

激素避孕药可以引起下丘脑-垂体功能持续的抑制而发生闭经，此时内膜严重萎缩，处于静止状态，但少数亦可呈增殖期图像，甚至正常分泌期图像，后者是因为取内膜之时，已值月经行将恢复之际。

雌激素类激素避孕药引起的闭经，其内膜往往呈滤泡持续图像，但极少数亦可因内膜细胞之受体长期受雌激素影响后，其质与量发生了反常的变化而发生萎缩如哺乳期子宫内膜。

闭经还可以是避孕失败的结果，在这种情况下诊断妊娠的标准要求比较严格。需有发育分泌旺盛的腺体，典型的蜕膜，发育良好的螺旋动脉，方可怀疑妊娠。当伴有 A-S 反应、滋养叶成分或蜕膜有纤维蛋白性坏死时才可确诊。如果虽然间质细胞有蜕膜样变，而腺体发育较差，又无其他妊娠反应，则系激素避孕药所引起的变化。但当大剂量孕激素类避孕药用于月经后半周期时，内膜的变化与真正的妊娠期子宫内膜极相似，故诊断时需慎重对待。

（四）激素避孕药与子宫内膜癌之关系

比较一致的看法是孕-雌混合激素避孕药由于其孕激素的抑制及转化作用发生内膜癌的危险较不服药的为少，而序贯疗法因所用雌激素较多发生内膜癌的危险似有一些增加。

四、类固醇避孕药的其他作用

（一）有益作用

短效口服避孕药的作用机制主要是抑制下丘脑-垂体-卵巢轴的功能，体内生殖激素处于低水平，生殖系统处于静息状态，而代之以低剂量的雌孕激素维护机体的生理代谢需要，维持"月经"。因此，除了高效避孕之外，也带来了妇女生殖健康的益处。主要包括：①调节月经，使月经周期变得规则，减少月经过多和贫血，改善痛经及经前紧张综合征。②同时预防意外妊娠及异位妊娠的发生。③降低盆腔感染的发生。④降低子宫内膜癌和卵巢上皮性癌的发生。⑤降低良性乳腺病的发生，如纤维囊性病和纤维瘤。⑥减少类风湿关节炎。

（二）治疗作用

1. 治疗妇科疾病

在妇科临床诊疗中，连续联合人工周期是一种常用的治疗方法。复方短效口服避孕药含有低剂量的雌激素和孕激素，连续服药 21～22 日，停药 7 日，实际上就是一个连续联合方案的人工周期。因此，凡是需要应用人工周期时，都可以选用短效口服避孕药。其优点是最小的有效剂量，每日 1 片即可，服用方便，可以长期使用。而且兼有避孕功效，在治疗期间不会意外妊娠，对于需要避孕的妇女而言，是一个具有双重效益的选择。

（1）功能失调性子宫出血：可起到止血、调整周期作用。低剂量的雌激素用以维持子宫内膜的适度增生，孕激素用以使内膜转化，因此，它既可以阻止子宫内膜的过度增生，使增厚的子宫内膜变薄，也可以使菲薄的子宫内膜有所增长，达到服药血止，停药"月经来潮"之目的，从而控制和调节月经周期。效果比单用炔诺酮（妇康片）好，用药剂量也比炔诺酮小。连续服用6个月或更长时间，可以起到保护子宫内膜，减少子宫内膜癌危险之效果。

止血用药方法：大量出血时，每次1片，每日3~4次，血止后逐步减量，维持量每日1次，血止21日停药。例如：出血量为使用卫生巾10片/日者，每次1片，3次/日，至血止3日减为2次/日，3日后再减为1次/日，至血止21日后停药。继之，调整周期用药。

调整周期用药方法：初始从月经第5日起，1片/日×21日，停药7日开始下一周期，形成21日服药、7日停药的循环周期。一般需调整3~6个周期，如服药感觉良好，也可以长期服用作为避孕方法。

（2）月经量增多：按常规服用同上述调整周期用药方法。

（3）痛经：按常规服用同上，可明显降低发生率。

（4）经前期紧张征：按常规服用同上，可明显缓解症状，屈螺酮炔雌醇（优思明）兼有抗水钠潴留作用，效果更好。

（5）多囊卵巢综合征：按常规服用同上。避孕药使卵巢处于静息状态，多囊状态趋于正常；性激素结合球蛋白增加，使血浆游离雄激素水平下降，痤疮和多毛得到改善；防止内膜过度增生而保护子宫内膜。炔雌醇环丙孕酮（达英-35）与其他短效口服避孕药相比，抗高雄激素作用更强。对于伴有胰岛素抵抗的患者，应当联合使用胰岛素增敏剂，如二甲双胍或罗格列酮。

（6）子宫内膜异位症：作为预防复发与维持治疗，按常规服用同上，可减轻盆腔疼痛症状，缓解病情。对顽固复发病例，可以使用连续服药法，每日1片，不间断连续服用2年。

2. 治疗某些由于雄激素过高所引起的皮肤病

如痤疮、皮脂溢出、多毛等，口服避孕药可以降低血液中游离雄激素水平，有一定治疗效果。按常规服用同前，21日服药、7日停药的循环周期服药法。

（三）类固醇避孕药与其他药物的相互作用

两种或两种以上药物合并或先后序贯使用时可能相互影响，使药物作用增强或减弱，作用发生或快或慢，作用时间延长或缩短。

1. 影响类固醇避孕药避孕效果的药物

（1）利福平：是较强的酶诱导剂，能诱导肝脏微粒体酶，加速口服避孕药中雌、孕激素的代谢。它可使炔诺酮的半衰期从（6.2±1.7）小时降为（3.2+1.0）小时，使炔雌醇的半衰期从（6.5±2.9）小时降到（2.9±1.7）小时，也就使以上两激素血浆浓度明显下降，从而降低避孕效果，并可使妇女在服避孕药期间发生不规则出血，故服利福平者，不宜应用口服避孕药避孕。

（2）抗癫痫药：如苯巴比妥、苯妥英钠、扑米酮、卡马西平、乙琥胺等是肝脏微粒酶的诱导剂，促进避孕药的代谢，使血浆炔雌醇浓度下降，产生突破性出血，并可使性激素结合球蛋白的结合力增加 28%，使血浆游离孕激素浓度下降。它对避孕药作用的影响较利福平为轻，可能引起避孕失败，宜改用其他避孕措施。

（3）镇痛药与安定药：对乙酰氨基酚、非那西汀或吡唑酮等镇痛剂，甲丙氨酯（眠尔通）等安定药，亦可能是微粒体酶的诱导剂，从而加速避孕药的代谢速度，降低避孕效果，宜改用其他方法避孕。

（4）维生素 C：理论上具有抑制微粒体酶系统的作用，可降低从体内清除口服避孕药的作用，从而提高避孕效果。由于炔雌醇与维生素 C 都是与胃肠黏膜上硫酸盐结合后进行代谢的，当维生素 C 存在时，就可在胃肠黏膜上与硫酸盐进行竞争性结合，使炔雌醇与硫酸盐的结合降低，使血浆内炔雌醇浓度增加，生物效应增加，提高其效力。每日服维生素 C 1g 可增加炔雌醇血浓度 50%。

（5）抗生素：动物试验，先服氨苄西林，可干扰炔雌醇的肝肠循环，但在人类血浆炔雌醇浓度并未下降。对血卵泡刺激素、孕酮及左炔诺孕酮水平无影响。

2. 类固醇避孕药对其他药物的影响

（1）降压药：口服类固醇避孕药可增加血浆中血管紧张素原，因而可能降低降压药的治疗效果。

（2）抗凝血药：抗凝血药主要通过抑制维生素 K 依赖性凝血因子的合

成，发挥抗凝血作用。而类固醇避孕药可使以上凝血因子浓度增加，因而降低了抗凝血药的效果。

（3）抗抑郁药：类固醇避孕药可抑制丙咪嗪（米帕明）的代谢而降低其抗抑郁作用。

如果需服以上药物的妇女，最好不服类固醇避孕药。

第二节　短效口服避孕药

复方短效口服避孕药是最经典的类固醇避孕药，在我国的临床应用已经有40余年历史，是一类比较成熟的避孕药物。它含有低剂量的雌激素和孕激素，实际上就是一个连续联合方案的人工周期配方，在高效避孕的同时，它还有益于妇女生殖健康。因此，应当充分认识口服避孕药的避孕及生殖健康益处，指导广大育龄妇女正确应用，使口服避孕药能够为更多的中国妇女服务。

国内应用时间较长、范围较广的有口服避孕片1号及2号。过去常用的剂型是糖衣片，避孕药不在片内而含在糖衣中，故药片须保持干燥，受潮湿后往往剂量不足。也曾制成纸型片及滴丸（人丹型）。滴丸是将复方炔诺酮或复方甲地孕酮稀释于明胶溶液中，然后滴凝成丸，体外试验需40~50分钟才溶解（一般糖衣片药物5分钟即溶解），因此有缓慢释放作用，可明显减少药物引起的胃肠道反应，且药丸小，吞服和携带方便，同时在生产中节约了大量粮食与食糖，操作方便，无粉尘飞扬，有利于劳动保护。纸型片是用纸吸附复方炔诺酮或复方甲地孕酮所制成，其优点是节约大量粮食、食糖、装药用瓶，操作简便，包装及运输方便，可含于舌下或嚼碎后吞服。复方炔诺酮1/8量避孕药有片剂与膜剂两种剂型。现在的避孕药片均为薄膜型，包装也易于保存，不必顾虑药物剂量的损失。

一、常用口服避孕药种类

国产的有口服避孕片1号及2号、复方左炔诺孕酮片、三相片、环丙孕酮烘雌醇片、复方孕二烯酮片等；进口的有妈富隆、美欣乐、达英-35、特居乐、优思明等。

二、适用人群及禁忌证

(一) 适用人群

健康育龄妇女均可选用,包括新婚期、生育后、围绝经期。服药目的为避孕或治疗妇科疾病。

(二) 禁忌证

根据 WHO 避孕方法选择的医学标准,对某避孕方法的适用和禁忌情况分为 4 级:①在任何情况下均可使用此方法。②通常可以使用此种方法。③除非其他方法不能提供或不被接受,一般不推荐使用此种方法。④不能使用此种方法。其中第 4 级相当于禁忌证,第 3 级相当于相对禁忌证。

第 3 级的情况包括:年龄在 35 岁以上,吸烟<15 支/日;产后 6 周至 6 个月内,母乳喂养;高血压病史,血压 140～159/90～99mmHg;高血脂;偏头痛(年龄<35 岁);乳腺癌史,5 年内无复发迹象;糖尿病有并发症;胆囊疾病药物治疗中;肝硬化轻度。

第 4 级的情况包括:年龄在 35 岁以上,吸烟>15 支/日;产后 6 周内,母乳喂养;高血压病史,血压≥160/100mmHg;血管疾病;深静脉血栓;长期不能活动;已知与凝血相关的突变;缺血性心脏病;脑血管意外史;心脏瓣膜病有并发症(肺动脉高压、房颤、亚急性心内膜炎史);偏头痛(年龄≥35 岁,有局灶性神经症状);现患乳腺癌;其他血管病变或糖尿病 20 年以上;病毒性肝炎活跃期;肝硬化重度;肝脏肿瘤。

(三) 特殊情况

1. 哺乳期

复方短效口服避孕药都含有雌激素,影响乳汁分泌量及质量,可使乳汁中蛋白质及脂肪含量稍下降。哺乳期妇女如需服口服避孕药,可选用单方孕激素,目前国内无此类产品。复方短效口服避孕药可以在产后 6 个月或断乳后开始应用。

2. 同时服用其他药物

药物作用与其在体内的吸收、分布和代谢状态有关,如果同时服用其他药物,药物间的相互作用也会影响避孕效果。如短期需用药物治疗疾病,最好暂停避孕药，改用避孕套等其他避孕方法避孕。

3. 青春期

应在月经正常建立后再开始应用口服避孕药。

三、避孕原理

雌、孕激素协同作用，对下丘脑、垂体、卵巢轴的功能调节和生殖道器官有多环节的抑制作用。孕激素的作用是抑制下丘脑-垂体-卵巢轴功能，抑制排卵，改变宫颈黏液及子宫内膜，并影响输卵管的功能；雌激素的作用是协同抑制中枢，维持体内一定的雌激素水平，有利于生理代谢平衡，维护子宫内膜的完整性，减少突破性出血。

由于对下丘脑-垂体抑制完全，释放促卵泡素和释放黄体生成素均为低水平，进而抑制卵泡生长发育，导致内源性雌激素低水平，抑制子宫内膜增殖；而周期性服药同时能够造成适量的撤退性出血，达到维持"规律月经"效果。因此，它既可以用于避孕，也可以用于妇科疾病的治疗。

但是，复方炔诺酮1/8量者，半数周期仍有排卵，其避孕作用的主要环节是抑制子宫内膜生长，表现为腺体萎缩及间质蜕膜化，不利于受精卵着床，以及改变宫颈黏液性能，阻止精子穿透。

（一）抑制下丘脑-垂体

月经周期第5日应用短效口服避孕药可抑制卵巢内卵泡发育及黄体形成，具体测定结果如下。

1. 基础体温测定

于服药前、后共测量48例，服药前皆呈双相型，服药后46例呈单相型，2例呈双相型。提示绝大多数人排卵功能受到抑制。

2. 阴道角化细胞检查

服药前、后连续做阴道角化细胞检查。服药前月经中期核致密细胞出现高峰在70%左右，服药后高峰消失，核致密细胞波动在20%～35%，表示服药后排卵功能受抑制。

3. 24小时尿雌激素测定（光电比色测定法）

对育龄妇女于服药前及服药时进行周期性测定，服药前月经周期第14～15

日出现排卵高峰，其总平均值为 45.33μg/24h，表示有排卵。于第 20 日左右出现黄体高峰，其总平均值为 46.31μg/24h。服药期间尿雌激素处于低水平，无排卵及黄体高峰，其总平均值各为 5.29μg/24h 及 4.7μg/24h，表示排卵功能受到抑制。

4. 尿孕二醇测定

服药前在月经周期第 20 日出现黄体高峰，平均值为 11.2μmol/24h，表示有排卵。服药期间，共做 51 周期，除 2 周期外，孕二醇均无黄体高峰出现，平均值为 3.5/mol/24h，表示服药周期中 96% 左右排卵功能受到抑制，另 2 周期有排卵可疑。

服三相避孕药及复方去氧孕烯前及服药后 6 个月，应用放射免疫法进行测定血浆孕酮及雌二醇，用药后皆有明显下降，其中以复方去氧孕烯的抑制作用较强，说明排卵功能受到抑制。

5. 对卵巢的影响

据文献报道，于服药期间发现月经周期第 24 日卵巢缩小，似绝经期的卵巢，无新生黄体。卵泡处于始基初级时期及次级时期，基质纤维化。与正常妇女卵巢相比，卵巢内卵泡的密度并不降低。如果于月经第 8 日以后服药，卵巢内往往有排卵。

以上试验说明类固醇避孕药作用部位有一定特异性，其抗排卵作用可能主要通过下丘脑-垂体水平，或干扰促性腺素释放激素的分泌与释放，或通过更高一级神经中枢影响下丘脑-垂体。含有较大剂量的复方口服避孕药亦可能阻断垂体对促性腺释放激素的反应性，并使释放黄体生成素与释放促卵泡素的分泌与合成处于静止状态。避孕药也可能阻断促性腺素释放激素对卵巢的作用，从而抑制排卵。此可能是干扰了促性腺素释放激素与卵巢受体的结合，或是干扰了卵巢激素的生物合成过程。总之，一定剂量的复方口服避孕片主要作用于下丘脑-垂体-卵巢轴的任何环节，以间接或直接地抑制排卵。

（二）子宫内膜因素

内膜的生长发育受到抑制，腺体提早分泌，提早衰竭，不利于受精卵着床。

（三）宫颈因素

用药期间可抑制宫颈上皮的分泌活性，分泌黏液量减少，黏稠度增加，细胞数目增加，拉丝度降低，宫颈羊齿植物叶状结晶消失或呈不典型结晶。由于以上宫颈黏液性质的改变，不利于精子的穿透。因在服药期间，有时在宫颈管上段及宫腔内还可发现精子，所以宫颈黏液的改变仅为一辅助因素。

四、服药方法

(一) 开始服药的时间及服药方法

第 1 次开始于月经第 1~5 日均可，每日 1 片连续服完一盒（21 日或 22 日），停药 7 日，开始下一周期。以后依此规律，服药 21 日，停药 7 日，28 日为一周期。停药 7 日中一般有月经，即使没有月经也无需等待，第 8 日开始下一盒药，停药不能超过 7 日。

初用者如果已经超过月经 5 日，在排除妊娠的可能后，也可以开始服用，但必须在服药的第 1~7 日期间禁欲或使用避孕套。

流产后的妇女，不论是自然流产、手术流产还是药物流产，均可在流产后立即开始服用复方短效口服避孕药。

哺乳期 6 个月内不用复方避孕药，以免影响乳汁的质与量，6 个月后婴儿添加辅食后可考虑开始服用。产后未哺乳的妇女，最早可于分娩 3 周后开始服药。如果已经恢复月经，服用方法同月经规律妇女；如果尚未恢复月经，则需确定未受孕以后开始服用，同时在服药的第 1~7 日期间禁房事，或使用避孕套。

已经使用宫内节育器的妇女，如需更换为复方短效口服避孕药，可以在月经来潮的 5 日内开始服用复方短效口服避孕药，经净后取出宫内节育器。

已经使用其他类固醇激素避孕的妇女，可以在原来药物的开始时间更换为复方短效口服避孕药。如原来服用 1 号避孕片者，要改为三相片，就在应当开始服下一盒 1 号避孕片的那一天，开始服三相片。

(二) 漏服药物的处理

原则：一旦知道漏服了马上补服 1 片，同时继续服当天的 1 片，这 1 日可能在同一时间服了 2 片药，以后继续每日按时服药。

在 1 盒药中漏服 1~2 片问题不大，及时补上 1 片即可，无需加用其他方法。

如果连续漏服 3~4 片，可能导致失败，应尽早补服漏掉的第 1 片，将其余漏服的丢弃，继续按常规服药。如发生在服药第 1 周，还应禁欲或使用避孕套 7

日，并可考虑紧急避孕；如发生在服药第 3 周，服完本盒药后即连续开始下一盒，不再停药 7 日。

需要紧急避孕的情况：第 2 盒药迟服≥3 日，第 1 周内漏服~3 片。

五、避孕效果

上述各种复方口服避孕片的避孕成功率皆在 99.96% 左右（国际妇女年）。按 Pearl 公式计算：失败率=失败例数×1200/服药周期总数；成功率=100%-失败率。

六、药物副作用

少数人服药后有不同程度的症状。雌激素相关的有恶心、呕吐、眩晕、白带增多、月经间期出血、经量减少或闭经等；孕激素相关的有体重增加、疲乏、抑郁、性欲改变等。由于各类避孕药所含成分与剂量各有不同，以及服药者对药物的反应与耐受性存在个体差异性，用药后出现的副作用也因人而异。如果在服药期间发生严重而持续的头痛、胸痛、腹痛、下肢痛、视物模糊等情况，应立即停药并诊治。

（一）月经情况

避孕药中的雌、孕激素可维持子宫内膜一定程度的发育，因而停药 2~4 日后，有药物撤退性出血。月经周期在 26~30 日者占 92%~98%（复方炔诺酮 1/8 量避孕片为 84%）；经期 3~7 者占 83%~97%，较服药前稍有缩短趋势；经量无改变或减少占 96%~99%，经量增多仅占 1%~4%。

有月经失调的妇女，在服药后月经多转为规则；月经过多者经量可转为正常。服药后痛经消失或减轻，是由于药物抑制了排卵的缘故。

（二）胃肠道症状（类早孕反应）

于服药第 1~2 周期少数人有轻度恶心、食欲减退，个别人有呕吐，一般持续 2~7 日后可自然消失，第 3~4 周期的发生率明显下降。

（三）头昏、乏力、嗜睡

较少见，一般发生于服药第 1~2 个月的服药 1 周内。口服复方炔诺酮及复方甲地孕酮第 1 周期发生率分别为 0.4% 及 6.6%，服药时间愈长，副作用发生率有所下降。服药1年后复方炔诺酮变化不大，复方甲地孕酮降为0.9%。服复方炔诺酮1/8量、复方去氧孕烯、三相避孕药及复方左炔诺孕酮的平均发生率皆为1%左右。

（四）不规则阴道出血

少数人于服药期间有不规则阴道流血，表现为点滴或月经样出血，可能因为服药后妇女体内雌激素水平较低，不能维持子宫内膜生长，以致子宫内膜呈片状脱落，出现不规则阴道出血。有时人为的原因如漏服或迟服避孕药，会影响维持体内激素的适当水平而引起出血。服药时间愈长，出血发生率也逐渐下降。多数出血者持续数日后可自然消失，少数人需治疗。

（五）乳汁

对乳汁分泌量的影响与服药剂量大小呈正相关。复方炔诺酮1/8量口服避孕片，对乳汁分泌量无明显影响。类固醇避孕药在某种程度上于乳汁内排泄。哺乳妇女应用口服避孕片时，男婴有乳腺发育现象。亦有报道，复方口服避孕药可使乳汁中蛋白质及脂肪下降，故哺乳妇女至少在婴儿6个月后添加辅食情况下方可考虑开始服用，最好在断乳后开始。

（六）乳房

2%~5%的人有乳房胀感，多发生于服药初期，随时间推移缓解。

（七）体重

体重增加一般是暂时性的，在服药最初几个月较明显，也有少部分妇女体重降低。但也有一部分妇女，停药后仍保持较高的体重水平。据报道服复方18-甲基炔诺酮片及三相避孕药片对体重改变不明显。控制饮食和加强锻炼是控制体重的最好方法，因为引起体重增加的原因可能包括：①食欲增加，而活动量未相应增加。②19-去甲基睾酮类避孕药的蛋白质同化作用。③雌激素促进钠、氯从肾小管再吸收而使液体潴留。

（八）生殖道感染

由于自月经第5日同时开始服药，宫颈黏液性质改变，黏稠度增加，成为生殖道的一个屏障，盆腔感染发生率较不服药者为低。

（九）皮肤

个别妇女有皮肤瘙痒，偶见过敏性皮疹，表现为丘疹或出血性斑疹。亦有个别妇女，面部有色素沉着，呈蝶形斑痕或雀斑状。停药后可消退、减轻或不变。

（十）情绪改变

由于因素复杂，这方面存在不同看法。有些人认为有抑制作用，既往有抑郁症或经前期紧张症病史者，服药后易于发生。研究表明，类固醇避孕药所致抑郁症可能与其干扰色氨酸和磷酸口比哆醛代谢，改变脑胺代谢有关。也有人认为妇女对妊娠的顾虑消除后，能够更好地享受生活，生活质量提高而感到愉悦。

（十一）性欲

多数服药者没有性欲的变化，但有极少数人主诉性欲增加或减退。性欲减退的主要因素是心理作用抑或药理作用并不清楚。对于部分原来对怀孕有恐惧心理的妇女，解除可能发生妊娠的顾虑后，性欲可以增加。

（十二）头痛

个别人于服药时首次出现头痛或于服药时头痛加剧，但也有服药前患周期性头痛者，于服药后却消失了。轻度头痛者可能自愈，如果有严重持续性头痛应予停药。

七、药物副作用的治疗

（一）胃肠道症状

轻者可以自愈。个别反应重者可服维生素每日 1～3 次，每次 10mg。也可适当加用安定剂如奋乃静，每日 3 次，每次 2mg。

（二）不规则阴道出血

治疗原则是以补充少量雌激素或改变雌、孕激素的配伍剂量。

1. 治疗方法

①调整雌激素剂量：如流血量较少，加服炔雌醇 0.005mg，每晚 1 片。如流血量较多，每晚加服 2 片，与避孕药同服至周期结束。

②可改每晚用复方炔诺酮或复方甲地孕酮 1.5～2 片，到周期结束为止。

③如出血发生时间已近服药周期结束且血量中等，则可停药，算 1 次月经，自出血第 5 日再开始服下一个周期的药。

④因漏服药片引起出血，主要是设法避免忘记服药，若已发生出血，处理方法同上。

2. 预防流血的措施

凡连续 2 个周期有不规则阴道出血，可给予预防性处理。

①加药：自服药开始即每日加服炔雌醇 0.005mg，连服 22 日，连续加服 3 个周期。如停止加药又出现不规则阴道出血，则继续加服炔雌醇。

②换药：如上述处理方法无效，可更换药物。例如用复方炔诺酮者，可改服复方甲地孕酮，或复方左炔诺孕酮片、三相避孕药等，反之亦相同。

（三）经量过少

月经量减少于健康无害，无需顾虑。

（四）闭经

如在服药过程中连续停经 2 个月，应予以停药，查明原因，首先应排除妊娠，并改用其他方法避孕。闭经往往是由于药物引起子宫内膜暂时性萎缩，大多数人于停药后可自然恢复。如果在停药后连续闭经 3 个月，则应进一步检查闭经原因，给予相应治疗。

（1）雌-孕激素序贯周期疗法：用于子宫内膜萎缩所引起的闭经。可用自月经第 5 日起服用雌激素如炔雌醇 0.03mg，或戊酸雌二醇（补佳乐）2mg，每晚 1 次，连服 22 日；于雌激素用药的最后 5~10 日，每日加用安宫黄体酮 8~10mg 口服，或黄体酮 10mg 肌内注射。一般 3 个周期为 1 疗程。

（2）促进排卵：用于有生育需求者，下丘脑-垂体-卵巢轴功能失调所引起的闭经。

①小剂量雌激素周期疗法：自月经第 5 日起每晚服炔雌醇 0.01mg，或补佳乐 1mg，连服 22 日为 1 周期。一般可持续 3 个周期以上。如出现 3 次有排卵周期，可暂停治疗。

②针刺排卵：体内雌激素水平中等以上者，可于月经第 12~14 日每日针刺 1 次。穴位：关元、中极、三阴交，并随症增加穴位。针刺方法：平补平泻，留针 30 分钟。

③氯米芬：此药是一种非类固醇制剂，可能作用于下丘脑部位，与雌激素竞争受体，从而去除雌激素对垂体产生促性腺激素的抑制作用，使促性腺激素分泌量增加，引起卵巢功能的恢复，诱发排卵，对垂体功能不全者则效果不明显。对雌激素水平低落者，宜先用小量雌激素，以提高雌激素水平，可增加成功率。若体内雌激素中等水平以上者，可于月经第 3~5 日开始，每日口服 50~100mg，连服 5 日，一般以 3~6 个月为 1 疗程。肝、肾功能欠佳者慎用。若单用氯米芬仍无排卵，于卵泡直径达 18mm 时，可肌注 HCG 5000~10000U，或与小剂量雌激素周期疗法协同使用。

第五节　避孕针

在世界范围内推广应用的长效避孕针有 16 种制剂，可分为复方孕-雌激素类及单孕激素两类，我国自 1964 年开始应用复方己酸孕酮避孕针（简称避孕针 1 号），1969 年国家鉴定后推广应用。1974 年浙江省应用复方炔诺酮庚酸酯（简称庚炔诺酮）长效避孕针。继之，上海有复方甲地孕酮避孕针及减量针剂。1987 年上海制成复方炔诺孕酮避孕针，每月肌注 1 针。国外应用复方苯甲孕酮、甲孕酮避孕针等，皆每月注射 1 针，避孕 1 个月。纯孕激素类避孕针炔诺酮庚酸酯每 2 个月注射 1 针，甲孕酮醋酸酯避孕针每 3 个月注射 1 针。

一、适应证和禁忌证

与口服避孕药相同。

二、长效避孕针达到长效作用的原理

有三类：一类是由于将 17α-羟孕酮接上己酸酯（如避孕针 1 号），或在 19-去甲基睾酮上接上庚酸酯（如炔诺酮庚酸酯），使其提高脂溶性。肌内注射后，药物贮存于局部及体内脂肪组织，缓慢释放而发挥其长效作用；还与药物在体内（主要在肝内）水解较为缓慢有关。另一类是将避孕药制成微细颗粒，配制成水混悬注射液作肌内注射，药物贮存于局部，并缓慢吸收而发挥其长效作用。第三类是将类固醇避孕药微囊或微球化，注入肌肉组织后 15 日内微囊膜可保持完整，药粒在囊内嵌合贮存，均匀从局部释放出来，每日以一定量速率释放人血液循环，起到长效作用。

四、避孕原理

几种针剂皆系通过综合环节达到抗生育作用，以抗排卵为主。

（一）抗排卵作用

上海交通大学附属仁济医院曾对应用复方己酸孕酮注射液的 7 人，连续进行 24 小时尿孕二醇测定，无黄体高峰出现，整个月经周期处于低水平（低于 2mg/24h 尿），表示排卵功能受到抑制。

应用新复方甲地孕酮避孕针的妇女，尿促性腺激素峰值明显降低占 92% 左右，黄体生成素亦明显受到抑制。家兔试验证明静脉注入外源性促性腺激素，仍可诱发卵巢排卵。提示以上两药抑制排卵的作用，可能主要是通过下丘脑-垂体所引起的。

注射甲羟孕酮避孕针，亦可抑制垂体促性腺激素的分泌，但在注入垂体促性腺激素释放激素后，即产生垂体促性腺激素的分泌，提示该药抑制排卵主要是作用于下丘脑。

（二）子宫内膜

几种复方避孕针剂所引起之子宫内膜变化基本与复方孕-雌激素口服避孕片相似，表示排卵受到抑制，而且出现明显药物反应，呈迅速进入与结束分泌图像，不利于受精卵着床。

（三）输卵管

甲孕酮庚炔诺酮与甲地孕酮均使输卵管蠕动减弱，影响受精卵的运行；内膜层呈抑制状态，缺乏正常周期性变化。

（四）子宫颈黏液

用药期间子宫颈黏液分泌量减少，黏稠度增加，拉丝度降低，羊齿植物叶状结晶消失，细胞数目增加，不利于精子穿透。

五、药代动力学

（一）戊酸雌二醇

妇女肌内注射 5mg 后血药浓度迅速上升，于第 4~5 日达峰值 $1.52 \times 10^9 mol/L$，与正常排卵前雌二醇水平相近，维持约 13 日。

（二）己酸孕酮

1965 年南京药学院（现中国药科大学）通过大白鼠试验，连续测定局部注射区不同时期肌肉中的回收率，了解到己酸孕酮半衰期约 10 日，肌肉内残留微量维持时间长达 40 日。

以上测定结果提示由于己酸孕酮与戊酸雌二醇在体内含量明显下降时（在用药后 2 周左右），往往伴有撤退性出血。

（三）甲地孕酮

给雌家兔 1 次肌内注射甲地孕酮混悬液后 1 周末时，注射局部尚有81.5%，第 2 周末尚有 52.9%，第 3 周末尚有 31.2%，第 4 周末尚有 15.8% 的药物存留于局部注射区。

单次肌注新复方甲地孕酮针后，血浆甲地孕酮平均于第 5 日出现高峰，峰值平均为（13.24±3.8）μg/ml，峰值后以 4～8μg/ml 的血药水平维持到第 12日，以后逐渐下降，多次注射后血药浓度较单次注射明显增高，提示药物有蓄积作用。雌二醇注射后 48 小时即回复到生理水平。

（四）庚炔诺酮

给雌性大鼠肌注庚炔诺酮后，第 7 日有 40%，第 18 日有 19% 及第 30 日尚有9% 药物存留于局部注射区。肌内注射 3 日后，肝、肾摄取值最高。其排泄途径主要是通过体内结合成葡萄糖醛酸甘或硫酸酯经粪及尿中排出。肌内注射后 12日，粪、尿累积总排泄量分别相当于注入量的 46.7% 及 15.5%。

（五）甲孕酮

根据泰国报道，给妇女肌内注射甲孕酮 150mg 后，第 7 日血内浓度达到较高水平（平均在 11nmol/L 左右），于第 75 日时降到 4nmol/L。长期应用，血浓度无明显积蓄。血药浓度有种族差异。

注入以上各种针剂后，当血中浓度明显下降时，往往伴有撤退性出血。不同药物、不同剂量血药浓度及持续时间长短不一，因而避孕时间也随之不同。

六、月经情况

由于一次注入大剂量孕-雌激素干扰了正常下丘脑-垂体-卵巢轴间的调节作

用，因而失去了月经周期的生理现象。用药后的月经实际是药物撤退性出血。

（一）每月注射 1 针的复方长效避孕针

1. 周期

注药后周期有缩短的倾向。几种复方长效避孕针的月经周期在 21～35 日者占 87%～96%，周期短于 21 日者占 2%～5%，周期长于 35 日者占 4%～8%，闭经者占 1%～2%。

2. 经期

超过 7 日称为经期延长。大多数人经期属正常，经期少于 7 日占 84%～97%，平均经期日数稍长于服用复方口服避孕片者。因长效孕激素在体内缓慢消失，使子宫内膜未能于短期内全部脱落，造成子宫内膜脱落不全，从而造成经期延长。

3. 经量

注射复方己酸孕酮注射液者多属正常。在用药第一周期经量增多（较原来月经量增加 1 倍）与减少（为原来月经量的 1/2）皆在 4%～5%，用药时间愈长，经量增多者下降为 1%～2%，减少者上升到 10%。其他几种复方避孕针经量正常占 40%～60%，减少占 30%～51%，经量增多占 2%～8%。

（二）每 2～3 个月注射 1 次的单纯孕激素避孕针

如庚炔诺酮、甲孕酮避孕针，大多数妇女月经周期不规则，长短不一。用药时间愈长，月经周期超过 30 日以上及闭经 2～3 个月的人数逐渐增多，用药 1 年时，约 50% 发生闭经，注射 1 针月经不来潮者占 17%～35%。经期延长的发生率较每月注射 1 针的复方避孕针为高，经量少到中等。但大量阴道出血的发生率极低。

七、药物副作用

（一）不规则阴道出血

在月经净后几日又有阴道流血（月经后出血），或注射药物后几日有阴道流血。注射复方己酸孕酮者，其发生率在 5% 左右，与用药时间长短无明显关系。注射其他几种复方避孕针，用药数针以内者发生率为 2%～4%，用药次数增多，可降到1%左右。中等流血量为多，其次为点滴出血。可能是由于卵巢内卵泡生长受到抑制，内源性雌激素分泌量不足所引起。

（二）头晕、乏力、嗜睡

一般出现于注射后1周内，多属轻度。几种复方避孕针的平均发生率皆为1%~3%。

（三）胃肠道反应

较口服复方炔诺酮、复方甲地孕酮为少见。几种避孕针的平均发生率皆为1%~2%，表现为轻度恶心、食欲减退为主。多出现于用药初期，2~7日内消失。为雌激素所引起。

（四）乳房胀痛

发生率在1%~10%。哺乳妇女用药后有乳汁减少，可能与注入雌激素有关。

（五）其他

极少数人有心悸、潮红、白带多、腰酸、腹痛、局部注射区疼痛、药物性皮疹、体重增加、水肿等。皮疹以红色丘疹为多见，伴有瘙痒，个别有荨麻疹。水肿以眼睑、面部及下肢为多见。褐黄斑（面部）偶有发生，停药后可慢慢消退，但也有持久不退者。个别特殊病例在使用复方己酸孕酮1年后，于注射后15分钟内有出冷汗、呕吐、心跳、全身出现皮疹、口腔麻木、全身不适等，经用氧气、葡萄糖酸钙、肾上腺皮质激素、盐酸苯海拉明等抗过敏性治疗，几小时内即好转，其原因可能属过敏性。

八、药物副作用的治疗

（一）经期延长

使用复方避孕针经期延长是由于子宫内膜脱落不全所引起，因此治疗方法采取每日用口服复方炔诺酮或复方甲地孕酮1~2片，连服4日；或应用孕激素，如每日口服甲地孕酮4~8mg，或黄体酮10mg肌内注射，连用3~5日，使内膜转化，停药后促使子宫内膜脱落，达到药物刮宫之作用。因此停药后又出现流血数日即净。为了防止下次月经时再发生经期延长，可于下次注射避孕针后第10日，即估计月经来潮前5~7日，每日用口服复方炔诺酮或复方甲地孕酮1~2

片，连服 4 日。经前服药可连续服用 3 个月经周期。如再出血亦可再用。

用单方孕激素避孕针主要因子宫内膜萎缩而致出血，血量一般少于月经量不影响健康。3~6 个月后可自然好转，月经量渐减少、稀发。处理原则以咨询为主，不一定止血，必要时用中药或雌激素周期疗法可止血。不宜用孕激素治疗。

（二）月经周期缩短

治疗方法是补充孕雌激素剂量。在注射针药后第 10 日开始加服复方炔诺酮或复方甲地孕酮，每日 1~2 片，连服 4~6 日，可使周期维持在 28 日左右。或采取每次注射针药 2 支，连用 3 个月后，再改为每次注射 1 支。

（三）不规则阴道出血

如于月经后出现不规则出血宜补充雌激素，每日口服炔雌醇 0.0125~0.025mg，服到本月注射避孕针为止。再次注射避孕针，增加了雌激素，亦可促使子宫内膜生长，达到止血目的。注射避孕针后几日出血可每日口服复方炔诺酮或复方甲地孕酮 1~2 片，连服数日。但若流血日期已接近本月打针日期，可不必处理。

（四）闭经

复方避孕针与口服复方炔诺酮、复方甲地孕酮所引起闭经的检查与治疗方法相同。单方孕激素应用中发生闭经，排除妊娠后可不予治疗，停用避孕针后月经可恢复，必要时可用雌激素治疗。

（五）其他副作用

如头晕、乏力、腰酸、腹痛等可对症治疗。皮疹用抗过敏性治疗方法，必要时停药。乳房内肿块宜及时停药，并密切随访。

九、注意事项

为了达到避孕效果和防止月经改变，要按时注射药物。在抽药液时，必须将药液抽尽，全部注入，并作深部肌内注射。冬季遇注射液有固体状物析出时，可置于热水中，待溶解后摇匀使用。极个别人可能发生变态反应，故每次注射后应观察 15~20 分钟再离开。在使用过程中宜定期作乳房检查，注意是否有肿块出现。

长效避孕针的优点是用法简便、效果好、胃肠道副作用小。停针原因中，单方孕激素针以不规则出血、闭经为主，复方孕-雌激素避孕针则以周期缩短为主。前者因医疗原因停针率明显高于后者。

第六节　探亲避孕药

我国研究了 10 种探亲类固醇避孕药，适合分居两地的夫妇，在探亲时应用。其优点是使用时间不受月经周期的限制，随时可以开始应用，避孕效果好、简便、副作用小。其中有两种亦适合于夫妇常住在一地时应用。

一、孕激素类探亲避孕药

（一）种类及用法

1. 甲地孕酮探亲避孕片

每片含甲地孕酮 2mg，1973 年在上海地区鉴定推广应用。探亲当日中午及晚上各服 1 片，以后每晚服 1 片，直到探亲结束后次晨加服 1 片，避孕有效率为 99.6%（按周期计算）。

2. 炔诺孕酮探亲片

每片含炔诺孕酮 3mg，自探亲前 1~2 日开始每晚服 1 片，连服 10~15 日，服完 15 片后如探亲假期未满，可接服复方炔诺酮或复方甲地孕酮 7 日。如探亲前 1 日未开始服药，在探亲当日服药的同时加用避孕工具。避孕效果按周期计算为 99.99%。

3. dl-18-甲基三烯炔诺酮探亲片（简称 23 号探亲片，R2323）

每片 1.5mg。探亲当日服 2 片，以后每次房事后立即服 1 片，经后第 1 次房事起仍按此法服用，有效率为 99.58%（按周期计算）。常居夫妇自月经第 5 日开始服 3mg，以后每周 2 次，每次 3mg，有效率为 99.54% 国际妇女年。

4. 左旋 18-甲基三烯炔诺酮探亲片

为前者的左旋片。有两种服法，每片 1.5mg，探亲前 1 日或当日上午服 1 片，当晚加服 1 片；或第 1 次房事后服 2 片；以后每 3 日服 1 片，月经后按原法服用。有效率为 99.75%（按周期计算）。

5. 炔诺酮探亲片

每片含 2.5mg 及 5mg 两种，探亲当日晚上开始服 1 片，以后每晚 1 片，至少连服 10 日，服完 14 日后，如探亲期未满，可改用复方炔诺酮或复方甲地孕酮每日 1 片，避孕率达 99.7%（按周期计算）。

6. 甲醚抗孕含膜

以聚乙烯醇为成膜材料，制成薄膜，每片含甲地孕酮 0.5mg 及醋炔处 0.8mg。探亲当日先将含膜片置于舌下，以后每次房事后含服 1 片，每周最少含服 2 片，避孕效果为 99.6%（按周期计算）。夫妇常住一起者，亦可应用，于月经第 5~7 日开始含第 1 片，以后服法相同，避孕效果为 97.65% 国际妇女年。本药的特点是将药膜置于舌下，自行溶解，经黏膜直接吸收。与甲醚抗孕丸相比，制造方便。节省食油，易于携带与保存。

7. 氯醚探亲避孕片

每片含氯地孕酮 0.25mg 及醋炔醚 0.8mg。原则上从月经周期第 5~7 日服药，每次房事前 1 小时内服 1 片，每周至少服 2 片。如无法知道探亲时间，探亲当日服 2 片，以后服法相同。避孕率为 99.6%（按周期计算）。

8. 醋炔醚探亲避孕片

每片含醋炔醚 60mg 或 80mg。探亲前 1 日或当日服药 1 片可避孕 2 周左右。若探亲时间延长可接服短效避孕片，或于月经后改服短效避孕片，或采用其他避孕措施。避孕率为 98.8%（按周期计算）。

9. 醋炔诺酮肟探亲片

每片含醋炔诺酮的 1mg，探亲当日服 2 片，以后每日服 1 片，探亲结束后继续服 2 日，避孕率为 99.75%（按周期计算）。探亲少于 10 日，应服满 10 日；探亲半个月以上，可继续服药或改服口服短效避孕药。

（二）避孕机制

以上 9 种探亲避孕药的避孕机制大致相似，但各有所侧重，皆干扰几个抗生育环节，达到避孕。通过基础体温测定、宫颈黏液性质、阴道脱落细胞、尿孕二醇、体外培养子宫内膜并观察药物对内膜的直接作用、子宫内膜活检等检查方法，初步了解到有以下一些作用。

1. 抗排卵

孕激素类探亲避孕药（醋炔醚、氯醚片例外）如于月经周期前半期开始服药，大多数妇女排卵受到抑制。如接近排卵期开始服药，多不能抑制排卵。

2. 抗黄体

动物试验提示 18-甲基三烯炔诺酮有抗黄体作用，在胚胎着床前用药，作用愈明显，但在人类催经止孕作用不明显，与前列腺素合用，则有抗早孕协同作用。

3. 干扰子宫内膜的发育和分泌

月经前半期服药，子宫内膜增殖与转化均受到抑制，腺体分泌提前且分泌差，活性强的炔诺孕酮甚至可引起分泌功能衰竭。近排卵期或排卵后服药，内膜呈非典型分泌状态，子宫内膜上皮细胞发育受限，糖原减少，巨大线粒体及核仁管道系统减少或消失。18-甲基三烯炔诺酮还抑制间质细胞的脱氧核糖核酸合成，使间质细胞不能向蜕膜细胞转化。体外培养妇女子宫内膜，在培养液中加入18-甲基三烯炔诺酮，可引起蜕膜细胞变性及坏死。

4. 对宫颈黏液的影响

服药 8~24 小时宫颈黏液有明显变化，表现为分泌量减少、黏稠度增加、拉丝度降低、羊齿植物叶状结晶消失、细胞数目增加等，不利于精子穿透。

5. 改变受精卵在输卵管内运行速度

动物试验证明甲地孕酮、甲醛抗孕含膜、醋炔诺酮肟皆可加快受精卵在输卵管内的运行速度，醋炔醚使受精卵运行速度减慢，以上改变使受精卵提早或延迟进入子宫，使受精卵与子宫内膜发育不同步，不利于着床。醋炔醚及 18-甲基三烯炔诺酮可引起受精卵在输卵管中发育异常。氯酸片对受精卵运行速度无明显的影响。

6. 对输卵管形态的影响

妇女服用 18-甲基三烯炔诺酮后，输卵管分泌细胞分泌颗粒明显减少，纤毛区出现异常的纤毛束，有些呈退化现象，这些变化可能影响输卵管功能。

（三）月经情况

周期正常者约占 80%，缩短者占 4%~15%，延长者占 5%~16%。经量正常者占85%~90%，经量增多者占5%~6%，减少者占4%~10%。经期正常为主者约占96%，延长者占4%。不规则出血者占1%~8%，其中以滴血为主，出血时间短，一般不需治疗即可自愈，必要时可每日加服炔雌醇0.015~0.025mg，连服3日。如出血发生于月经周期后半期，可每晚加服复方炔诺酮或复方甲地孕酮1~2片，连服4~5日。周期过短者，可于行经前每日加服口服避孕片1片，连服5日。

（四）药物副作用

极少数人有类早孕反应，如恶心、呕吐占1%~6%，头昏、乏力、嗜睡占1%~5%。反应程度轻微，一般不需治疗。

二、非孕激素类探亲避孕药

53号探亲避孕药（双炔失碳酯），1967年由上海医药工业研究院合成。大鼠试验证实该药的雌激素活性为炔雌醇的2.8%，无孕激素活性。每片含双炔失碳酯7.5mg、咖啡因30mg、维生素$B_6$30mg，制成肠溶片。探亲期间第1次房事后服1片，次日加服1片，以后每次房事后加服1片（每日最多服1片），每月需服12片，平均每周服3~4片。避孕率为99.5%（按周期计算）或94%（按妇女年计算）。

（一）药物在体内的吸收、分布与排泄

1. 大白鼠试验

在服药1小时血中即可测到双炔失碳酯，3小时血中浓度逐渐上升，9小时达高峰，以后逐渐降低。

2. 小白鼠试验

提示药物主要从肠道随粪便排泄，其次经尿排泄，在给药后第1日排泄量最高，以后逐渐减少。停药4日后，各器官中的放射活性均甚低，说明药物在体内无明显蓄积现象。

（二）避孕机制

对排卵前及排卵期开始服药的妇女测定其血浆释放黄体生成素和孕酮浓度，并做月经周期第26日子宫内膜组织切片检查及组织化学反应（糖原、碱性磷酸酶及非特异性酯酶）的观察，提示药物对排卵、黄体功能、子宫内膜周期性变化等生殖生理环节均可发生作用。排卵前服药有 2/3 的妇女排卵功能受到抑制，80%子宫内膜受到不同形式的干扰，其中腺体与间质发育不协调，尤其是以间质转化受压最为突出。排卵期服药主要影响间质细胞不形成蜕膜或只形成前蜕膜，不含糖原，从而不利于胚泡的着床。通过药物对离体子宫内膜影响的观察，细胞原质中的空泡化现象明显，提示药物对子宫内膜细胞包括子宫内膜上皮、腺体、间质、前蜕膜细胞都有直接作用。动物试验中观察到推迟受精卵在输卵管中的运行与发育，服药妇女是否有此变化，尚待研究。通过动物试验证实连续给药可达到抗着床及抗早孕的作用。

通过体外试验，观察 53 号探亲避孕药及雌二醇对人离体分散黄体细胞孕酮产量的影响，前者对人黄体细胞分泌孕酮的直接作用是微弱的，而雌二醇对其呈现强烈的抑制作用，结果提示 53 号避孕药的抗生育作用不完全是由雌激素活性所致。

（三）月经情况

月经周期有延长的趋势。周期在 20 日以内者占 3%，周期 21～35 日者占 73%，超过 36 日者占 24%。每月服药片数愈多，周期延长者亦相应增加。经期正常者约占 93.7%。经量正常者约占 70%，减少者占 19.3%，增多者占 10.7%。

（四）药物副作用

少数人有类早孕反应，如恶心、呕吐、头昏、乏力等，轻度者占 8.7%，重度者占 2.5%，其他极少见的副作用有白带多、乳胀、乳头发黑、腹胀、胃纳差、口干等。

（五）药物副作用的治疗

1. 月经周期延长

每日服甲地孕酮 4～6mg 及炔雌醇 0.015mg，连服 5 日，有催经作用。如无效，在排除妊娠后，可肌内注射复方黄体酮，每日 1 针，连用 5 日，停药后 7～10 日内可来月经。为了预防月经周期延长，可于周期第 21 日起，每日加服甲地孕酮 4～6mg 及炔雌醇 0.015mg，连服 5 日。

2. 类早孕反应

每日服维生素 B_6 20mg 或维生素 C100mg，每日 3 次。

（六）安全性

对肝功能及慢性疾病如肺结核、关节炎等病无明显影响。停药后妊娠能力迅速恢复。

第八节　阴道药环

阴道药环是避孕药缓释系统的一种剂型，有单孕激素和雌孕激素复方制剂。均以硅橡胶作为载体，制成环状，药物可透过管壁，以较恒定的速率释放，经阴道黏膜吸收，达到避孕效果。具有非口服途径给药的优点，使用者可以自行将环置入阴道，使用方便。

1968年美国厄普约翰（Upjohn）公司发明了阴道避孕环，由硅橡胶制成，内含200mg醋酸甲孕酮，以后10年试验了许多孕激素类药物如炔诺酮、氯地孕酮、甲地孕酮、炔诺孕酮、左炔诺孕酮等。1972年我国研究了甲地孕酮阴道环，于1980年推广应用，避孕效果较好。1979年美国人口理事会研究一种释放左炔诺孕酮与雌二醇的复方环，加入雌激素后使突破性出血及不规则阴道滴血的发生率降低，提高了排卵的抑制率及避孕效果。

一、阴道环的形状与大小

多年来不断进行改革，国外认为外用直径50～58mm，环断切面外直径9～9.5mm较合适；国内阴道环直径45mm，断切面外直径4.5mm左右。环的结构有三种。

（一）均匀型

是开始时使用的，将避孕药与硅橡胶均匀混合制成。这种结构的药物释放率高，但释放不稳定。由于外层避孕药释放较快，内层释放较慢，因此放入阴道后，开始时释放量高，引起循环血内类固醇水平明显升高，随后迅速下降，常伴有突破性出血或阴道点滴出血。由于此环不能维持较恒定的释放，目前已不用。

（二）药芯型（又称空心环）

将药物与聚硅烷混合物放在硅橡胶管内，以调控药物的释放量。除放置后第5～7日内释放避孕药物较快外，其他时间能恒定释放低剂量避孕药，呈零级释放型，能在多个月经周期释放足量避孕药。制造较简便。

（三）贝壳型

可分为三层：内层（核心层）及外层皆为无活性的医用硅橡胶，中间层为避孕药与硅胶的混合层。避孕药通过外壳才能被阴道黏膜吸收。由于避孕药到达被吸收部位的距离几乎完全一致，故药物释放较恒定，呈零级释放型。

二、阴道避孕环的种类

（一）左炔诺孕酮-雌二醇阴道环

多制成贝壳型。为美国人口理事会所设计的阴道环，其外直径有 50mm 与 58mm 两种，环壁厚 7~9，5mm，环内载药量为 97~140mg。

1. 适应证与禁忌证

适合于需要长期避孕的妇女，使用口服避孕药、宫内节育器有不能耐受的副作用或因内科疾病不能使用其他方法的妇女。有月经紊乱、子宫脱垂、阴道前后壁重度膨出、癌症或癌前期者不宜应用。

2. 放置方法

月经净后或第 5 日放入阴道，连用 3 周，然后取出 1 周。环应放在阴道深处或套在宫颈上。放置时要由医务人员进行指导。如房事时感到不适，可取出，待房事后再重新置入。取出不超过 3 小时，不降低效果。如遇环自然脱落，宜用冷开水冲洗 2 分钟，立即再将环放入阴道。如脱落后污染严重，宜换 1 个新环。环自然脱落多发生在应用的早期或大便时。

3. 临床效果

使用 1 年的净妊娠率<3%，继续使用率为 50%，2 种不同大小的阴道环，年终止率为 25%~29%。停用原因为经常脱环、环丢失、不规则阴道出血、不愿放取环、干扰房事、有难闻味道、环的储存困难等。

4. 避孕原理

通过综合环节达到抗生育作用，其中以抗排卵为主。几乎全部放环周期的黄体中期血清孕酮浓度维持在 1ng/ml（4nmol/L），表示排卵受到抑制。停止用环后第 1 个月经周期的黄体中期孕酮水平显著上升到 4ng/ml（或 16nmol/L）以上，表明排卵功能迅速恢复。生育力亦迅速恢复。

5. 药代动力学与药效学

药物释放率相对稳定，外直径 50mm 环，体外释放左炔诺孕酮每日约 250μg，雌二醇每日约 150μg；外直径 58mm 环，每日约释放左炔诺孕酮 290μg 及雌二醇 180μg。雌二醇血清水平在放环后的 8 小时见陡峰，峰值约在 100pg/ml，然后稳步下降，自第 7 日起处于稳定的 50~100pg/ml，足够刺激内膜，使其控制出血。左炔诺孕酮一直处于相对稳定的血清浓度 1~3ng/ml。此种环至少能使用 6 个月。

由于阴道环产生的雌激素效应与口服类固醇避孕药有三点不同：①阴道环所释放的为天然雌二醇，它代替了口服药中对肝脏效应较强的合成雌激素——炔雌醇。②由于阴道环内雌二醇在二甲聚硅氧烷内的溶解及弥散较左炔诺孕酮为低，故从阴道环中所吸收的雌激素量较小。③由阴道环释放出来的类固醇激素是经阴道吸收后进入血内，避免肝肠的首过效应，而口服类固醇避孕药是从肠道吸收后直接进入肝脏，因此口服类固醇避孕药可通过对肝脏的影响，使血管紧张素原及类固醇结合球蛋白增加，抗凝血酶Ⅲ降低。而阴道环没有此作用。以上事实提示阴道给药的途径优于口服。

6. 月经情况

于取环后 0~7 日有撤退性出血，持续 2~5 日，平均 2.9 日；量少到中等，约 90% 周期为 25~35 日。不规则阴道出血率为 20%~25%。用环 1 年后血红蛋白的平均值稍增加（3.3~4.9g/L），可能是因为月经量及经期日数减少所致。外直径 50mm 的阴道环组中出血期与周期延长者较多。

7. 药物副作用

个别人阴道有轻度刺激，未见局部损伤，极少数人有白带增多，个别男方感不适。

8. 其他

宫颈局部状况及细胞学表明，带阴道环者宫颈呈淡蓝色，取环 1 周后即恢复正常。放环 1 年宫颈结构未见不良变化。初步认为阴道环对黏膜的主要效应是孕激素作用。阴道菌群表现为使用阴道环者并不比口服复方孕、雌激素带有大量生长的病原体。血压无改变。部分妇女体重稍有增加。

9. 与代谢的关系

该环对糖耐量、空腹血糖、球蛋白如皮质激素球蛋白结合能力、血管紧张素原及抗凝血酶Ⅲ等皆不引起改变。胆固醇降低15%，且分布于所有脂蛋白中，特别是高密度脂蛋白-胆固醇降低27%。低密度脂蛋白/高密度脂蛋白的比率稍增加，平均绝对值未达健康男性的平均值。由于总胆固醇降低，可与低密度脂蛋白/高密度脂蛋白的比率增加相抵销。这些改变的临床意义有待进一步观察。

（二）释放低剂量

左炔诺孕酮阴道环 1980 年世界卫生组织设计了此类阴道环，简称 LEVO-20，制成贝壳型，药物与硅胶混合在一起，1990 年代进行临床Ⅲ期研究。环外直径为 55.6mm，横切面直径为 9.5mm，内含左炔诺孕酮 6mg，体内每日释放 20μg。放置 1 次，可连续应用 3 个月。经期不需取出，3 个月后再换置 1 个。

1. 临床效果

有效率为 97% 妇女年。1 年继续使用率约 60%，较单纯孕激素口服片为高，后者约为 40%。

2. 避孕原理

主要是使宫颈黏液呈孕激素化，黏液水分减少，黏稠度增加，黏液纤维形成密聚的混乱的网状排列，从而不利于精子的穿透；大部分人子宫内膜失去正常周期性形态，使其与受精卵发育不同步，不利于受精卵着床。29% 周期抑制排卵，19% 周期呈黄体不健，超过 50% 周期仍有排卵。卵巢功能的反应个体差异很大，在同一妇女不同周期中反应也不一致。

3. 药代动力学

放置后，血浆内左炔诺孕酮水平迅速上升，13 分钟内即达到稳定水平；属零级释放，使用者在 90 日中血浆左炔诺孕酮从 528×10^{10} mol/L 下降到 422×10^{10} mol/L，约下降 20%。取出阴道环后其血浆内水平迅速下降，半减期为 16.1 小时。

4. 月经情况

月经紊乱与不规则出血率较高，量多少不定，出血日数约占总使用日数的 20%。不规则出血多数出现在无排卵的周期中。放置时间愈长，其发生率有所下降。因月经紊乱引起的停用率介于口服复方避孕片及单纯孕激素片之间。

5. 药物副作用

个别人有阴道轻度刺激症状及阴道炎，未见局部损伤。白带增多约占30%。个别男方感到不适，但很少因此而取环。环自然脱落率约为20%。不增加宫外孕发生率。不影响糖与脂肪代谢。

(三) 我国研制的左炔诺孕酮（左炔诺孕酮）

阴道环为药芯型，直径45mm，横截面直径4.5mm。将左炔诺孕酮载体及释放剂配制成半固体（糊状）作药芯，装入硅橡胶的管内，每环含左炔诺孕酮35mg，每日约释放20μg，能在≥9个月维持接近恒定释放药物，每环可连续使用9~12个月。较世界卫生组织设计的LEVO-20具有药物利用率高、重量轻、使用有效期长等优点，但未得到推广。

1. 临床效果

有效率约98%妇女年。9个月累积续用率约85%，环脱落率约3%，因症取出率约5%。停用的主要原因为环脱落与月经紊乱。

2. 避孕原理

与LEVO-20相同。

3. 药代学

放置后血浆内左炔诺孕酮水平迅速上升，1小时内达到避孕有效浓度，约250pg/ml，以后维持在稳定水平。取环后半减期为14小时。

4. 月经情况

月经周期不规则，但每3个月平均出血约3次，出血总日数约16日，滴血总日数为6~9日。放置6个月后，异常出血有所改善。出血量无明显增多。用环前后血红蛋白无下降。

5. 药物副作用

少数人有白带增多、腹痛、乳房胀痛、头昏等，但均不严重。

(四) 甲地孕酮硅橡胶阴道环（简称甲硅环）

1972年我国开始研制。其结构为药芯型圆环，砖红色，外直径40mm，断切面直径为4mm，壁厚0.75mm。硅橡胶管内装甲地孕酮250mg与聚乙二醇混合的药芯。新环开始阶段释放量较高，约每日 200μg，12 日后逐步稳定在 130μg 左右。平均每月消耗药量为 4mg，可持续使用 1 年。于 1980 年在上海鉴定，现已经完成临床试验。

于月经第 5 日放入阴道深处，最好套在宫颈上，连续使用，经期不需取出，有效期 1 年。如需继续使用，可换新环。尤适用于哺乳期或应用其他避孕方法有副作用或因某些内科疾病不能使用其他方法者。

1. 避孕效果

按生命表法计算，使用 1 年的有效率为 98.7%，意外妊娠率为 1.3%，续用率为 90.8%。

2. 避孕原理

微量的甲地孕酮经阴道黏膜吸收后，对大多数对象的垂体和性腺干扰较小，基础体温呈双相，表示有排卵功能，但卵泡发育受影响，排卵后的黄体功能受到一定程度的抑制，表现为雌激素及孕酮分泌总量减少，高峰提早下降。由于性激素分泌量减少，继而造成子宫内膜的正常发育受抑，腺体发育差，糖原含量减少，不利于受精卵着床。排卵期宫颈黏液未见典型羊齿植物叶状结晶，且排列不规则，显示孕激素的干扰作用，不利于精子穿透。

3. 月经情况

月经第 1 周期正常（21~35 日）占 72.3%，第 12 周期上升到 86.4%；第 1 周期延长超过 35 日，为 21.0%，第 12 周期为 11.3%；周期短于 20 日者，第 1 周期为 5.8%，第 12 周期为 2.4%。经期正常（3~7 日）者占 85.4%~97.3%，经期异常中以延长为主，占 12.5%~30%。经量中等占 73.8%~88.2%，少数人经量过多或过少。月经变化随着使用期延长而逐步改善。突破性出血于第 1 周期为 22.8%，以后逐月下降，到第 12 周期降为 4.7%。平均每月出血量多的时间为（1.16±0.93）日，出血量中等的时间为（2.15±1.15）日，点滴出血的时间为（2.42±1.74）日。

4. 药物副作用

极少见，感觉没有问题者占 99.7%。使用 1 年后有 68% 的妇女表示愿意继续使用该阴道环。使用甲硅环 1 年者，体重、血压、血脂、血糖在使用前后均无明显变化。肝肾功能及尿常规检查有部分指标出现异常，按照异常判断标准分析，这些指标均无影响试验的临床意义。不良反应发生率为 0.9%，且症状均较轻微，不影响继续使用。

第九节　药物避孕的安全性

一、对生育的影响

类固醇避孕药对生育的影响是可逆的，即服药期间可避免妊娠，停用后可恢复生理周期和生育能力。而且避孕药本身无致畸形作用，对停药后的妊娠无影响。

（一）停药后月经、排卵功能及生育力的恢复

每次用药剂量愈大，停药后月经、排卵功能及生育力恢复愈慢。短效的和缓释的药物剂量低，代谢清除快，停药 7 日期间药物基本被清除，停药后的第一个月经周期就可以恢复排卵，恢复生育功能。长效的药物剂量高，如醋酸甲羟孕酮避孕针，药物活性成分的清除会慢一些，正常周期的开始也可能延迟。关于生育力，还必须考虑年龄因素，年龄对生育的影响是不容忽视的，35 岁以后自然生育力开始下降，受孕能力随年龄的增长而降低。

1. 短效口服避孕药

停服口服避孕药 1、2 号后，99% 的妇女于 2~3 个月内排卵功能恢复正常。服药半年以内者，停药后第 1、2 周期出现雌、孕激素曲线水平高于服药前，呈反跳现象。停药后妊娠力迅速恢复。极少数人表现为月经稀少或闭经。

2. 长效口服避孕药

3 种复方炔雌醚月服片：有 85%~100% 妇女于停药后 3 个月内自然恢复月经。3 种全量与减量复方炔雌醚长效避孕片停药后生育力的恢复情况相似，半年内妊娠率分别为 79.49% 与 83.66%，提示停药后生育功能恢复较快。由于炔雌醚在体内完全消失约需 3 个月，故停药 6 个月后妊娠较为安全。

3. 避孕针

应用每月注射 1 次的复方长效避孕针，有 67%~95% 的妇女于停药 1 个月转经，约 50% 在停药后 1~2 个月排卵功能恢复。

应用每 2 个月注射 1 次的庚炔诺酮避孕针，有 92% 的妇女在停药后第 1 个月恢复月经，个别妇女发生闭经。停药后 1 个月内 18% 恢复排卵；停药 2 个月，恢复排卵率达 60%。停药 3 个月内妊娠约 27%，6 个月、1 年、2 年累计妊娠率分别约为 37%、48% 及 68%。

应用每 3 个月注射 1 次的甲孕酮自然转经率最慢，停药后 6 个月内有 50%、1 年内有 75%、18 个月内有 85% 左右转经。停药后 5 个月内受孕者占 5% ~ 10%，15 个月时累计受孕率为 75%，24 个月时累计受孕率为 95%。用药时间愈长，月经及生育力的恢复愈慢。

4. 皮下埋植剂

皮下埋植剂取出后 3 个月 40% ~ 50% 已妊娠，12 个月 76% ~ 86% 妊娠，24 个月 90% ~ 93% 妊娠，与正常生育率相似。使用年限的长短不影响生育力的恢复。5 例妇女在胶囊取出后系统测定血清孕酮，50 日内均恢复正常排卵型孕酮值。51 例妇女要求妊娠而取出，生命表法显示在取出 1 个月时妊娠率为 24%，3 个月内 40% 受孕，取出 1 年时为 76% 受孕，取出 2 年时为 90% 受孕，提示生育力迅速恢复。

（二）用药期间对生育力的保护作用

在使用类固醇药物避孕期间对生育力还具有保护作用。首先，由于类固醇激素避孕具有可靠的避孕效果，极少发生意外妊娠，包括宫内妊娠和异位妊娠，因而减少了人工流产以及因流产导致的种种并发症以及对生育的影响，对妇女的生育力起到保护作用。其次，类固醇激素避孕对妇女生殖健康的多重益处，如调节月经，使妇女免于各种月经失调疾病，包括功能失调性子宫出血、多囊卵巢综合征、子宫内膜异位症，对妇女的生育力也起到保护作用。第三，类固醇激素避孕还能够降低盆腔感染的发生，不言而喻，对输卵管的功能会有保护作用，这是受孕的非常重要的环节。

因此，短效的和缓释的类固醇避孕药对生育的影响是积极的，停药后生育功能恢复也快，选用时不必顾虑。长效的类固醇避孕药生育功能恢复可能延迟，尤其是出现闭经者，停药后必须耐心等待，如果短期内有生育要求者不宜选用长效制剂。

（三）避孕药与子代健康

避孕药本身无致畸形作用，动物试验或临床观察均未发现对子代的不良影响。我国曾对应用口服避孕药 1 号的妇女及对照组进行外周血淋巴细胞培养，分析其姐妹染色单体互换率，未发现致突变及致癌效应。另外对停用口服避孕药 1 号及 2 号半年内受孕妇女，要求人工流产者的胚胎组织进行姐妹染色单体交换（SCE）试验，未发现有致突变现象。停用复方或单纯庚炔诺酮避孕针后 3 个月内妊娠妇女分娩 35 例新生儿进行检查，无 1 例畸形。

二、对代谢的影响

（一）糖代谢

类固醇避孕药与糖尿病无关，对糖代谢可能有一定影响。避孕药引起糖代谢改变的机制是综合性的，迄今尚未完全明了，可能与生长激素与游离皮质激素的增加、胰岛素受体的减少有关。前两种改变主要由雌激素所致，第三种改变主要由于孕激素所引起。糖耐量减退的发生率与不同药物的配伍、剂量及个体情况有关。因此认为糖尿病、隐性糖尿病、糖耐量异常及有妊娠期糖尿病病史等对象，不宜应用类固醇避孕药进行避孕。

长期服用口服避孕药 1 号、2 号的妇女，空腹血糖基本正常，葡萄糖耐量试验暂时性轻度降低占 15%～30%，停药后可恢复正常，一般无临床症状。血浆胰岛素反应性增加，说明组织利用葡萄糖的能力降低，与糖尿病不同。

长效口服避孕药服药 2～5 年糖代谢试验结果：空腹血糖正常，17% 有轻度糖耐量减退，其中大部分人胰岛素分泌较活跃，但亦有少数人分泌减少，尿糖阴性。停药 0.5～1 年后糖耐量多数可改善和恢复，与真性糖尿病不同。在糖耐量试验正常的人中，1 小时血浆胰岛素生成指数已较对照组减低，提示胰岛疲劳，因而对服药 5 年以上者应加强随访。不同药物对糖耐量影响亦有差别，复方 16-次甲基氯地孕酮对糖耐量影响较复方炔雌醚-炔诺孕酮及复方炔诺酮-氯地孕酮稍明显。

应用每月注射 1 次的新复方甲地孕酮、甲孕酮及复方甲地孕酮微囊避孕针对葡萄糖耐量试验仅有轻微影响。

（二）脂类代谢

对脂类代谢的作用，一般规律为雌激素可使三酸甘油脂及高密度脂蛋白升高，并与剂量呈正比；孕激素则降低 TG、HDL（高密度脂蛋白）。19-去甲基睾酮类孕激素如炔诺酮、左炔诺孕酮因具有雄激素活性，对脂代谢可能有不利影响，使 HDL-胆固醇 APOA1（载脂蛋白 A1）下降，使 LDL（低密度脂蛋白）、APOB 上升。17α-羟孕酮类不具有雄激素样作用，在剂量适当时，对脂代谢影响较小。但临床并未观察到发生动脉硬化，可能是由于复方避孕药中雌激素与孕激素的比例平衡，作用相抵。

低剂量复方短效口服避孕片，可使血脂处于相对平衡状态。去氧孕烯、诺孕酯及孕二烯酮等新型孕激素与孕激素受体的结合与天然孕酮相似或高于天然孕酮，不具有雄激素作用，对脂代谢无不良影响。

国内注射新复方甲地孕酮、复方甲地孕酮微囊避孕针 1 年后、复方庚炔诺酮及单纯庚炔诺酮避孕针 5~3 年的妇女，对脂类代谢均无明显影响。国外注射甲孕酮避孕针对血清三酰甘油及胆固醇水平无影响，但血浆 HDL 有轻度下降。

（三）蛋白质代谢

服复方避孕药的妇女，抑郁症发生率较采用其他避孕方法为高，既往有抑郁症或经前紧张综合征病史者，用药后更易发生，可能与避孕药干扰色氨酸和磷酸吡多醛代谢、改变脑胺代谢有关。

皮下埋植剂由于左炔诺孕酮是微量恒定缓慢释放，对蛋白质代谢影响很小。国内多项研究都表明左炔诺孕酮埋植剂对蛋白质代谢和肝肾功能不产生有临床意义的影响。

（四）维生素代谢

服复方避孕药后可能使血浆维生素 A 浓度增加，但未达到中毒水平。亦可使维生素及缺乏，可能与类固醇避孕药所致糖耐量损害有关。血浆叶酸浓度降低，可能是减少叶酸的吸收或增加叶酸的清除，少数报道在服药期间发生巨红细胞贫血。血浆中维生素 B_{12} 浓度降低，可能是药物以某种方式增加组织对维生素 B_{12} 的亲和性，改变它的分布。

三、与静脉血栓的关系

深静脉血栓的危害大，因此，有血栓栓塞性疾病病史是作为禁忌证的。

目前所知，深静脉血栓的发生与种族、遗传、基因突变有关；与吸烟、年龄、糖尿病、高血压及家庭因素、肥胖等有关；与雌激素剂量有关；也与孕激素种类有关。但微型口服避孕药及单纯含孕激素避孕针与静脉血栓栓塞形成无关。

来自中国妇女的研究报道，服用长效口服避孕药观察5年以上2600例，无血栓栓塞疾病报道，血凝参数均正常。服药5年以上妇女进行全血黏度、血浆黏度、血细胞比容、纤维蛋白原、红细胞电泳时间、因子Ⅷ相关抗原、纤维蛋白原降解产物及抗凝血酶Ⅲ活力的测定，皆未发现明显改变。表明中国劳动妇女即使服用雌激素剂量较大的长效口服避孕药也没有增加静脉血栓的风险。

病例对照研究的结果是相对风险，同时应当关心绝对数据，由于静脉血栓的发病率本身是很低的，年轻妇女属低危人群，造成意外危险极小，真正发生静脉血栓的妇女还是极少数的。而且，通过建立健康生活方式，平衡膳食加上适量运动，不吸烟，可以降低静脉血栓的发生。因此，无血栓栓塞性疾病史的中国妇女，使用口服避孕药的同时保持健康生活方式，不必顾虑静脉血栓问题。

皮下埋植剂为单孕激素的低剂量缓释系统，大量研究及临床应用都提示了长期使用左炔诺孕酮的埋植剂不激活血凝系统，不促进高凝血状态。

四、与肿瘤的关系

由于肿瘤发生的潜伏期长（>10年），原因不明，多因素致病，受环境因素、个人生活方式与行为的影响，与肿瘤的关系需要长期的随访研究。随着避孕药中药物组分的改进及剂量的降低，近年来研究报告的结果显示其安全性有所提高。目前的看法是，对于健康的妇女，使用口服避孕药不增加疾病的风险。长期服药可以降低一些癌症的风险，如卵巢癌的风险降低50%~80%，子宫内膜癌的风险降低50%，还可能减少结肠癌风险。低剂量口服避孕药不增加肝细胞腺瘤或肝癌风险，不增加乳腺癌风险，不增加外阴癌、阴道癌风险。与垂体肿瘤无关。

（一）国内的资料

通过对2600例服用3种长效口服避孕药5~13年的妇女体检，未发现乳腺、宫颈、子宫内膜与卵巢等组织的恶性肿瘤，亦未发现良性及恶性肝脏肿瘤，乳房良性肿瘤的发生率低于对照组，提示有预防良性乳房肿瘤发生的作用。

（二）国外的资料

关于降低子宫内膜癌与卵巢上皮性癌风险的结论是一致的，主要的争议是关于乳腺癌。早期的高剂量口服避孕药可能增加乳腺癌的风险，但停用后此风险消失，与不服药妇女相似；而低剂量口服避孕药并不增加乳腺癌的风险。

五、与心血管疾病的关系

(一) 高血压

20 世纪 70 年代认为血压增高主要是由雌激素所引起，并与剂量成正比，每日服用剂量低于 0.05mg，高血压发生率明显减少；80 年代初期发现孕激素是主要危险因素（如炔诺酮），血压增高与服药时间成正比；与服药者年龄（40 岁以上）及原有高血压或妊娠时曾有高血压史者有关，种族之间亦有差异。用药者可定期测量血压，有高血压史者，宜在医生指导下使用。

国外报道血压正常妇女，长期应用复方口服避孕药可引起少数人收缩压与舒张压稍升高，多无临床意义，绝大多数于停药后可恢复正常。

我国曾对长期应用口服避孕药 1 号、2 号、注射避孕针 1 号、复方庚炔诺酮、单纯庚炔诺酮针及复方甲地孕酮微囊避孕针者进行随访，高血压发生率并不高于自然发生率，个别妇女在用药期间血压有暂时性升高，停药后多能恢复正常。

药物引起的高血压，主要是与避孕药刺激肝脏合成较多的肾素底物（血管紧张素原）、从而引起肾素-血管紧张素-醛固酮的活动增加有关。但由于肾脏负反馈机制存在，可使血浆肾素活性降低，因此大多数服药者的血压是正常的。缺乏负反馈调节者，才是导致血压升高的原因之一。雌激素还可直接作用于肾小管，产生水、钠潴留，进而使细胞外液量增加，导致循环血量及心排血量增加，当心排血量增加持续存在，使血管平滑肌受到过度牵拉，产生血流的自动调节现象，血管收缩，外周阻力增加，使血压升高。另外类固醇激素避孕药引起交感神经系统活性增加，动脉血压增高者往往伴随血浆中多巴胺羟化酶活性增高。类固醇避孕药引起的高血压，在肾脏功能损害的基础上更易发生。总之，避孕药引起高血压的机制，还待进一步探讨。

(二) 心肌梗死

根据世界卫生组织的建议，无高危因素的妇女，如吸烟及患高血压、糖尿病、高脂血症等，服用低剂量避孕药不增加心肌梗死的风险。但是，吸烟妇女服用避孕药，其发生心肌梗死的相对风险增加 10 倍，故吸烟妇女禁忌使用避孕药。

（三）卒中

2009 年瑞典的一项队列研究包括了 30～49 岁妇女 45699 例，有 285 例卒中，结果提示缺血性或出血性卒中与口服避孕药的使用与否、持续使用的时间、药物的类型均无关；即使在吸烟与高血压妇女，也显示同样的结果。总之，在这方面的研究数据有限，有待于更多研究证据。

第五章　宫内节育器

第一节　各种宫内节育器的性能

宫内节育器的类型众多，其避孕效果一般采用生命表统计法。这个方法使各种资料可以相互比较。用生命表统计临床效果，常以其妊娠、脱落、因症取出、非因症取出等事件的发生率及继续存放率来表示，并用年（月）累计净率来观察一种节育器的事件率，用年（月）累计粗率来比较两种或两种以上节育器或一种节育器在两个不同阶段或不同地区的事件率。

一、宫内节育器分类

宫内节育器种类很多，可按照材料、形态或构型等分类。

（一）材料

按照材料的性能分为惰性和活性宫内节育器。

惰性宫内节育器指用惰性材料制成的宫内节育器，如不锈钢、金、银、塑料、尼龙、橡胶、硅橡胶等材料，其物理化学性能稳定，不释放活性物质，与人体组织相容性较好，可长期置留体内。目前认为，惰性宫内节育器的作用机制主要是由于其异物作用于局部的子宫内膜，机械性的损伤使内膜中中性粒细胞浸润及生化改变而达到避孕作用。惰性宫内节育器的避孕失败率较高，我国于1993年已停止生产惰性宫内节育器。但惰性宫内节育器可作载体，加入活性物质成为活性宫内节育器供临床应用。

活性宫内节育器是在惰性宫内节育器上带有活性物质如金属（铜、锌等）、药物（类固醇激素、吲哚美辛等）或二者俱有。通过释放这些活性物质，以提高避孕效果或减少出血等副作用。目前推广的均为活性宫内节育器，主要为带铜、带铜和吲哚美辛、带孕激素的宫内节育器共三大类。

1. 带铜宫内节育器

以惰性宫内节育器为载体（支架），加铜丝或铜套，置入宫腔后，能释放铜离子。通过加重子宫内膜的炎症反应，干扰子宫内膜的酶系统，增加子宫肌的收缩，改变宫颈黏液的生化组成等途径，提高避孕效果，但是与此同时，放置后月经量增加、不规则出血的副作用比较明显。带铜宫内节育器是活性宫内节育器中最常用的一类。具有不同铜表面积、不同形态和材料。

2. 含铜和吲哚美辛宫内节育器

宫内节育器引起的出血和前列腺素有关，宫内节育器中所含的吲哚美辛为前列腺素合成酶抑制剂。研究发现吲哚美辛宫内节育器可以改善放置宫内节育器后所致月经量增加的副作用。放置带吲哚美辛宫内节育器1年内，可使经血量明显减少20%左右，减少经期延长和不规则出血的发生率。

3. 含类固醇激素的宫内节育器

含类固醇激素宫内节育器以含孕激素为主，国内引入的是左炔诺孕酮宫内节育器。它能强烈抑制子宫内膜的生长，达到避孕目的。此种宫内节育器简称为左炔诺孕酮-宫内节育器。目前推广左炔诺孕酮宫内节育器为日释放左炔诺孕酮20μg者。含孕激素宫内节育器使子宫内膜局部改变、宫颈黏液变稠不利于精子穿透，少数抑制排卵等综合环节而达到避孕。

（二）按形态或构型分类

可分为封闭式和开放式两类。

1. 封闭式

主要有圆形、圆宫形、宫形、V形等，四周封闭而中间留有空隙。

2. 开放式

有T形、γ形、弓形等。

二、目前常用的宫内节育器

以下按宫内节育器形状分述。

（一）环形宫内节育器

1960年全国推广金属单环，由0.3mm直径的不锈钢丝绕成螺旋簧，两端对接成环形而成。曾经有亿万妇女使用，并经长期系列研究，证明其安全、长效、副作用小。系统研究子宫内膜的病理变化，不仅提供很多关于避孕机制的研究基础，还说明不锈钢材料长期应用未发现有致癌的作用，并经定期检验可长期放置达 20 年以上，质量无明显变化。但金属环的带器妊娠率和脱落率较高。曾经不断改进，目前常用的有以下两种。

1. 带铜高支撑力环

增加不锈钢丝的直径为 0.35mm，能增加环的支撑力到 165mg 左右，减少近一半的脱落率。在螺旋腔内置入铜丝，表面积 200mm²，明显降低妊娠率。可长期放置。但仍有部分月经过多的副作用。

2. 药铜环 165

1980 年我国首创铜–吲哚美辛–不锈钢相结合的宫内节育器，由高支撑力金单环发展而来，在螺旋腔内交替置入铜丝簧（直径 0.2mm，表面积 200mm²）和吲哚美辛硅橡胶条各 2 根，每只环含吲哚美辛 10mg。按环外径分为 20mm、21mm、22mm 3 种。特点：效果好，出血反应小，呈环形，不存在方向性和尖锐部分，放取方便，可长期放置 20 年左右。脱落率偏高，放置 1 年时脱落率为 4% 左右。必须定期随访，及时发现脱落，采取补救措施，仍是一种受欢迎的宫内节育器。

（二）宫腔形宫内节育器

1980 年我国重庆研制，由于广泛应用的金属环脱落率较高，将金属单环经热处理设计成宫腔形态（简称宫形器），明显降低脱落率。在此基础上改制成目前常用的以下几种活性宫内节育器。

1. 宫铜宫内节育器

包括宫铜 200 和宫铜 300，1982 年重庆研制并多次改进。外形与宫腔形宫内节育器相似，在不锈钢丝螺旋腔内平均置入铜丝簧管 6 或 8 段，表面积分别为 200mm² 或 300mm² 分大、中、小三号，横径×纵径各为 28mm×30mm、26mm×28mm、24mm×26mm，无尾丝。特点：因适合宫腔形态，阻抗子宫收缩，脱落率、妊娠率低，但出血副作用较多。因由不锈钢丝制成，可长期放置。

2. 宫药铜宫内节育器

包括宫药铜 200 与宫药铜 300，外形与宫铜宫内节育器相同，在螺旋腔内除有铜丝段外，在三个角内置入吲哚美辛硅橡胶条。每只宫内节育器含吲哚美辛20mg。特点：除上述优点外可减少出血副作用。

宫（药）铜 200 与 TCu220C 比较有效性及 1 年、2 年累积续用率相似；宫铜300 的有效性与 TCu220C 相似；宫（药）铜 300 与 TCu380A 比较，1 年、3 年、5 年累积续用率相似。1 年内宫药铜宫内节育器出血副作用较不含药者低。

（三）T 形宫内节育器类

TCu200 最初由智利研制并赠予我国北京、上海试用。聚乙烯 T 形支架，含钡 30% 左右，纵臂上绕有 0.2cm 直径铜丝，铜表面积 200mm^2，双股尾丝。T 形支架适合宫腔收缩时形态，横臂两端可能埋入内膜而起到固定作用，不易脱落，效果好。但放置 5 年后铜丝易发生断裂和脱落。美国人口理事会和 WHO 几经改进，并推荐以下两种。

1. TCu220C

美国研制，1980 年引入我国生产。横臂上各有一固定的铜套，纵臂上固定有 5 个铜套。铜表面积 220mm^2，现有大、小二号，横径×纵径各为 32mm×36mm和 28mm×32mm，蓝色双股尾丝，临床效果好，但出血和疼痛副作用较多。放置1 年带器妊娠率 0.9/百妇女年、脱落率 1.1/百妇女年和因症取出率 1.9/百妇女年。可存放 10 年以上。

2. TCu380A

美国研制，20 世纪 90 年代引入我国生产。聚乙烯支架与 TCu220C 相同，但纵臂末端呈小球形，横臂上 2 个铜套，纵臂上绕有铜丝，铜表面积 380mm^2。国内现有大、中、小三号，横径×纵径各为 32mm×36mm、30mm×34mm 和 28mm×32mm，浅蓝色双尾丝。TCu380A 年妊娠率<1/百妇女年，带器异位妊娠发生率低。TCu380A 与 TCu220C 比较 1 年妊娠率低（各为 0.3/百妇女年、0.8/百妇女年），1 年、8 年、10 年累积妊娠率持续低于 TCu220C，脱落率和因症取出率无统计学差异。可存放 10 年以上。TCu380A 于 1984 年通过了美国 FDA 的批准，并且迅速替代惰性的 lippessloop 宫内节育器，成为国际上宫内节育器的标准。

（四）活性 γ 形宫内节育器和 γ-宫内节育器记忆合金型

1991 年我国研制。

1. 活性 γ 形宫内节育器

结构分三层，最内层由 0.30mm 不锈钢丝做成 γ 形支架，中层绕有铜丝，表面积 300mm^2，外层套有不锈钢丝螺旋簧，中间和两横臂外端均有吲哚美辛硅橡胶咬合，吲哚美辛含量 20 ~ 25mg。大、中、小 3 种规格，横臂宽度分别为 28mm、26mm 和 24mm。γ 形支架适合宫腔，故脱落率低。避孕效果好，放置后月经出血少，但是放置时需扩宫口。可放置 8 年以上。

2. γ-宫内节育器记忆合金型

内层为记忆合金 γ 形支架，支架外绕有铜丝，最外层为不锈钢丝螺旋簧，吲哚美辛硅橡胶包绕于两侧臂及横臂顶端，带铜表面积 380mm^2，吲哚美辛含量 25mg。由于记忆合金支架遇冷能变柔软，可随意变形，所以放置时不需扩宫口，遇体温即能恢复原有形态，并保持不变，因而不易脱落。效果与活性 γ 形宫内节育器相似。曾与 TCu380A 比较，1 年续用率高，下移和出血副作用少。

（五）元宫形宫内节育器

1994 年我国研制，此类宫内节育器以金属环经热处理，形成上缘为反弧线形，下缘为半圆形的宫内节育器。为宫型宫内节育器的改良产品，将传统宫型宫内节育器的下部夹角改为圆弧形，可长期放置。以后又在螺旋腔内置入铜丝簧和吲哚美辛硅橡胶条，以提高效果，减少了出血反应。目前的产品如下。

1. 元宫药铜 220 和元宫药铜 300

铜表面积各为 220mm^2 和 300mm^2，含吲哚美辛 20mg，能减少放置后近期的子宫出血副作用。大、中、小 3 种规格，横臂宽度分别为 26mm、24 mm 和 22 mm。元宫药铜 220 与宫药铜 200、TCu220C、活性 γ 形、MLCu375 比较，2 年内妊娠率与活性 γ 形相近，低于宫药铜 200、TCu220C、MLCu375。元宫药铜 300 临床效果放置 1 年时与元宫药铜 220 相似。

2. 新型元宫铜 365

元宫铜 365 型 IUD 含铜表面积为 365 mm^2，含吲哚美辛 30 mg，单一型，于 2004 年推广。与元宫药铜 220 比较，1 年时因症取出率低。

（六）Nova T 形宫内节育器

Nova T 形宫内节育器原由芬兰研制，曾试用于我国，但未引入。聚乙烯含锁支架，近似 T 形，但两横臂末端略下弯、圆钝，可减少对子宫内膜的压迫作用，减少疼痛副作用，纵臂上绕有铜丝，表面积 200mm²，下端呈攀状，双股尾丝。

1. 新体 380

为德国先灵公司产品，形态为 Nova T 形，纵臂绕有含银心的铜丝，因银的化学特性比较稳定，可避免铜丝溶蚀后的断裂，铜表面积 380mm²，有双股尾丝。该种宫内节育器避孕效果好，国外报道每百妇女妊娠率为 0.5。易于放置。但是不规则出血较多，价格较高。可存放 5 年。

2. 左炔诺孕酮宫内节育器

德国先灵公司产品，商品名为曼月乐。呈 Nova T 形，有浅蓝色尾丝。纵臂上包裹硅橡胶囊，囊中含左炔诺孕酮 52mg，置入宫腔后每日恒释 20/g。左炔诺孕酮能抑制子宫内膜增殖，使宫颈黏液变稠，阻止精子在宫腔和输卵管内的活动，避孕效果好。放置 1 年、5 年妊娠率低（0.2/百妇女年，1.1/百妇女年）。明显减少月经量，可治疗月经过多、痛经、内膜异位症等妇科疾病，但常导致不规则点滴出血和后期的闭经，因症取出率高。1 年、5 年妊娠率各为 10.9/百妇女年、35.1/百妇女年。价格昂贵，有效期 8 年左右。

（七）伞状形宫内节育器

1. 母体乐铜 250 或 375

荷兰研制，1995 年引入我国生产，聚乙烯支架呈伞的平面状，两弧形臂外侧各有 5 个小齿，具可塑性。纵臂上绕有铜丝，铜表面积 250mm² 或 375mm²，有标准型、大、小和短型 4 种。宽 13~25mm，长 25~36mm，黑或蓝色双股尾丝。引入我国的为一种短臂型，目前常用 MLCu375。效果好、放取方便，由于支架两臂柔软往下垂，对宫腔的支撑力较小，疼痛副作用比 T 形环少，脱落率略高。可放置 5~8 年。

2. 芙蓉铜 200C

1988 年我国湖南省研制。其结构与母体乐相近，不同是纵臂直径 2.2mm，上嵌有 4 个铜套，铜表面积 200mm²，有尾丝。临床效果与母体乐相近。

（八）爱母功能型宫内节育器

1. 爱母功能型宫内节育器

宫内节育器由我国沈阳研制，为首个以镍钛记忆合金制成的弓形结构，铜粒固定在处于两子宫角的弓臂顶端，铜表面积 120mm² 镍钛记忆合金丝 0.48mm，分大、中、小 3 个型号，臂端间距的范围为 33~39mm，无尾丝。记忆合金的特性是在人体温度下不变形，有助于宫内节育器在宫腔内保持相对稳定的位置和形状，降低脱落率。此种宫内节育器的铜表面积虽低于标准，但由于铜粒处于输卵管口，理论上预期通过铜在局部形成的高浓度区，达到有效的抗生育作用。预期可长期放置。

2. 第二代爱母功能型宫内节育器

宫内节育器铜表面积增至 225mm² 支架臂端固压铜粒，将铜放置在子宫的最高位置，在此处达到铜离子的高浓度区，同时侧臂增加毛细铜管，把有效避孕物质送到宫腔高、中、低部位，更好地发挥铜的抗生育作用。临床研究提高了避孕效果。

3. 第三代爱母功能型宫内节育器

宫内节育器如上述结构外，侧臂有硅橡胶管内，含吲哚美辛 25mg，能有效降低放置宫内节育器初期不规则出血、经期延长、经量增多及疼痛的发生率及累积因医疗原因（出血或疼痛）取出率，增加继续使用率。

（九）无支架宫内节育器

1984 年比利时研制，1990 年已引入我国，现由天津生产。由一根非降解聚丙烯手术线串连 6 颗长 5mm、直径 2.2mm 的小铜套组成，上下 2 颗铜套固定在线上，中间 4 颗铜套可活动，铜表面积 330mm²，它具有无支架、结构可屈曲及固定式三个特点。

1. 吉妮柔适宫内节育器

无支架，尼龙线顶端距第一铜套上缘 1cm 处有一线结，下端即形成尾丝，用一特制带叉式的放置针将线结带入并固定于宫底肌层内，对放置技术要求较高。由于无支架，形态可塑，因此对子宫内膜的压迫损伤少，与 MCu 功能性宫内节育器比较，其 1 年妊娠率无显著性差异，腰腹痛低和白带增多差异无显著性。可存放 5~8 年。

2. 吉妮致美宫内节育器

外形与前者相似，但在串连于一起的 6 个铜管中的 4 个铜管内，各放有 1 根长为 22mm、直径为 1.2mm 的含有 20mg 吲哚美辛的硅橡胶棒，硅橡胶棒性质柔软，可随铜管自由弯曲。吉妮致美宫内节育器能够改善放置吉妮宫内节育器导致的早期月经量增多症状。放置该种宫内节育器后，月经量没有明显增加。

3. 吉娜宫内节育器

研究用于产后或剖宫产时即时放置，其特点在顶端的线结下附有一个锥形体（降解锥），由聚 DL-丙交酯乙交酯制成，在体外质硬，放入子宫肌层内，以期减少置器后的脱落。锥形体在子宫内于 2~3 个月会缓慢降解成乳酸和水，排出体外，因此能适应子宫的复旧。

（十）花式铜宫内节育器

1991 年我国沈阳生产，其结构特点是：外形呈 Y 形，由横臂、体部和尾部组成，两横臂开放，呈花瓣状，横臂末端为圆环形，以不锈钢丝为支架，外套硅胶管，有 4 段铜螺旋管，铜表面积 280mm^2。

（十一）V 形宫内节育器

1. VCu200

1976 年是我国研制较早的带铜宫内节育器，即

VCu200，并经多次改进，曾推广为我国常用的宫内节育器之一。以 0.3mm 不锈铜丝做成 V 形支架，两横臂于中间相套为中心扣，外套 1.2mm 直径硅橡胶管，在横臂及斜边上各绕有一段铜丝，铜表面积 200mm^2，黑色尼龙尾丝，最初系于中心扣处，后改在宫内节育器下缘。形态具有可塑性，能适应子宫收缩，脱落率低。

2. 吲哚美辛-VCu200

外形和结构与 VCu200 相似，但硅混橡胶外套混有 25% 吲哚美辛，每只总量 25mg。与 VCu200 比较月经过多较少，脱落率及因症取出率较低。可放置 5~8 年。现尚未推广。

3. VCu220 及 VCu320（宫乐）

前者是 2000 年产品。外形和结构与 VCu200 相似。两横臂、斜边和平行的纵臂上各绕有铜丝（直径 0.35mm）一段，表面积 220mm，黑色双股尾线。分大、中、小 3 号，横径×纵径各为 28mm×30mm、26mm×28mm、24mm×26mm。VCu320（宫乐）为新型记忆合金 V 铜宫内节育器，其中心丝为钛合金丝材料，外套有特殊工艺处理的高纯度铜丝和医用硅橡胶管，钛合金丝硬度 430～530HV0.2，铜表面积约为 320m^2。

（十二）其他

金塑铜环 250，1984 年我国北京研制，由钢塑环发展而来。其结构特点金塑铜环是聚乙烯塑料圆圈内连一个立柱，一端相连，另一端游离，圆圈外绕不锈钢丝，在立柱上绕有铜丝 250mm^2 表面积。支撑力为 160g 左右。分为 20、21、22、23 共 4 种型号。脱落率明显低于金属单环。

三、临床效果

国际上将宫内节育器根据妊娠率分为 3 类，放置后 1 年的妊娠率：第一类为 2%～3%，第二类为 1%～2%，第三类为我国人口和计划生育委员会成立的宫内节育器指导委员会（1995 年）讨论优选宫内节育器的标准定为放置 1 年时的妊娠率≤2%，脱落率≤4%，因症取出率≤4%；放置 2 年时的妊娠率≤3%，脱落率和因症取出率≤6%。

第三节　宫内节育器的病理及安全性

宫内节育器的避孕机制主要作用于子宫局部，导致子宫内膜及宫腔液的改变。宫内节育器引起的副作用亦主要发生在子宫内膜上，所以了解置入宫内节育器后子宫内膜的病理变化十分重要。

目前常用的宫内节育器由两部分组成。①惰性支架：一般为惰性材料，如不锈钢、塑料、橡胶等。20 世纪 90 年代前曾用作惰性宫内节育器。②附加物：一般为活性材料，如铜或类固醇性激素，及近年来加用的吲哚美辛类药物。现分述如下。

一、惰性支架所引起的子宫内膜病理变化

现代宫内节育器都以惰性支架为载体，了解它引起的病理变化，是研究各种宫内节育器引起的病理变化的基础。

惰性支架引起子宫内膜病理变化的严重程度和范围与支架的大小、面积、形状、弹性，及子宫腔的大小、形状、子宫收缩的强度和频率等有关。

惰性支架引起的子宫内膜病理变化表现为以被压迫现象与炎症反应为主。这些病理变化主要发生在与惰性支架接触之处的子宫内膜浅层。接触处边缘的子宫内膜病理变化明显减轻，远离接触区内膜的变化更不明显。现人为地将置入惰性支架后的子宫内膜划分为三个区域：①压迫区：指直接与惰性支架接触的部位。②移行区：指压迫区旁两边各约 2mm 宽的地带。③远离区：上述二区以外的部位。

其病变过程可分为两个阶段：①近期急性阶段。主要为急性渗出性炎症：自置入开始至转经后，为期约 1 个月。②远期慢性阶段。主要为慢性增殖性炎症。自第一次转经后开始，直至取出惰性支架并转经后。

置入惰性支架后的急性阶段子宫内膜表面，有一薄层淡粉红色、透明的血性黏液样物质；慢性阶段子宫内膜表面常有一层较稠厚的蛋白质。它们中均杂有少量白细胞、红细胞及细胞碎屑，呈薄膜状覆盖子宫内膜表面并流入腺腔，使纤毛及微绒毛相互黏着。由于这层膜状物的阻隔，覆盖上皮表面的亚显微结构比较模糊。

这种覆盖子宫内膜表面的薄膜状渗出物对精子与孕卵有无毒性及机械性阻挡作用，应予进一步研究。各区的镜下变化分述如下。

（一）压迫区

惰性支架引起的子宫内膜被压迫现象与炎症反应，都主要发生于此区。

1. 被压迫现象

惰性支架的机械性压迫，致子宫内膜组织被压缩，突然下陷，形成与支架的大小、形状、纹理一致的压迹。压迹的深浅与惰性支架的弹性和子宫腔的形状、大小、子宫收缩强度、子宫内膜的厚度及压迫时间的长短有关。

急性阶段的压迫区子宫内膜常有出血斑点，压迫严重处有时可见灰黄色不透

明之坏死小区。子宫内膜的覆盖上皮有不同程度的压扁、变性、坏死和脱落，形成糜烂或表浅的溃疡。

置入惰性支架的第二个月经周期，即慢性阶段。压迫区子宫内膜表面的糜烂大多已修复，留下少数镜下糜烂小灶。

新生的覆盖上皮被压。轻的仅是上皮细胞的局部表面微绒毛或纤毛倒伏，重者细胞被压扁至消失。消失处可有基底膜增厚代偿。当基底膜亦消失时，可有薄层纤维蛋白膜遮盖，以代偿上皮的防御功能。覆盖上皮可发生鳞状化生。

2. 炎症反应

置入惰性支架后，急性阶段压迫区子宫内膜很快发生炎症反应，以中性多形核白细胞游出为主的轻度急性渗出性炎症。置入 3～4 日后，间质中开始出现浆细胞，以后浆细胞逐渐增多，至 35 日时达高峰，以后又逐渐减少，它一般存在 50 日左右。惰性支架引起的子宫内膜炎症基本上是一种无菌性炎症。主要由它的支架对子宫内膜的机械压迫所致，另一方面是子宫收缩时子宫内膜对支架压迫的反作用，双方相互摩擦作用的结果。这些引起压迫区子宫内膜浅层组织损伤（近期更因置入手术操作引起损伤）所产生的组织崩解产物刺激子宫内膜，产生了炎症。因此惰性支架留在子宫内多久，炎症也就存在多久。因为机械因素作用在接触部位，所以惰性支架引起的炎症主要限于子宫内膜的压迫区。

然而在置入惰性支架同时，几乎不可避免地从宫颈管带入寄生于该处的微生物。一般为半厌氧、低毒性的细菌，亦参与引发炎症。所以急性阶段的子宫内膜急性炎症是机械性损伤和微生物共同作用引起的。带入的细菌在 24 小时内，大多已被机体消灭，至 30 日时，90% 置入惰性支架妇女的宫腔中已培养不出细菌，所以微生物在炎症发生的过程中，只是起短暂的附加作用。但如操作时带入了较多或毒性较强的微生物，则会使子宫内膜的炎症变得严重。

微生物被消灭，机体对惰性支架的适应能力的提高，以及转经后有病变内膜的脱落，换以新生子宫内膜，因此一般在置入惰性支架的第二个月经周期，即慢性阶段病变开始时的子宫内膜，炎症转变为慢性增殖性炎，并减退到非常轻微的程度。炎症细胞代之以淋巴细胞及大单核细胞为主，中性多形核白细胞极少，浆细胞偶见。此外，肥大细胞与间质颗粒细胞数目增加，并有脱颗粒现象。

炎性浸润量一般以中度压迫者为最多。压迫轻微者浸润量少。压迫过于严重，压迹深达内膜基底层或肌层时，炎性浸润反轻，甚至没有炎细胞出现。糜烂小灶的间质中炎性细胞多而密集，并有一定量的中性多形核白细胞浸润。小灶表面常有异物巨细胞出现，吞噬钙盐、细胞碎屑及精子残骸。压迫区的无菌性炎症，一直维持至支架取出并转经后，一般即完全消失。但是在漫长的留置期间，微生物有机会再度上升至宫腔，会暂时加剧炎症反应。

3. 循环障碍

组织的机械性损伤和感染，引起了急性阶段压迫区的子宫内膜水肿、充血和轻度出血。

轻度压迫的慢性阶段压迫区子宫内膜水肿消退、充血减轻并很少有出血。严重压迫的慢性阶段压迫区子宫内膜微循环的立体结构被压塌陷，血管腔被压扁，并逐渐萎缩，血管数目减少，血管内可有透明血栓形成，使受压组织发生缺血、苍白。极少出血。

4. 间质变化

急性阶段子宫内膜炎症处的间质细胞有变性和坏死。在置入支架的第二个周期，间质细胞就很少有变性坏死。

在慢性阶段子宫内膜近基底膜处的间质细胞，因轻度压迫形成的机械性刺激，超前出现蜕膜前转化，甚者可达到早期蜕膜细胞的程度。其性质似动物的蜕膜瘤，易被误认为是过度的孕激素影响所致。长期较重的压迫，可使间质萎缩、细胞稀疏，间质细胞较小或梭形化，胶原增多。压迫甚者，压迹深入肌层，该处间质萎缩而消失。

5. 子宫内膜腺体变化

急性阶段子宫内膜腺上皮细胞有变性。严重者有坏死。慢性阶段子宫内膜压迫轻微时，腺体无明显变化。较重时，影响了受压部位组织新陈代谢的正常通道，子宫内膜腺体的生长发育与转化受到抑制，腺上皮细胞发生变性，生长、发育及转化滞后，表现出腺体发育较差与分泌减弱。生长、发育及转化滞后可导致该区脱卸不齐。压迫严重时，腺体发生萎缩，数目减少，甚至完全消失。腺轴的方向因压迫而发生紊乱，甚至与子宫内膜表面平行。腺腔被压扁，腔内有分泌物潴留。

（二）移行区

此区子宫内膜中的炎症与压迫区相比要轻得多，但循环障碍却较严重，后者是此区突出的病理变化。

由于附近压迫区的炎症及支架下压时产生的牵张力，使该区子宫内膜中的微循环血管被牵拉，内皮细胞间隙增宽，血管扩张、充血，渗透性显著增加，少数内皮细胞有变性或坏死，加以管壁其他成分的变性，血管发生破裂口。红细胞自扩大的内皮细胞间隙渗出或破裂口流出，形成间质中弥散性出血。所以此区循环障碍最严重。

急性阶段移行区子宫内膜因水肿、充血而稍隆起，淡粉红色、晶莹状，有散在的出血斑点。

慢性阶段移行区子宫内膜因水肿、充血和出血减轻，但仍较明显。

间质中的红细胞，可自覆盖上皮细胞间隙与破裂口进入宫腔，造成常年的"赤带"或点滴出血。上述血管内壁损伤处极少有血栓形成，但血管腔内常有少量纤维蛋白析出或散在的血小板出现。

急性阶段子宫内膜移行区覆盖上皮，大部分细胞发生变性，部分坏死。慢性阶段子宫内膜该区覆盖上皮与压迫区相连部分，也因牵张力作用，上皮呈斜坡向下，逐渐变扁。与远离区相连部分，增生呈复层、丛状或连同间质增生呈乳头状。个别细胞核增大深染，但无明显畸形，染色质分布均匀，核质比例未失调，未见癌前期病变。炎症波及此区，但明显较压迫区轻。腺上皮细胞间隙增宽，轻度变性。腺体的生长发育与转化受到轻度抑制。间质细胞轻度梭形化，胶原纤维稍增多。

（三）远离区

广大的远离区子宫内膜病理变化很轻。

急性阶段子宫内膜有轻度水肿、充血和少量散在的出血斑点，偶见散在中性粒细胞浸润。腺上皮细胞的变性坏死数较正常稍多。这些病理变化很快消失或减弱。

慢性阶段子宫内膜此区水肿和充血消退、出血斑点消失，仅有少量散在的淋巴细胞与大单核细胞浸润。间质细胞轻度梭形化，胶原纤维稍增多。即使在电镜下，腺上皮细胞的亚显微结构仅有轻度损伤，出现少量扩张的囊泡状结构。绝大多数仍能显示正常的周期性变化，并出现表示子宫内膜生长、发育、成熟正常，适宜于孕卵着床的精细三联指标——巨大线粒体、核内管道系统和大块糖原斑。腺腔内分泌物较稠厚，易见脱屑的腺上皮细胞。

上述广大的远离区子宫内膜病理变化很轻，其功能性结构也近似正常，这可能与惰性宫内节育器的避孕失败率较高有关。

（四）长期留置惰性宫内节育器后的子宫内膜病理变化

在惰性支架长期直接刺激的压迫区及附近的移行区子宫内膜无明显不典型增生。子宫内膜癌的发生有密切关系的子宫内膜增生过长的发生率没有随着支架留置时间的延长而增加，相反有减少，所以长期留置惰性支架并不会刺激子宫内膜增生过长。进一步的分析表明这些长期留置支架妇女的子宫内膜增生过长的发生率是随着更年期到来而增加，随着绝经后时间的延长而减少。说明这些妇女的子宫内膜增生过长是由于更年期性激素的平衡失调所致。国内大量有关文献亦无惰性支架有致癌的报道。

二、载铜宫内节育器引起的子宫内膜病理变化

载铜宫内节育器一般仅部分区域载铜，余下为不载铜的惰性部分。因此它引起子宫内膜的病理变化可分为：无铜的惰性部分引起的机械性损伤和载铜部分引起的化学性损伤。

铜宫内节育器上金属铜的表面，经氧化成亚铜与亚铜化合物，进而游离成铜离子。铜离子进入细胞后，主要进入细胞核和线粒体这两个要害部位，并与锌离子竞争而抑制十分重要的含锌类酶的活性，实际上铜离子干扰了整个细胞的正常代谢。

由于铜宫内节育器除了其惰性支架对组织引起的机械性损伤外，还有铜离子引起的化学性损伤，因此它引起的子宫内膜病理变化比较严重。

铜宫内节育器所释放的铜离子大部分随同宫腔分泌物一起不断地排出子宫外，使宫腔内的铜离子不断向周围扩散，造成浓度的梯度。因此子宫内膜与含铜管接触的区域铜离子浓度最高，病变最严重。离含铜管渐远，铜离子浓度逐渐降低，移行区与远离区的子宫内膜病变也逐渐减轻。

（一）压迫区

压迫区子宫内膜均有压迹出现，一般较浅，深浅均匀。有时可见铜管上脱落的小块沉积物或铜屑，形状不规则，有较锐利的边和角。

压迹处的覆盖上皮细胞大小不一、形状不规则，表面不同程度地被压扁。表

面的微绒毛稀少或消失，剩下的较粗短而不规则。纤毛细胞较少，纤毛倒伏、黏结。覆盖上皮细胞大多有变性或坏死。个别细胞核肿大，核仁明显，染色质丰富，但染色质分布均匀，无明显畸形，无核分裂增多。少数标本覆盖上皮有较明显的鳞状化生。

有37%妇女的子宫内膜在铜管压迫区有多发性糜烂。糜烂范围较小，一般不超过铜管接触区的范围，有的仅几个细胞大小。糜烂较浅，深度一般不超过0.5mm，浅者仍保有基底膜。基底膜消失的糜烂区粗糙，有蛋白样凝结物，杂有红细胞、白细胞。

铜管压迫区的子宫内膜中炎症远较惰性支架的压迫区严重。炎症仍以淋巴细胞浸润为主，但常伴有中性多形核白细胞。少数标本的糜烂区，有大量中性多形核白细胞浸润。较多标本中可见少量嗜酸粒细胞或浆细胞浸润。

铜管压迫区的子宫内膜浅层腺体较小、较直，有的腺体部分腺上皮细胞缺失，形成缺口或仅存单排、条状腺上皮。无增生过长或不典型增生。

铜管压迫区的子宫内膜浅层腺体子宫内膜有较多的腺上皮细胞发生不同程度的变性、坏死或消失。细胞间间隙增宽。变性的腺上皮细胞核膜肿胀、异染色质增加、常染色质减少。坏死的腺上皮细胞，整个细胞核的核膜可完全消失而留下染色质；或染色质逐渐减少，最后整个细胞核消失。有的细胞之质膜或核膜靠近腺腔的一端破裂。

变性的细胞，其细胞器与游离核糖体有不同程度的变性和减少，严重者整个细胞或细胞内较大区域的胞质中细胞器完全消失，成为无结构的透明区。有的细胞体积较小，其细胞器密集并变性。粗面内质网发生明显的脱颗粒，空泡形成。腺上皮细胞内初级溶酶体与次级膜赖以进行最基本的代谢，它们的活性受到抑制时，子宫内膜腺上皮细胞代谢受到严重的影响。

由于淀粉酶活性受到抑制，相对糖原合成酶和磷酸化酶的活性抑制较轻，致糖原单体或聚合体在细胞内增多，并由于排出功能的减弱而积储，在增生期腺上皮细胞胞质中出现较多的糖原颗粒，或出现糖原斑，而分泌早期的腺上皮细胞胞质中糖原颗粒和糖原斑反而较少，且糖原斑在细胞内的分布位置也有异常。

另一方面腺上皮细胞出现生长、发育和成熟障碍，有丝核分裂减少。有较多的细胞处于比较幼稚的状态，核体积较大、较圆，表面平整，核膜结构清晰，厚薄均匀，核内充满细而分布均匀的常染色质，核仁明显。胞质疏松，细胞器较多，有不同程度的变性。在分泌期，腺体不出现分泌、反应减弱或滞后。在分泌早中期之间，没有形成表示子宫内膜的生长、发育和成熟正常，适宜于孕卵着床的精细三联指标。

压迫区浅层子宫内膜间质的生长也受到抑制，表现为间质稀疏，间质细胞小，核分裂减少；少数间质细胞亦超前在增殖期出现蜕膜前转化，但其程度较惰性支架引起的轻。胶原明显增多，易形成惰性支架不引起的典型纤维化。间质中颗粒细胞增多。

毛细血管部分内皮细胞有变性或坏死，间隙增宽或血管破裂。螺旋动脉分支有变性坏死或破裂。可有红细胞浸润于其周。纤溶活性增强，较惰性支架引起的更强，并以此区最强，提示子宫内膜的止血功能减弱。

（二）移行区

移行区子宫内膜炎症与组织的变质性病变程度远比压迫区轻。铜管旁移行区子宫内膜的循环障碍、水肿、充血和出血较惰性支架引起的明显。一般认为铜宫内节育器引起的长期赤带或点滴出血主要起源于此。覆盖上皮增生显著，呈复层或隆起似山峦重叠，或呈多发小乳头状。部分增生的覆盖上皮细胞核亦有增大，如前述。间质细胞的梭形化较明显。无致密结缔组织化。

（三）远离区

此区的病理变化很轻。有少量淋巴细胞散在浸润，较惰性支架稍多，并伴有少量中性多形核白细胞。间质细胞梭形化亦稍较惰性支架引起的明显。

载铜宫内节育器释放铜离子，所以铜宫内节育器引起的子宫内膜病理变化较惰性支架严重。但是它仍主要局限于铜管接触处的浅层。

铜离子对子宫内膜成熟转化有抑止作用，直接造成对精子的影响，所以铜宫内节育器的避孕效果甚佳，但亦引起较多较重的组织反应。

（四）长期留置铜宫内节育器的子宫内膜变化

1. 致癌作用

至今未见长期（10年以上）留置铜宫内节育器引起子宫内膜癌变的具体例证，亦未见明确的癌前期病变，相反一定浓度的铜离子似有抑止组织生长的作用。

长期置入铜宫内节育器，铜管压迫区子宫内膜的有些病变程度加重，并稍有扩大，但它们都仍局限于铜臂压迫区，没有扩大至移行区或远离区子宫内膜。

2. 可复性

妇女长期（10 年）留置铜宫内节育器，在取出铜宫内节育器 3 个月后，其子宫内膜均已基本恢复正常。炎症基本消退，组织坏死消失，异型覆盖上皮细胞消失，水肿、充血消退，出血停止，腺体转化滞后与间质细胞转化超前的现象消失。因此可以认为留置铜宫内节育器 10 年引起的子宫内膜病变是可以恢复的。

但是在取出铜宫内节育器 3 个月后，大部分妇女的子宫内膜间质中还有稍偏多的淋巴细胞、个别浆细胞或中性粒细胞浸润。有小捆的成熟胶原纤维存在，个别刮宫标本中见致密纤维结缔组织。腺上皮细胞内溶酶体稍多，近表面处的内质网有扩张，其中见有密度很大的细颗粒，较多的线粒体仍有变性。有些妇女内膜出现转化超前的现象。这些现象表明留置铜宫内节育器 10 年，将其取出 3 个月时，这些妇女的子宫内膜已基本恢复，但未彻底恢复。

三、释放左炔诺孕酮宫内节育器引起的子宫内膜病理变化

目前较广泛地研制和使用的含孕激素的宫内节育器，主要装载的是左炔诺孕酮。它能强烈抑制子宫内膜的生长，达到避孕目的。

左炔诺孕酮宫内节育器引起的子宫内膜变化，除有惰性支架引起的病变外，还具有孕激素避孕药的特点，即子宫内膜的生长受到抑制及超前转化。

目前使用的左炔诺孕酮宫内节育器每日的释放量甚微，但宫腔内浓度相对甚高。它主要是直接对局部的作用，引起子宫内膜变化。但有少量的左炔诺孕酮，从子宫内膜渗入血液循环，影响妇女的下丘脑-垂体-卵巢轴上的功能，进而改变子宫内膜对左炔诺孕酮宫内节育器的反应。左炔诺孕酮宫内节育器引起子宫内膜的变化过程可分三个阶段阐述。

（一）第一阶段

是子宫内膜开始变化的阶段，即置入左炔诺孕酮宫内节育器的周期。

在早卵泡期置入左炔诺孕酮宫内节育器后，其惰性支架即开始引发子宫内膜的病理变化。在接触左炔诺孕酮 18 小时，子宫内膜即出现抑制现象。表现为腺体生长缓慢，基本上一直停滞在置入时的增殖早、中期状态，间质细胞增生也缓慢，比较稀疏；另一方面出现超前转化现象，表现为增生早、中期的腺体就出现

了分泌现象，部分间质细胞向蜕膜前细胞转化。形成一种生长发育与转化不协调的早熟现象。血管的生长发育亦缓慢。

（二）第二阶段

从转经后的第一个周期开始，一直至开始恢复正常前的这一阶段。子宫内膜显示左炔诺孕酮所致的典型病理变化。

置入左炔诺孕酮宫内节育器后，子宫内膜在内源性性激素的周期性变化的影响下，大多数妇女的子宫内膜按期行经脱落。新周期的子宫内膜在新生时或新生前即已受到了局部持续高浓度外源性孕激素左炔诺孕酮的作用，出现了子宫内膜的强烈抑制与超前转化相矛盾的现象，形成了左炔诺孕酮宫内节育器引起的典型病变。子宫内膜明显变薄，有的仅厚 1mm，有丝核分裂显著减少。腺体数目少、小，并有明显的大小不一。小的腺体横断面直经仅 15μm，腺上皮细胞呈立方形，甚至扁平，腺体转化方面在经后很早就出现顶浆分泌、核下空泡，但都很微弱。间质细胞转化方面较多的细胞胞质增多、细胞增大，形成典型的蜕膜前反应。

左炔诺孕酮宫内节育器支架的机械作用，加上左炔诺孕酮对子宫内膜的抑制，改变了许多重要的生理功能。如雌、孕激素受体量显著减少，总乳酸脱氢酶及 AKP 等酶的活性降低，宫腔中高浓度的外源性孕激素等，都不利于孕卵的着床与发育，从而起到避孕作用。

左炔诺孕酮加强了溶酶体膜的稳定性，减少了 β 葡糖醛酸酶、N-乙酰葡糖醛酸酶等自溶酶体中逸出，从而使子宫内膜组织损伤的反应较轻。

间质中有分布不均匀的明显水肿，使组织被不规则地分隔。子宫内膜包括间质中的微血管的生长与发育明显受到抑制，表现为血管数显著减少，小而壁薄。未见粗壮、成熟的螺旋动脉。纤溶酶活性降低而含有一定量的纤溶抑制物质，因此经量明显减少。灶周围的组织大多基本健康。随着时间的推移，部分妇女子宫内膜的结构维持在上述状态。部分妇女的个体因素，尤其是左炔诺孕酮宫内节育器释放量较大。

闭经的子宫内膜出现严重萎缩，极薄，甚者仅厚 1mm，类似绝经多年妇女的子宫内膜。腺体极少、极小。腺上皮薄，胞质透明，分泌现象极微弱。大多数间质细胞萎缩变小或梭形，只有少数间质细胞仍稍大，似刚开始转化的蜕膜前细胞。微血管的生长与发育进一步受到抑制而减少，小而壁薄。宫腔中浓度较高的左炔诺孕酮不断向子宫内膜深部渗透及较长时间的闭经，子宫体亦可萎缩变小。

置入释放孕激素的宫内节育器后不少妇女有经期延长、淋漓不尽或不规则出血。从其子宫内膜的变化来看，内膜络绎不绝地发生大小不等的坏死出血病灶，较多的意见认为血管发育不良可能是它的原因。但是凡使用外源性孕激素避孕的子宫内膜血管的生长发育都受到了抑止，血管的发育不良，尤其是当子宫内膜生长的抑制发展至萎缩闭经时，其中血管发育不良的程度也更严重，却反而不出血了。所以它不应是出血的原因，有可能是出血后不易收缩止血的因素。以下的几个因素应予以考虑：①外源性孕激素对子宫内膜的持续作用和内源性性激素周期性波动对子宫内膜的影响。②外源性孕激素进入血液循环的量的稳定性。③子宫内膜的反应性与下丘脑-垂体-卵巢轴的稳定性的个体因素。④不同区域子宫内膜组织反应的差异性。进一步深入阐明其出血异常的确切机制将是目前研究左炔诺孕酮宫内节育器副作用的焦点。

（三）第三阶段

子宫内膜逐渐恢复正常的阶段。随着时间的推移，左炔诺孕酮宫内节育器内药物的存量逐渐减少至一定水平而停止释放或缓释装置释放发生障碍，取出左炔诺孕酮宫内节育器后，大多数妇女的子宫内膜能逐渐恢复正常，少数处于萎缩状态而不易恢复。抑制的解除，一般腺体早于间质，血管的恢复最慢。

四、释放吲哚美辛的宫内节育器引起的子宫内膜病理变化

刘昌官、李恕香等实验病理的初步研究，发现吲哚美辛宫内节育器引起的动物子宫内膜病变较铜宫内节育器引起的动物子宫内膜病变为轻。表现为：子宫内膜的组织损伤，包括线粒体的变性较轻；炎症反应较轻；微血管的异常扩张较轻；微血管内皮细胞中内皮素生成的减少较轻；琥珀酸脱氢酶、非特异性脂酶及钙离子激活 ATP 酶的降低较少；未发现凝血酶原及纤维蛋白原的量有所改变。

第四节　宫内节育器的放置

一、适应证与禁忌证

（一）适应证

凡已婚妇女自愿采用节育器避孕而无禁忌证者，均可给予放置。

（二）禁忌证

1. 绝对禁忌证

（1）妊娠或妊娠可疑者。

（2）生殖器官炎症，如阴道炎、急性或慢性盆腔炎、急性或亚急性宫颈炎、性传播性疾病等，未经治疗及未治愈者不可放置，因手术操作常易使炎症扩散。有人曾在放置节育器后 24 小时内做宫腔细菌培养，均为阳性，且多为寄生于宫颈管中之葡萄球菌、类白喉杆菌等，说明放置节育器通过宫颈管时几乎都带入细菌，然而因细菌毒性较低，机体都有自然的抗菌能力，因此临床不表现感染症状。若由阴道或宫颈带入毒性较强的细菌时，就可能致病。

（3）3 个月以内有月经频发、月经过多（左炔诺孕酮宫内节育器除外）或不规则阴道出血者。因以上症状常为一些妇科疾病的症状表现，而部分妇女在放置宫内节育器后也会产生这些症状，若未及时鉴别，常可延误一些妇科疾病的诊断和治疗，也会影响宫内节育器的效果。在这些症状治愈后仍可放置。

（4）子宫颈内口过松、重度撕裂（铜固定式宫内节育器除外）及重度狭窄者。

（5）子宫脱垂Ⅱ度以上者。

（6）生殖器官畸形，如子宫纵隔、双角子宫、双子宫。因畸形子宫易造成手术时损伤，节育器也不易放置到正确的位置，故容易失败，因此不宜放置。

（7）子宫腔<5.5cm 或>9cm 者（人工流产时、剖宫产后、正常产后和有剖宫产史者及放置铜固定式宫内节育器例外）。

（8）人工流产在术前有不规则阴道出血史者、术时宫缩不良、出血过多（早孕超过 200ml、中孕超过 300ml），有组织物残留可疑者不宜放置。中期妊娠引产在引产过程中曾经 2 次以上手术引产者、有感染或潜在感染可能者、引产分娩后在 24 小时以后施行清宫术者、水囊引产或经阴道操作引产者不宜放置。

（9）产时或剖宫产时胎盘娩出后放置，有潜在感染或出血可能者。如胎膜早破超过 12 小时以上、经人工剥膜或破膜引产超过 12 小时未临产者，滞产或产程中有 2 次以上阴道检查史者、羊水过多、多胎、孕期中有阴道滴虫或霉菌感染史、产前出血如前置胎盘及胎盘早剥等、合并子宫肌瘤、胎盘粘连或有植入可疑者，经人工剥离胎盘或经宫腔探查等，由于阴道横隔、宫颈狭窄等而行剖宫产者，估计无法经阴道取出节育器者、产后子宫收缩不良或有出血可能者，古典型剖宫产、剖宫产术时子宫切口有不规则撕裂、宫颈撕裂、阴道撕裂或会阴严重撕裂者。

（10）有各种较严重的全身急、慢性疾患。

（11）有铜过敏史者，不能放置铜宫内节育器。

2. 相对禁忌证

（1）产后 42 日后如恶露未净或会阴伤口未愈者，应暂缓放置。

（2）葡萄胎史未满 2 年慎用。

（3）有严重痛经慎用（左炔诺孕酮宫内节育器及吲哚美辛宫内节育器除外）。

（4）生殖器肿瘤，如子宫肌瘤、卵巢肿瘤等慎用。子宫肌瘤常引起子宫变形或有月经过多的症状，宫内节育器不易放到正确位置，并有加重月经过多或引起出血的可能，因此列为禁忌；但对一些小型浆膜下肌瘤，子宫腔无明显异常，临床没有症状，并具有生育能力的妇女，在有经验医生的观察下可以考虑放置，但必须加强随访。

（5）中度贫血，血红蛋白<90g/L 者慎用（左炔诺孕酮宫内节育器及吲哚美辛宫内节育器除外）。

（6）有异位妊娠史者慎用。

二、放置时期

（1）月经期第 3 日起至月经干净后 7 日内均可放置，以月经干净后 3~7 日为最佳。该时子宫内膜较薄，放置宫内节育器后引起出血及感染等副作用较少；月经干净后其他时间也可酌情放置，但需除外妊娠可能。

（2）月经延期或哺乳期闭经者，应在排除妊娠后放置。产后满3个月如哺乳，子宫常有萎缩，放置时需特别慎重防止穿孔。

（3）人工流产负压吸宫术和钳刮术后、中期妊娠引产后24小时内清宫术后可即时放置。即时放置经临床观察，效果好，不增加并发症，1次手术同时可以落实避孕措施，又可减少患者痛苦。

（4）自然流产正常转经后、药物流产两次正常月经后放置。

（5）产后42日恶露已净，会阴伤口已愈合，子宫恢复正常者。

（6）剖宫产半年后放置。

（7）剖宫产或阴道正常分娩胎盘娩出后即时放置。

（8）用于紧急避孕，不论月经周期时间，在无保护性交后5日内放置。

三、门诊接纳对象

服务流程：询问病史—妇科检查和体检—术前实验室及相关检心手术通知。具体操作如下。

（1）询问病史：手术相关的病历资料，包括月经史、生育史、避孕史、过去史、手术史、过敏史等，做好记录。以了解对象是否适宜使用宫内节育器，是否存在手术的高危因素，是否存在禁忌情况等。避孕史应询问以前是否使用过相同的避孕方法。

（2）妇科检查和体检：对象解尿后行妇科检查。窥阴器检查阴道、宫颈，用消毒棉签在宫颈口及后穹部位取分泌物，将取样棉签放入预置1.5ml生理盐水的试管。阴道双合诊或三合诊检查子宫和附件。检查时注意观察阴道分泌物性状、是否有宫颈撕裂、子宫脱垂、子宫肌瘤、附件压痛等情况。体检主要是心肺听诊和测量血压，根据病史再做相关的检查。做好各项检查记录。

（3）术前实验室及相关检查：将阴道分泌物送常规检查（滴虫、霉菌、阴道清洁度），同时进行血常规检查。等待获得检验结果，以决定是否可以手术。妇科检查如有异常需增加盆腔B超检查，必要时尿HCG化验（如子宫增大疑有子宫肌瘤者或妊娠可能者）。

（4）手术通知：在病历上记录检查结果，如正常，判断该妇女可以放置宫内节育器，做出诊断及处理方案，填写手术通知。如存在手术的高危因素，应在诊断中注明，以引起手术者的重视。如检查有异常，应给予治疗，停药后复查正常再出具手术通知。如短期内难以纠正的，应建议暂缓使用宫内节育器，改用其他避孕方法。

四、手术室准备

（一）器械

（1）冲洗用：窥阴器1只、钳子2把、冲洗器1套。

（2）手术用：手术窥阴器1只，消毒钳2把，宫颈钳1把，子宫探针1根，宫颈扩张器5、5.5、6、6.5各1根，备用药杯1只，弯盘1只，宫内节育器及放置器1套。

（二）敷料

（1）外包布1块（90cm见方，双层）。

（2）内包布1块（90cm见方，单层）。

（3）洞巾1块（120cm×80cm），洞在1/3处，洞周双层（20cm×30cm）。

（4）脚套1只、方纱2块、长棉签2根。

上述器械和敷料打包，高压灭菌后备用（或者用标准的一次性敷料单）。

术时尚需含消毒液棉球6只（如含聚维酮碘液纱球），消毒手套3只（或另备有2.5%碘酒棉球，75%乙醇棉球，石蜡油棉球各1只）。

（三）准备

消毒腿套（或方巾）1只、袖套2只、洞巾和方巾各1块、手套3只、消毒大棉球及方纱布若干、长杆棉签两根等。查看所需器械、敷料、成套的宫内节育器均在有效期内。

五、放置手术

流程：了解病史、复核术前检查正常—签署知情同意书—术前咨询—手术—术后观察及宣教—重申随访要求。

（一）手术者了解病史

复核手术相关的病历资料，包括月经史、生育史、避孕史、过去史、手术史、过敏史等；复核术前检查：血常规、阴道分泌物常规应在正常范围，血红蛋白≥90g/L。复核诊断是否正确和全面，判断对象是否适于放置宫内节育器，时间是否适宜，是否存在高危因素，确认手术方式。核查体温、血压、脉搏均应正常。

（二）签署知情同意书

告知宫内节育器的利弊、手术的风险和可能发生的并发症及放置后常见的症状、随访的必要等。

（三）术前咨询指导

嘱对象排空小便后进入手术室，换鞋，更衣。介绍大致的手术过程，使对象了解如果双方配合好；告知其可能仅有轻微的不适，缓解对象的紧张焦虑情绪，耐心解答对象的问题，解除对象的顾虑。

（四）手术者和受术者准备

1. 手术者准备

手术者穿清洁工作衣，戴帽子口罩。受术者更衣后进入手术室。

2. 受术者准备

受术者外阴及阴道冲洗、消毒步骤如下。

（1）受术者取膀胱截石位，外阴不剃阴毛，10%肥皂水擦洗外阴3分钟后用无菌水冲洗。范围：上达整个阴阜，两侧小阴唇、大阴唇及大腿内侧上1/3，下至会阴肛门。然后用窥阴器暴露阴道及宫颈，另换肥皂纱球或棉球，同法擦洗阴道。擦洗完毕后，用温开水或1/5000高锰酸钾溶液500~1000ml冲洗阴道及外阴后擦干阴道及外阴。

（1）消毒用0.5%聚维酮碘液擦洗外阴、阴道各3分钟。或用其他消毒液涂拭外阴，范围同上。

3. 手卫生

手术者按常规洗手消毒。

（五）经后放置的手术步骤（包括哺乳期）

（1）为受术者常规消毒铺巾：用腿套和方巾覆盖两腿和下腹。然后戴无菌袖套和手套，将手术器械依次放妥。

（2）阴道双合诊检查：进入阴道的手戴两层手套，仔细查明子宫大小、位置、倾屈度及附件有无块物或压痛等，脱去外层手套。

（3）阴器扩开阴道，暴露宫颈，拭净分泌物。用浸有消毒液的纱球或棉球消毒宫颈及阴道穹2遍。

（4）宫颈钳钳夹宫颈前唇12点处，钳夹时宜缓慢逐步夹紧钳齿，然后以左手固定（避免钳夹过深或过浅。过深夹到宫颈穹部或宫颈管内，引起受术者疼痛，会妨碍手术操作；钳夹过浅，牵拉时容易滑脱或撕脱宫颈）。然后轻轻将宫颈钳向外牵拉，以纠正子宫的屈度。

（5）用长棉签蘸聚维酮碘液或2.5%碘酒及75%乙醇等消毒宫颈及颈管2次，并拭净宫颈管黏液。

（6）右手以执毛笔姿势持子宫探针（即示、中两指在上，拇指在下）顺子宫腔方向轻轻探入宫腔达宫底，观察探针在宫颈外口的刻度，测得子宫腔深度，并顺势体会宫腔宽度。如感子宫颈管特别长或特别短时，可同时测子宫颈管长度。必要时以食指尖在探针上做好标记，以读出子宫深度。

（7）根据宫颈口的松紧和选用宫内节育器的种类与大小，决定是否扩张宫颈口（如宫腔形宫内节育器、活性γ形宫内节育器、金塑铜环、药铜环165等均宜扩张宫颈）。与持探针同样姿势，持海格宫颈扩张器，并以环指（无名指）及小指抵在左侧外阴部，用稳而慢的手法顺子宫腔方向扩张宫颈内口，通过内口即可，不需深入。一般由4号扩到6号。

（8）助手取出选用的宫内节育器并撕开宫内节育器外包装袋，术者取出宫内节育器，向受术者出示。

（六）置入节育器

1. 宫形节育器

（1）内藏式放置器放置：手持带有宫铜型宫内节育器放置器，取水平位，将套管上带有缺口的一面向下；将内杆向下拉，把宫内节育器完全拉入套管内，然后缓慢上推内杆，待内杆上的小钩从缺口处自然脱落后，继续推进内杆（小钩会退入套管），使宫内节育器露出套管顶端成圆钝状；将限位器上缘移至宫腔深度的位置；推进放置器达宫腔底，固定内杆，后退套管，宫内节育器即置入宫腔内；放置器向上顶送宫内节育器下缘后，退出放置器。

（2）套管式放置叉放置：将宫内节育器横臂中点的下方嵌入套管顶端有弹

性的放置叉上，宫内节育器露在套管外；将套管叉上的限位器上缘移至宫腔深度的位置；带宫内节育器的放置器沿宫腔方向轻柔通过宫颈口达宫腔底部；固定内杆，后退套管，同时内杆向上推出套管叉上的宫内节育器．宫内节育器即置入宫腔内，退出放置器于近内口处，再用放置器向上顶送宫内节育器后，退出放置器。

2. TCu220C 或者 TCu380A 宫内节育器

将 T 形宫内节育器的两横臂轻轻下折（下折时间不宜超过 3 分钟），并将两横臂远端插入放置管内；将套管上的限位器上缘移至宫腔深度的位置（自套管顶端算起）；带宫内节育器的放置器沿宫腔方向送达宫腔底部；固定内芯，后退放置套管，使宫内节育器的横臂脱出套管；再用套管向上推宫内节育器并稍待片刻，使宫内节育器处于宫底；先取出内芯，然后小心取出套管（防止带动尾丝）；测量阴道中的宫内节育器尾丝的长度，以核对宫内节育器是否到位（阴道内尾丝的长度＝尾丝总长度＋宫内节育器长度－宫腔深度）。在距宫颈外口 1.5～2cm 处剪去多余的尾丝，并记录宫口外尾丝的长度。

3. 活性 γ 形宫内节育器

将套管式放置器上端弧形口的前后唇置于宫内节育器中心硅胶处，限位器上缘移至宫腔深度的位置；带宫内节育器的放置器沿宫腔方向快速通过宫颈口后，轻轻送达宫腔底部；稍等片刻；固定内芯，后退放置套管，宫内节育器即放入宫腔；内芯向上推宫内节育器后，连同套管一起撤出放置器。

4. 母体乐宫内节育器

将宫内节育器放置器上的限位器上缘移至宫腔深度的位置；将带有宫内节育器的放置器按宫内节育器的平面与宫腔平面平行的方向置入宫腔直达宫腔底部，稍等片刻，抽出放置器；再用探针检查宫颈管，以确认宫内节育器纵臂末端已在宫腔内；测量阴道中的宫内节育器尾丝的长度，以核对宫内节育器是否到位（阴道内尾丝的长度＝尾丝总长度＋宫内节育器长度－宫腔深度）。在距宫颈外口 1.5～2cm 处剪去多余的尾丝，并记录尾丝的长度。

5. 环形宫内节育器

（1）一次性放置叉放置：检查带环的放置叉，环的上缘应处在套管叉上。下缘应被套管内杆的小钩拉住，环的结头在侧方；拉下内杆至缺口处，把缺口嵌入套管下缘，使环拉成长椭圆形，便于放置；将带有宫内节育器的放置叉上的限位器上缘移至宫腔深度的位置；将带有宫内节育器的放置叉轻轻置入达宫腔底部；上推内杆，使环的下缘从内杆上脱落；后退放置器近宫颈内口处，上推环的下缘，使环保持靠近宫底处后退出放置器。

（2）金属放环叉放置：避开环的结头，将环装在叉上，将放置叉上的限位器上缘移至宫腔深度的位置；顺子宫腔方向将叉偏水平位通过宫颈管后转正，送入子宫腔底部，后退放置器近宫颈内口处，上推环的下缘，使环靠近宫底处撤出放置器。

6. 左炔诺孕酮宫内节育器和新体 TM380

取出带有宫内节育器的放置器套管，缓慢而持续地牵拉尾丝，使宫内节育器的横臂向内合拢而牵入套管内，直至两横臂顶端的结节处在套管口，移动限位器下缘至宫腔深度的位置；使限位器与横臂均处在水平位；沿子宫腔方向置入放置器达子宫腔底部；固定内杆，后退外管至内杆的环形尾端，二横臂即脱出于宫腔内；上推套管，使宫内节育器置于宫腔底部；后退套管，再退出内杆，小心取出套管；测量阴道中的宫内节育器尾丝的长度，以核对宫内节育器是否到位（阴道内尾丝的长度＝尾丝总长度＋宫内节育器长度－宫腔深度）。在距宫颈外口 1.5～2cm 处剪去多余的尾丝，并记录尾丝的长度。

7. 固定式节育器（吉妮）

用食指、中指和拇指稳稳地把持套管末端和内芯，避免移动，从放置系统中取出；检查放置器中宫内节育器顶端的线结是否挂在内芯顶端上，尾丝是否紧扣在内芯的柄上，移动限位器（定位块）上缘至宫腔深度的位置；放置器轻轻通过宫颈达宫底正中；一手持套管紧紧顶住宫底，另一手持内芯柄向宫底基层刺入1cm；松解内芯上的尾丝，轻轻退出内芯，然后退出套管器；轻拉尾丝有阻力，说明宫内节育器已置入肌层；测量阴道中的宫内节育器尾丝的长度，以核对宫内节育器是否到位（阴道内尾丝的长度＝尾丝总长度＝1cm-宫腔深度）。在距宫颈外口 1.5～2cm 处剪去多余的尾丝器，并记录尾丝的长度。

8. 爱母功能型宫内节育器

取出宫内节育器，在较低温下折叠下端上举两侧臂插入放置管内，露出两侧头少许，调整限位器的上缘至宫腔深度。沿宫腔方向将放置器送达宫底，固定内芯，后退套管，感宫内节育器脱出而置入宫腔，将放置器向上顶送 1 次，随即退出放置器。

9. 元宫铜宫内节育器

元宫铜宫内节育器的放置同宫铜宫内节育器。

元宫型宫内节育器的放置：将宫内节育器的横臂收入放置管内，顶端的球头处在管口，调整限位器上缘至宫腔深度，将放置管轻柔通过宫颈管送达宫底，固定推杆，后撤放置管，使宫内节育器横臂脱出放置管，再将放置管向前推进至宫底，固定推杆，后撤放置管，宫内节育器全部脱出于宫腔。撤出放置器。

10. 花式宫内节育器

把宫内节育器两侧臂内收入放置管内，露出顶缘，调整限位器的上缘至宫腔深度。将放置器水平位置入宫腔达底部，固定内芯，后退放置管，宫内节育器即置于宫腔内，先撤放置管，后撤内芯。

11. V 形节育器

将已经安装宫内节育器的放置器上的限位器上缘移至宫腔深度的位置；顺子宫腔方向置入放置器达子宫腔底部；注意宫内节育器平面与宫腔平面一致，固定内杆，后退套管，再退出内杆，后取出套管；测量阴道中的宫内节育器尾丝的长度，以核对宫内节育器是否到位（阴道内尾丝的长度＝尾丝总长度＋宫内节育器长度－宫腔深度）。在宫颈外口 1.5~2cm 处剪去多余的尾丝，并记录尾丝的长度。

12. 金塑铜环

放置方法同金属环。置入节育器后，撤除宫颈钳，拭净血液，取出窥阴器，手术完毕，填写手术记录和宫内节育器小卡，尽量保证各项内容完整。

（七）术后观察及健康教育

（1）受术对象卧床休息，观察其不适主诉及体征，无特殊情况可允许对象更衣换鞋回家。

（2）告知所放置宫内节育器的种类、使用年限及随访时间。

（3）休息 2 日，1 周内不做过重的体力劳动，2 周内禁止性交和盆浴，保持外阴清洁。

（4）放置术后可能有少量阴道出血及下腹不适感为正常现象。如出血多、腹痛、发热、白带异常应及时就诊。

（5）放置宫内节育器后 3 个月内，尤其经期或大便后，应注意宫内节育器是否脱出。

（6）放置带尾丝宫内节育器者，经期不能使用阴道棉塞。

（7）重申随访要求：在对象离开前再次告知随访的必要性和下次随访时间，有问题如出血多、腹痛、发热等应随时就诊。

（8）发给宫内节育器小卡。

六、几种特殊时期放置节育器

（一）早孕人工流产时放置宫内节育器

因早期妊娠人工流产行子宫负压吸引术或钳刮术后，即时放置宫内节育器者，均在人工流产术前已行外阴阴道消毒，于宫腔内容物清理后，拭净宫颈口及阴道内血液，即可放置，步骤同前。

（二）中期妊娠引产时放置宫内节育器

中期妊娠引产清宫术后，即时放置宫内节育器者步骤同上，但宫颈钳可改用直无齿卵圆钳，放置前不用探针探测宫腔深度，放置器采用直无齿卵圆钳轻轻夹住节育器的下部，沿子宫腔方向送入子宫底正中，然后退出卵圆钳。或用特制长度的放置器放置。

（三）产时放置宫内节育器

1. 应用放置器放置

方法同中期妊娠引产后放置。

2. 徒手放置的方法

于胎盘娩出后检查胎盘是否完整，宫缩是否良好，无出血者于缝合会阴伤口前，外阴重复应用消毒溶液消毒，接生者更换手套，示、中两指夹持节育器，屈指于手心内，近似握拳状，缓慢伸入阴道达宫颈口，伸直示、中两指夹持节育器送入宫腔，同时另一手在腹部扶持子宫底，使环放达子宫底部正中。

（四）剖宫产时放置宫内节育器

剖宫产时于胎盘排出后，拭净宫腔积血，用直无齿卵圆钳夹持节育器送达子宫底正中即可。如带有尾丝，将尾丝顶端向阴道方向送入宫颈（尾丝于产后检查时剪去多余部分)。然后缝合子宫及腹壁切口。

七、手术时注意事项

(1) 节育器应正确放置到子宫底部正中。

(3) "移动限位器到宫腔深度"指从放置器的顶端到限位器的位置，不包括宫内节育器的上缘。

(4) TCu220C 或 TCu380A 和母体乐节育器放置达宫底部后宜稍等片刻再退出套管，使横臂能充分展开。

(5) T 形横臂不宜折叠过久，也不能多次折叠，以免影响展开。

(5) 用叉形放置器放置节育环时，不应叉在环的结头处，结应放在下侧方。要求一次送达子宫底部，不能中途停顿。若中途遇有阻力而停顿，则需将环取出重放。因中途停顿，可使节育环脱落而不能送达底部。手术时也不能任意扭转放置器以防止节育器在宫腔内变形而影响效果和并发症。

(6) V 形节育器在折叠入套管时，中心扣应保持灵活。

(7) 手术过程中，如遇到多量出血、器械落空感、宫腔深度异常、受试者突感下腹疼痛等，应立即停止操作，进一步检查原因，采取相应措施。

八、定期随访

做好放置宫内节育器妇女的定期随访工作，以便及时发现问题并妥善处理，提高避孕节育效果和续用率，保护育龄妇女的健康。

(一) 服务流程

询问—检查—记录—预约。具体操作如下。

1. 询问

置器后是否有不适，了解月经情况。

2. 检查

首先确认宫内节育器的位置和形态正常，可以通过观察尾丝和盆腔 B 超。如 B 超提示宫腔内无宫内节育器，应作盆腔 X 线摄片，明确宫内节育器是否存在。在盆腔为宫内节育器异位，不在盆腔为脱落。如果对象有不适主诉，应按照临床诊疗常规作相应的检查，明确诊断并适当处理。

3. 记录

记录本次随访结果，做好宫内节育器随访登记。

4. 预约

与对象商定下次随访日期，并填写在宫内节育器小卡上。

（二）宫内节育器随访卡

（1）简单的样卡。

（2）基本的宫内节育器随访卡。

（3）较理想的随访卡

第五节　宫内节育器的取出

一、适应证与禁忌证

（一）适应证

（1）因副作用或并发症经处理无效而需取出者。

（2）带器妊娠者（包括带器宫内妊娠或异位妊娠）。

（3）要求改换其他避孕方法或绝育者。

（4）未绝经期月经紊乱者。

（5）到期需更换取出者或已闭经半年以上者。

（6）计划妊娠或不需继续避孕者。

（二）禁忌证

（1）全身情况不良或处于疾病的急性期者暂不取，待好转后再取。

（2）并发生殖器官炎症时，应在抗感染治疗后再取出节育器，情况严重者可在积极抗感染的同时取出节育器。

二、取出时间

（1）以月经后 3~7 日为宜，因放器后出血而需取出者随时可取。

（2）带器妊娠者应做人工流产，可在行子宫吸刮术前或吸引术后取出节育器。少数妇女于吸宫术时节育器感觉不明显而未能取出时，可待下次转经后复查节育器是否存在，再次取器，常能顺利取出。

（3）绝经后 1 年内宜及时取出，绝经时间愈长，取出困难增加。

三、门诊接纳对象

服务流程：问候—询问病史—体格检查和妇科检查—辅助检查—手术通知。

（一）询问病史

问候，确认对象的来诊目的为取出节育器。问姓名、年龄及手术相关的病史资料，包括月经史、生育史、过去病史、手术史、过敏史等。重点了解宫内节育器情况如放置时期、放置年限、宫内节育器类型以及取出原因，判断对象的本次手术时机是否合适、是否存在高危因素、有无禁忌证。有避孕需求者，应咨询取出宫内节育器后的避孕计划。

（二）体格检查和妇科检查

在检查床上放置一次性臀垫（≥50cm×50cm 大小），请服务对象排空膀胱后上妇科检查床，取膀胱截石位。窥阴器检查阴道、宫颈，注意观察节育器有无尾丝及尾丝长度，用消毒棉签在宫颈口及后穹部位取分泌物，将取样棉签放入预置1.5ml 生理盐水的试管。双合诊或三合诊检查子宫和附件。体检主要是心肺听诊和测量血压、脉搏、体温，根据病史情况再做相关的检查。做好各项检查的记录。

（三）辅助检查

对象将置有棉签的试管送化验室做阴道分泌物常规检查。B 超了解宫内节育器在宫腔的位置，目前宫内节育器形态是否正常，必要时做 X 线摄片。对于妇科检查疑有异常，如子宫肌瘤、附件包块等在盆腔 B 超检查时应加以重视；如疑有妊娠可能者增加尿 HCG 化验。必须等待获得检验报告结果，以决定是否可以施行手术。

（四）高危因素

（1）1 年内有子宫穿孔史。

（2）骨盆和脊柱、四肢畸形难以采取膀胱截石位手术者。

（3）绝经 2 年以上取宫内节育器者（提示：询问病史）。

（4）节育器嵌顿、断裂等造成取器困难者（提示：询问病史、B 超及 X 线检查）。

（5）术前经副主任级及以上医师检查和诊断，估计手术中可能发生困难，并有病史依据者（提示：病史询问及病历记录）。

（6）外院取器手术失败转入院者（提示：详细询问病史及手术经过，复习病历记录，判断需要重复的检查和新增检查）。

（五）手术通知

在病历上记录各项检查结果，如一切正常，判断该服务对象可以取出宫内节育器，则做出诊断及处理方案，填写手术通知单。如存在手术的高危因素，应在诊断中注明，以引起手术者的重视。

如检查发现问题，应给予治疗，停药后复查正常再出具手术通知单。如相关疾病短期内难以纠正的，应建议暂缓取出宫内节育器。

四、手术室准备

器械及敷料与放置器械相同，但以宫内取物钳或取环钩代替放置器，必要时备中弯钳或小头弯卵圆钳。

五、手术步骤

服务流程：问候—了解病史—核查术前检查—签署知情同意书—术前宣教—手术—术后宣教—观察—再见。

（一）操作程序

1. 问候

微笑服务，友好接待。确认对象的手术为取出节育器。

2. 了解病史

复核手术相关的病史资料，包括月经史、生育史、过去史、手术史、过敏史，复核诊断是否正确和全面，判断对象是否适于取出宫内节育器，取器时间是否适宜，是否存在高危因素。

3. 高危手术处理

（1）对高危手术应在病历注明高危标记。术前向对象及家属说明手术难度及可能发生的并发症，做好知情同意。

（2）充分估计手术难度，安排有经验的医师承担手术，安排合适的手术时间。必要时先行术前讨论，采取预防措施，或在 B 超监护下手术。

（3）术后严密观察 2 小时以上，经检查无异常后，患者方可离院。

（4）疑难高危手术需住院手术，在区（县）以上机构进行。

4. 核查

术前检查阴道分泌物常规应在正常范围。B 超应提示宫内节育器在宫腔内的位置及形态。测体温、血压、脉搏均正常。

5. 签署知情同意书

告知手术的难度、风险和并发症，医生和受术对象签全名和时间。

6. 术前宣教

嘱对象排空膀胱后进入手术室，换鞋，更衣。介绍大致的手术过程，缓解对象的紧张情绪。

7. 手术

（1）～（5）同放置宫内节育器步骤。

（6）探宫腔：根据妇科检查位置，调整探针曲度，执笔式持探针顺子宫纵轴方向轻轻探入宫腔达到宫底，探测宫腔深度和宽度，探查感觉节育器的位置。

（7）根据宫颈口的松紧和宫内节育器的类型决定是否扩张宫颈口。如未经过阴道分娩、绝经期、宫颈发育不良等宫颈因素，宫内节育器类型如 γ 形节育器等，需扩至 5.5~6 号。

（8）缓缓牵拉宫颈，拉直子宫轴线，置入环钩或取环钳。

（9）用宫内取物钳钳夹住宫内节育器的纵臂或任何部分一般均能顺利取出，包括有尾丝的各种宫内节育器如 T 形、母体乐宫内节育器等当尾丝退缩进入宫腔时，或 γ 形、环形等封闭型宫内节育器。也可用取环钩钩取 T 形宫内节育器等，钩住横臂和纵臂交界处，也能顺利取出。若系环形或 V 形节育器，用取环钩取器时，以水平位置放入宫腔底部，触及宫内节育器后，如宫内节育器的位置在取环钩的前方，将环钩转向前方，如在后方，则环钩转向后方，向下钩得环之下缘，轻轻顺势取出；出宫颈口时环钩仍需偏向水平位，以免损伤宫颈管。如果取环钩取出有困难，一般改用宫内取物钳均能取出。必要时在 B 超监视下钳取。如仍有困难，需作进一步检查。

（10）有尾丝的节育器：宫颈及阴道穿经消毒溶液消毒后，用钳或镜子在近宫颈外口处夹住尾丝，轻轻向外牵引取出节育器，不必进入宫腔，如尾丝断裂按无尾丝节育器取出宫腔操作。

（11）检查取出宫内节育器是否完整，如有变形、断裂、可疑残留等情况，按特殊情况取器的第 7 条处理。

（12）撤除宫颈钳，拭净血液，取出窥阴器，手术完毕。

（13）扶对象下手术床，回休息室休息。

（14）填写手术记录，确保各项内容完整。

8. 术后宣教

（1）观察：让受术对象休息，观察其不适主诉及体征，无特殊情况可允许对象更衣换鞋回家。

（2）术后几日内可能有少量阴道出血及下腹不适感为正常现象，如出血多、腹痛、发热、白带异常应及时就诊。

（3）2 周内禁止性交和盆浴，保持外阴清洁。

（4）为需要避孕者做避孕咨询指导。

六、术时注意事项

（1）取器前必须确定节育器存在于宫腔内。术前必须做妇科检查，查清子宫位置及大小。

（2）操作必须轻柔、准确。第一次放入子宫探针时即应体会节育器的感觉，如探针和取环钩在宫腔内反复捣动，易引起子宫内膜出血，血块覆盖节育器表面，使器感不明显，会增加取出的困难。

（3）取环钩是一种钩形的器械，容易损伤子宫，操作时需十分小心，防止穿孔。以首选宫内取物钳取器为宜。

（4）遇取器困难或节育器感不明显时，不宜反复钩取，可暂予观察，待下次月经净后进一步检查后再取，较易成功。必要时可在 B 超监视下或 X 线透视下取，或在宫腔镜直视下取，以避免意外。

（5）有特殊感染者，手术器械应先在浸泡桶浸泡（2000mg/L 有效氯消毒液浸泡 30 分钟，或 2% 戊二醛消毒液浸泡 60 分钟），再清洗、打包，送高压蒸汽灭菌。

七、术后注意事项

（1）育龄妇女不欲再生育者，宜及时落实其他避孕措施。

（2）禁房事和盆浴 2 周。

（3）取器当日休息 1 日。

八、几种特殊情况下宫内节育器取出

（一）带器妊娠

因带器早期妊娠需做负压吸宫术时，应取出节育器，可根据节育器所在部位，先取器后吸宫或先吸宫后取器。带器中、晚期妊娠应在胎儿、胎盘娩出时检查宫内节育器是否排出，如未排出者，可在产后 3 个月或转经后再检查宫内节育器决定取出方式。

（二）带器异位妊娠

取环时间应视患者病情缓急等具体情况，于异位妊娠手术前取出节育器，一般在出院前取出，并发失血性休克者可在转经后择期取出宫内节育器。

（三）因月经失调取出

一般可选择经前取器，同时作诊断性刮宫，内膜送病理检查，以便月经失调的病因诊断。如果阴道出血多需做急诊诊刮术时，应同时取出宫内节育器，术后给予抗生素治疗。

（四）因盆腔炎取出

放置宫内节育器并发生殖道炎症时，一般需在抗感染治疗后再取宫内节育器，情况严重者可在积极抗感染同时取出宫内节育器。已经患过盆腔炎、异位妊娠者，原则上不提倡放置宫内节育器避孕。但是，放置宫内节育器多年后患盆腔炎者，炎症与其无关，宫内节育器仍可继续使用，不必急于取出。

（五）因绝经取出

绝经期应该取出宫内节育器。围绝经期妇女因月经紊乱需取出，按月经失调取出情况处理。对已绝经妇女，应注意生殖道萎缩情况，如通过妇科检查和B超诊断子宫萎缩，估计宫颈扩张困难，应用雌激素作宫颈准备后再行手术，如尼尔雌醇（维尼安）4~5mg口服后7~10日手术。手术时应轻柔扩张宫口，切勿强拉，以免损伤宫壁或宫内节育器断裂。对绝经5年以上，生殖道萎缩明显，估计取出困难者，如为金属宫内节育器且无不适症状者，可以不取，保持随访。

（六）取出宫内节育器失败后再次取出

如果初次手术未能进入宫腔而导致取器失败，对象无明显不适情况，可以短期内在B超引导和监护下再次行取器术；如果初次手术探查宫腔无宫内节育器感觉而导致取器失败，应该即行B超、X线检查，了解宫内节育器位置和宫腔、盆腔情况，在无明显不适症状和体征的情况下，应观察3个月后再次手术。对手术失败者必须实事求是地详细记录手术经过和困难所在，不得伪造病史或不记录。并且必须向对象说明手术经过和困难情况，取得对象理解。

再次手术必须在二级及以上计划生育技术服务的机构进行。手术前必须仔细询问病史（包括手术日期、手术机构、手术持续时间、对象不适症状、手术停止原因、手术后对象情况），认真复习病历记录，重新进行妇科检查了解子宫情况，B超检查子宫有无畸形、宫内节育器在宫腔的位置及是否存在宫内节育器的变形、嵌顿、断裂、移位等情况，必要时X线摄片了解宫内节育器的形态，对宫内节育器重新定位。术前与夫妇双方谈话，交代手术可能出现的困难与风险，可以在B超引导和监护下手术，必要时运用宫腔镜技术。

（七）因宫内节育器移位、变形、嵌顿、断裂、残留等情况取出

术前诊断有宫内节育器移位、嵌顿、断裂、残留等情况，应当向对象夫妇双方交代手术可能出现的困难和并发症。

宫内节育器位置异常应当取出。如宫内节育器位置下移，可按照常规取出宫内节育器；如宫内节育器移位在子宫肌层，应做B超定位，确定宫内节育器与子宫的关系，如距子宫黏膜层2~3mm之内，可考虑先用刮勺搔刮子宫内膜，再用取环钳或钩探查宫内节育器，钳出宫内节育器。手术前应进行病历讨论，预留充足手术时间，可在B超监护下由副主任及以上医生手术；必要时在宫腔镜下手术。如B超提示宫内节育器移位在子宫肌层较深或者靠近子宫浆膜层、在子宫外、在邻近脏器等情况，必须X线摄片进一步诊断，行剖腹探查取出宫内节育

器。如宫内节育器移位在子宫直肠陷窝，并在妇科检查时可触及宫内节育器者，可切开后穹取出。

取出宫内节育器变形、嵌顿、断裂、残留时，手术操作要轻柔，在牵拉困难时，金属宫内节育器可以将已经拉出宫口的宫内节育器钢丝剪断，然后牵拉比较松动的一头，缓慢牵拉取出。手术后必须进行 X 线摄片，确诊是否仍有宫内节育器残留。如果实在牵拉困难，可以将拉出的部分宫内节育器剪断，转上级医院处理，切忌强行硬拉。

如宫内节育器残留于子宫肌层内，长度<5mm，在 B 超监护下或宫腔镜下手术都无法取出，且无明显不适症状和体征，经由至少 2 个副主任及以上的妇产科医生检查会诊讨论，确认手术困难，应向对象交代病情，告知可以不取，知情同意后保持随访。

第六节　应用宫腔镜技术取出宫内节育器

一、适应证与禁忌证

（一）适应证

（1）常规取出宫内节育器失败，B 超或 X 线检查证实子宫腔内存在宫内节育器的。

（2）B 超监护下取出宫内节育器失败。

（3）术前诊断有宫内节育器嵌顿、断裂、残留等。

（二）禁忌证

1. 绝对禁忌证

（1）急性内外生殖器炎症。

（2）子宫大量出血。

（3）各种疾病的急性阶段。

（4）全身健康状况不良，不能耐受手术。

（5）严重心肺疾患如严重心电图异常、心肺功能不全。

（6）术前 2 次（间隔 4 小时）测量体温均在 37.5℃以上。

2. 相对禁忌证

（1）妊娠。

（2）宫颈、子宫恶性病变。

（3）月经期。

（4）3个月内有子宫穿孔史。

二、手术时期

需要宫腔镜下取器者，一般均有宫腔操作史，而前次手术可能造成的子宫肌层损伤需要修复的时间，一般要求在前次手术3个月后方可进行宫腔镜手术，推荐检查时间在经净后1周内，即子宫内膜增生期的早、中期，必要时再选择其他时间。

三、术前准备

（一）了解病史

复核姓名、年龄、手术相关的病史资料，包括月经史、末次月经、生育史、避孕史、过去史、手术史、过敏史等，重点了解上次取器时间、手术过程、失败原因，判断对象手术时机是否适宜、是否存在高危因素。

（二）术前检查

（1）血常规（血红蛋白≥90g/L）、空腹血糖、阴道分泌物常规应在正常范围。

（2）测体温、血压、脉搏均应正常。

（3）了解宫内节育器情况，本次手术前B超检查宫内节育器在子宫腔的位置，如有嵌顿、断裂、异位可能者，需X线盆腔摄片。

（4）应在B超监护下行宫腔镜手术。术前检查如确认异位超出浆膜面者需宫腔镜和腹腔镜联合取宫内节育器手术。

（三）签署知情同意书

告知宫腔镜取器手术的风险和并发症等。医生、受术对象、家属签署全名和时间。

（四）术前宣教

嘱对象排空膀胱后进入手术室，换鞋，更衣。介绍大致的手术过程，缓解对象的紧张情绪。

四、术前检查

（1）手术前检查宫腔镜完整、照明系统完好、摄像系统图像清晰、能够录像，各类器械包在有效灭菌日期内。

（2）膨宫液体系统连接排空空气，多个液体瓶连接时应串联对接，更换备用瓶时，必须严防空气混入。

液体膨宫介质：常用 5% 葡萄糖液、生理盐水、甘露醇等液体，膨宫压力 13~26kPa，以最小有效压力为原则。

（3）用 18 号输液针建立外周静脉通道，以备急救。

（4）术中对呼吸、脉搏、血压、血氧饱和度持续监护，严密观察受术者的反应。

五、手术步骤

（1）受术者取膀胱截石位。

（2）常规冲洗、消毒外阴及阴道。

（3）手术者穿洗手衣，戴帽子、口罩，常规洗手后戴无菌手套。

（4）阴道双合诊检查，仔细查明子宫大小、位置、倾屈度及附件情况后，换手套。

（5）窥阴器暴露阴道和宫颈，消毒宫颈及阴道穹。

（6）子宫颈钳钳夹宫颈前唇或后唇，棉签蘸消毒液消毒颈管。

（7）宫颈钳夹持宫颈前唇，子宫探针沿子宫方向探测宫腔深度，遇有剖宫产史和宫颈管异常时，更需在 B 超监护下探查。

（8）扩张宫口至大于宫腔镜外鞘直径半号。

（9）将宫腔镜与电视摄像、光源、膨宫系统连接。排出膨宫液内气泡，边膨宫边将宫腔镜缓慢置入宫腔。

（10）详细检视宫腔，顺序为宫底、四壁、宫角、输卵管口、宫颈内口及颈管。

（11）断裂、残留、嵌顿的节育器常位于宫底、宫角及内口周围，可在直视下用微型钳或钩钳（钩）住宫内节育器与镜头一并取出。如表面有组织覆盖，先剪除，再取器。应仔细检查有无残留。

（12）关闭进水阀，打开出水开关，缓慢退出宫腔镜。

（13）撤除宫颈钳，拭净血液，取出窥阴器，手术完毕。

（14）填写手术记录。

六、手术注意事项

（1）宫腔操作时应轻柔，进出宫腔缓慢，避免宫腔镜反复进入宫腔，避免空气混入，如果膨宫效果不佳，应注意排除是否进入假道、子宫壁是否损伤等情况。

（2）手术应有专职护士管理膨宫装置，及时更换膨宫液，规范操作排空空气，另外配备巡回护士。

（3）手术中如果对象有咳嗽、呃逆等情况应立即停止手术，将受术者头转向左侧，检查有无呕吐，左侧卧位、面罩吸氧。

（4）密切观察呼吸、脉搏、血压、血氧饱和度的变化，一旦出现异常情况采取相应急救措施。

（5）遇有宫内节育器残留、断裂、嵌顿、变形者，取出术后必须行盆腔 X 线检查，确诊有无金属物残留。

七、术后宣教

（1）可能有少量阴道出血及下腹不适感为正常现象。如出血多、腹痛、发热、白带异常应及时就诊。

（2）1 周内避免重体力劳动。2 周内禁止性交和盆浴，保持外阴清洁。

第七节 放置宫内节育器的副作用和安全性

一、副作用

(一) 一般症状

放置节育器后常有少量阴道血性分泌物，约 1 周内净，不需处理。放置后 2~3 日内可有小腹隐痛或腰酸，均能自愈。平时偶然可以白带带有血丝，如无特殊症状不需处理能自愈。若放置后情况良好，突然出现小腹胀痛、腰酸、白带增多等症状，宜及时检查，以防节育器有移位及脱落可能。

(二) 月经的改变和不规则出血

世界卫生组织资料，正常月经出血量国外报道为 31~39ml；中国妇女为 47~59ml，上海妇女为 45.4ml。目前常将经血量>80ml 作为月经过多；经期>7 日作为经期延长、月经期外的出血，量少者为点滴出血，量偏多者为不规则出血。

1. 月经异常

是放置宫内节育器后主要的不良反应，其发生率为 5%~10%。出血的临床表现主要为月经增多或过多、经期延长、不规则出血或点滴出血和赤带等，经血量增加多发生在放置后 6~12 个月内，一般在 2 年内好转，有时到 4~5 年才接近正常，放置节育器后平均月经出血量增加 20~50ml，常是因症取出的原因。含铜的节育器增加月经出血量，并且和铜表面积及支撑力有关。释放孕激素的节育器减少出血量为 40%~50%，早期使月经过少、点滴出血，远期可有闭经等。带吲哚美辛的节育器能使经血量明显减少，减少经期延长和不规则出血，极少数可能有周期改变。

2. 出血的机制

已有很多，尚未完全阐明。可能与下列因素有关。

(1) 子宫内膜受机械性磨损或挤压坏死，使表面上皮溃疡可引起出血。

(2) 非溃疡区血管通透性增加。

(3) 内膜海绵层的螺旋小动脉扩张，血管壁变性、缺陷、血管内皮受损，红细胞从血管缺陷处外溢。

（4）纤溶酶原激活剂水平提高，纤维蛋白溶解酶活性增加，致内膜止血作用不正常。

（5）节育器引起子宫内膜无菌性炎症或异物反应，可能使子宫内膜前列腺素合成加快，释放增多。有抑制血小板凝集及扩张血管作用。

（6）节育器使子宫内膜溶酶体总活性增加，内膜中肥大细胞增多，巨噬细胞、诸多细胞因子、生长因子的变化，组胺和 5-羟色胺释放量增加从而导致血管扩张和通透性增加。肥大细胞也产生肝素，进而损伤血管的止血效果。

（7）Ⅷ因子：于放置节育器后普遍都降低。

（8）其他：如内皮素的作用；干扰 DNA 合成和增殖活性，干扰了内皮代谢功能；影响血小板使内膜的止血栓减少等。

3. 出血的治疗月

经过多者，常在流血期给药或经前期预防用药，一般 3～5 日；经期延长者，常在经前期预防用药，可选用以下药物。

（1）抗纤溶药物：①氨甲环酸（止血环酸）：每次 1g，每日 4 次，口服；或注射液每次 0.2g，每日 2 次，肌内注射。②6-氨基己酸（EACA）：首次 3g，以后每次 1g，每日 4 次，口服；注射液每次 4～6g，每日 1 次，静脉滴注。③氨甲苯酸（止血芳酸，PAMBA）：每次 0.25～0.5g，每日 2～3 次，口服；或注射液0.1～0.2g，每日 2～3 次，静脉注射。

（2）酚磺丁胺（止血敏）：每次 1g，每日 4 次，口服；或注射液每次0.5mg，每日 2～3 次，肌内注射或静脉注射。

（3）前列腺素合成酶抑制剂（有消化道溃疡者慎用）：①吲哚美辛：每次25～50mg，每日 3～4 次，口服。②氟灭酸：每次 200mg，每日 4 次，口服。③甲芬那酸：每次 250～500mg，每日 2～3 次，口服。④甲氧奈丙酸：每次 200mg，每日 4 次，口服。

（4）其他止血药物：如云南白药。宫血宁等均有一定疗效；维生素 K、维生素 C、肾上腺色腙（安络血）等也有疗效。

（5）抗生素的应用：由于放置术为上行性操作，同时可能存在轻度损伤及放置后的组织反应，或因长期出血使宫口开放，破坏了正常宫颈的保护屏障，易于诱发感染。因此，在止血的同时宜与抗生素联合应用。

（6）类固醇激素应用：复方雌孕激素避孕药物，如在放置宫内节育器早期服用能使经血量减少，经前 1 周口服复方雌孕激素避孕药 2 片/晚，连续 4~5 日，可能减少经期延长或经前出血。

（7）出血过多引起贫血者：应纠正贫血，如口服硫酸亚铁 0.3~0.6g，每日 3 次，肌注右旋糖酐铁 50mg，每日 1 次等。

4. 出血的预防

（1）正确选用宫内节育器：根据宫腔大小和形状选择适合的节育器；月经量偏多者，选用吲哚美辛或孕激素的节育器。

（2）严格掌握适应证和禁忌证：根据计划生育技术操作常规选择对象；把握放置技巧，稳、准、轻巧地把宫内节育器放到宫腔正确位置；做好术前咨询，说明节育器可能发生的不良反应，增加耐受性。

（三）疼痛

与宫内节育器有关的疼痛包括下腹和腰骶部疼痛、性交痛。其发生率在 10% 左右，因疼痛的取出率仅次于宫内节育器引起的出血。

宫内节育器引起的疼痛可能是生理性或病理性的。病理性的宫内节育器疼痛可由于损伤、继发感染等因素引起。宫内节育器引起的生理性疼痛指并非宫内节育器并发症引起的下腹痛和腰骶部坠痛及性交痛，

一般取器后疼痛即消失。根据疼痛出现时间不同，又可分为早期痛、延迟痛和晚期痛。

1. 临床表现

（1）早期疼痛：发生在置器过程中和置器后 10 日以内，多为生理性的。由于宫内节育器进入宫腔使宫颈内口的疼痛感受器受到机械刺激、宫体受到机械和化学性作用，而产生宫缩致痉挛样疼痛和宫底部的弥散性疼痛，也可因受术者精神紧张。痛阈低的人能感疼痛加剧。

（2）延迟性疼痛：指疼痛持续 10 日以上者。如宫内节育器与子宫大小、形态不相适合，可对子宫产生明显的机械性刺激，而造成子宫内膜损伤，使 PGs 的合成和释放持续增加，致子宫收缩延续可引起钝痛。延迟性疼痛，一般提示了宫内节育器与宫腔不匹配。疼痛时间持续愈长，可能说明宫内节育器与宫腔的一致性愈差。

（3）晚期疼痛：指放置宫内节育器后或早期和延迟性疼痛缓解4周以上后出现的疼痛。多数为病理性，应进一步查明原因。应重点排除感染或异位妊娠；尚需考虑宫内节育器变形、嵌顿、下移、粘连等。

（4）性交痛：常因宫内节育器过大、子宫形态和宫内节育器不相容或宫内节育器下移引起，也可带尾丝宫内节育器的尾丝过硬、过短或过长末端露于宫口，性交时可刺激男方龟头引起疼痛。

2. 治疗方案与原则

（1）保守治疗：可给予小剂量抗前列腺素药，如甲芬那酸、吲哚美辛等治疗。

（2）取出宫内节育器：如放置宫内节育器后持续疼痛，用药物治疗无效，可取出宫内节育器，视具体情况或更换宫内节育器种类，或换用较小宫内节育器。

（3）改换含孕酮宫内节育器：其疼痛发生率低，也可放置固定式铜串节育器，因无支架，减少机械性压迫，疼痛也较轻。

（4）性交痛者，需检查尾丝位置和长度，短而硬的尾丝或无法改变尾丝方向者，宜取出宫内节育器或剪去外露的尾丝。

3. 预防

（1）放置前对宫内节育器使用者进行咨询和指导，讲解放置的过程，以减轻放置早期的疼痛。

（2）手术操作轻柔，防止损伤。

（3）选择大小、形态合适的宫内节育器，减少对宫壁的刺激。

（4）放置前预防性用药，放置时可用2%利多卡因作宫颈局部注射，能使绝大多数患者疼痛缓解。

（四）白带增多

宫内节育器在宫腔内刺激子宫内膜，引起无菌性炎症可使子宫液分泌增加。有尾丝者尾丝刺激宫颈管上皮也可能引起宫颈分泌细胞分泌增加。一般经数月，组织适应后能逐渐减少。多数不需治疗。

（五）过敏

目前常用的活性宫内节育器均带有铜丝或铜套，在宫腔、宫颈和输卵管液中有较高铜离子浓度。近年来常有个案报道，放置带铜宫内节育器后出现与其他过敏源相似的临床表现。多数出现皮疹、全身瘙痒，个别出现心慌、腹痛等。如临床上怀疑铜过敏者应及时取出宫内节育器，并抗过敏治疗，今后不能用带铜的宫内节育器，也曾有放置载铜宫内节育器后引起速发性变态反应（过敏反应）报道，病情类似青霉素过敏性休克，一旦发生应及时抢救，并及时取出宫内节育器。

二、并发症

（一）术时出血

1. 病因

（1）组织损伤：多见于 24 小时内出血。例如宫颈损伤、子宫穿孔、宫体损伤等。

（21）感染：多见于放置后数天再出血合并其他感染表现者。多数因局部内膜受压迫而坏死、感染所致。以哺乳期放置为多见，也见人工流产同时放置宫内节育器者，可因妊娠组织物残留和（或）感染。

2. 诊断标准

放、取节育器 24 小时内出血量超过 100ml 或有内出血超过 100ml 者，或术后少量流血于数天后出血量增加超过 100ml。

3. 治疗方案与原则

（1）手术当时出血者：首选止血药物和宫缩剂。出血多者，需补足血容量，疑有子宫损伤时不可作诊断性刮宫，必要时施行腹腔镜检查协助诊断。病情严重者，必要时行剖腹探查。根据损伤程度进行修补术或子宫切除术。

（2）放置数日后出血者：首先给予止血、抗感染等治疗。无效者应及时取出宫内节育器，或同时行诊断性刮宫，并用宫缩剂止血。刮出物送病理检查。

（3）人工流产同时放置宫内节育器后出血者：应考虑到妊娠组织物残留可能，应取出宫内节育器并进行诊断性刮宫，清除宫腔残留组织物，术后应用抗生素。

（二）盆腔感染

1. 病因

（1）原有生殖道炎症，未经治愈而放入节育器。

（2）消毒、灭菌不严格。

（3）手术时合并子宫穿孔、其他脏器损伤等。

（4）人工流产同时放环，因流产不全持续出血而引起继发感染。

（5）术后过早有性生活或阴部不卫生。

2. 临床表现

（1）术后出现腰酸、下腹疼痛、出血，阴道分泌物浑浊有臭味，有体温升高等征象。

（2）严重感染时，子宫增大、附件增厚压痛，盆腔炎时可伴炎性包块。败血症或脓毒血症时，可出现全身中毒症状。

（3）血白细胞增高，分类中性粒细胞比例增高。

3. 诊断标准

术前无生殖器官炎症，于放器后 1 周内发生子宫内膜炎、子宫肌炎、附件炎、盆腔炎、腹膜炎或败血症者。

4. 治疗方案与原则

（1）放置宫内节育器后一旦有感染，可选用抗生素治疗。感染控制后取出宫内节育器为宜。

（2）严重感染时，行宫颈分泌物培养及药物敏感试验，选用敏感抗生素。控制感染同时应取出宫内节育器，继续用抗生素及全身支持治疗。

（3）发生盆腔脓肿时，先用药物治疗，如无效者应手术切开引流。

（4）慢性炎症时，应在抗生素控制感染后取出宫内节育器，同时可应用理疗或中药治疗。

5. 感染的预防

（1）严格掌握适应证及禁忌证。

（2）严格消毒和无菌操作，并有良好的放置技术。

（三）子宫穿孔

发生率低，为 1：350～1：2500。但为手术并发症中较严重的一种，任何进宫腔操作的器械均能发生。国内外均报道有放、取宫内节育器时子宫穿孔合并肠损伤、感染等，如处理及时，预后良好，如未及时诊治后果严重，甚至死亡。

1. 子宫穿孔分类

（1）根据子宫损伤的程度分：①完全性子宫穿孔：指子宫肌层及浆膜层全部损伤。②不完全性子宫穿孔：指损伤全部或部分子宫肌层，但浆膜层完整。

（2）根据子宫损伤与邻近脏器的关系分两类。①单纯性子宫穿孔：指仅损伤子宫本身。②复杂性子宫穿孔：指损伤子宫同时累及邻近脏器，如肠管、大网膜损伤。

2. 病因

（1）子宫本身存在高危因素：如哺乳期、绝经后子宫，子宫过度倾屈，伴有子宫肌瘤，子宫手术史，未诊断的子宫畸形，多次人流史或近期人流史等。

（2）手术者技术不熟练，术前未查清子宫位置和大小，未按照常规操作及操作粗暴。

3. 临床表现

（1）疼痛：多数在手术过程中受术者突然感到剧痛、撕裂样疼痛，但也有少数疼痛不剧，偶见无痛感者；有的在术时疼痛不明显，但在术后因出血或感染而出现持续性隐痛、钝痛或胀痛。腹部检查可有肌卫、压痛、反跳痛。

（2）出血：出血量根据子宫穿孔的部位、有无损伤血管而不同，可表现为内出血或外出血。一般内出血量超过 500ml 时，腹部可出现移动性浊音。如损伤大血管，可出现休克，如未及时处理，甚至造成死亡。

（3）多数穿孔时手术者会有器械落空感，用探针探查宫腔深度时，常超过子宫应有深度或超过原探查的深度。用取器钩损伤时，有时钩子难以取出。

（4）取器钩穿孔合并其他脏器损伤时，可钩出肠管、大网膜组织等，受术者可伴剧痛和腹膜刺激症状。诊断应无困难。

4. 诊断标准

详见"人工流产"章。

5. 治疗方案与原则

（1）发现或疑有子宫穿孔，须立即停止手术。

（2）保守治疗：若手术中发生单纯性子宫穿孔，如探针或小号宫颈扩张器等穿孔小，未放入宫内节育器、无出血症状及腹膜刺激症状，患者一般情况良好，应住院严密观察血压、脉搏、体温、腹部情况及阴道流血等。同时应用抗生素预防感染和应用宫缩剂，一般观察 5~7 日。

（3）腹腔镜治疗：在放、取宫内节育器时并发单纯子宫穿孔，穿孔面积比较小，而宫内节育器已放到子宫外（进盆腹腔），可在腹腔镜下明确诊断并取出宫内节育器，同时可在腹腔镜下电凝止血。

（4）剖腹探查：如无腹腔镜条件或穿孔较大，特别是取出钩穿孔，症状严重者，或因穿孔进行保守治疗过程中发现腹痛加重、体温升高、腹膜刺激症状加重，或出现休克等，应及时剖腹探查。

（5）子宫穿孔合并脏器损伤：应立即剖腹手术，视损伤程度进行子宫修补或切除子宫，修补肠管或切除部分肠管等手术。

（四）节育器异位

凡宫内节育器部分或完全嵌入肌层，或异位于腹腔、阔韧带者，称为宫内节育器异位。

1. 分类

（1）部分异位宫内节育器部分嵌顿人子宫肌层。

（2）完全异位：宫内节育器全部嵌顿入肌层。

（3）子宫外异位：宫内节育器已在子宫外，处在盆、腹腔中。

2. 病因

（1）术时子宫穿孔，把宫内节育器放到子宫外。由于子宫位置异常及手术者未能正确掌握子宫位置而直接造成穿孔，把节育器放到子宫外，如子宫前屈位时，节育器通常是从子宫后壁穿通，进入直肠子宫陷凹；子宫位置向左，则一般穿通入右侧子宫旁的阔韧带内；子宫位置偏右，则反向进入左侧阔韧带内，甚或通过阔韧带再进入盆腔。子宫后屈时，可通过子宫前壁进入盆腔或膀胱腹膜反折下。

（2）节育器过大，压迫子宫使之收缩加强，逐渐嵌入肌层，甚至部分可移出子宫外。

（3）T 形宫内节育器下移、变形，宽大的横臂嵌入狭窄的子宫下段，或纵臂下端穿透宫颈管。

（4）环形宫内节育器接头处脱结或质量不佳而断裂，断端锐利部分容易嵌入肌层。

（5）固定式宫内节育器放置不当，也容易造成宫内节育器异位。

（6）子宫畸形，宫颈过紧和绝经后子宫萎缩可致宫内节育器变形，容易损伤或嵌入宫壁。

（7）哺乳期、子宫有瘢痕史者、长期服避孕药等容易术时穿孔造成宫内节育器异位。

3. 临床表现

（1）一般无症状，多数在随访或取器时或带器妊娠时才发现。

（2）有症状者可能与异位的部位有关，如嵌顿部位较低靠近宫颈者，往往有腰骶部酸；节育器异位伴有断裂者可刺激子宫肌层或邻近脏器而产生疼痛；有尾丝的节育器，可有尾丝消失或牵拉时阻力大，伴有牵引痛；曾有放器时突然出现腹部锐痛的病史；异位在直肠子宫陷凹或子宫表面的节育器，有时在阴道双合诊或三合诊检查时在该处可扪及异物感或突出感；部分患者有腰骶部酸痛、下腹坠胀不适或有不规则阴道流血。如果异位于腹腔，可伤及肠管、膀胱等组织并造成粘连，可引起相应的刺激症状和体征。

（3）在取宫内节育器术前 X 线检查时，盆腔内有宫内节育器，而在取宫内节育器时，探查子宫腔内无宫内节育器异物感；或取器时可触及宫内节育器，但取出有困难；或能钩到，但向外牵引时阻力甚大，应怀疑宫内节育器异位。

4. 诊断标准

（1）病史询问：重点详细询问放器时间，宫内节育器类型和大小，放置顺利程度，放置时有无腹痛，置器后有无取器困难等病史。

（2）妇科检查

①窥视：如有尾丝的宫内节育器，发现宫颈口未见尾丝需考虑宫内节育器异位可能。

②妇科双合诊：检查盆腔有无包块，直肠子宫陷凹、前后穹处有无压痛及异物感，子宫大小、形态、有无压痛等。

（3）辅助检查：①B 型超声检查：能较好定位宫内节育器的情况。②放射线检查：X 线直接透视或摄片，远离中心的节育器可诊断为子宫外异位。X 线透视下双合诊检查，如移动子宫而节育器影未随之移动可说明宫内节育器异位子宫外。X线透视下用子宫探针、定位器置入子宫腔，如不能和宫内节育器重叠，能说明宫内节育器异位。子宫、输卵管用5%～10%碘化油造影或盆腔气腹双重造影，后者可正确定位宫内节育器所在部位。③宫腔镜检查：能直接观察、检查宫腔内宫内节育器情况。④腹腔镜检查：能直接观察部分或完全异位于子宫外的宫内节育器。

5. 治疗方案与原则

凡宫内节育器异位，无论有无症状，均应及早取出。根据异位的部位不同，可以采取以下取器方法。

（1）经阴道取出：嵌入肌层较浅，用刮匙轻轻刮去内膜，然后从阴道内取出。嵌入肌层稍深的金属环，可钩住宫内节育器下缘轻拉至宫口，拉直环丝剪断后抽出。对于取出困难者，切勿盲目用力牵拉，可在B超监护下或X线透视下进行。目前，较多的是在宫腔镜直视下取器，大部嵌入肌层的宫内节育器不能松动者，不宜经阴道取器。

（2）经阴道后穹切开取出：宫内节育器异位于直肠子宫陷凹时，可切开后穹取出。

（3）腹腔镜下取出：宫内节育器异位于腹腔内，并估计无粘连或轻度粘连，可在腹腔镜直视下取出。此方法既简单，又安全，术后恢复快，并发症少。

（4）剖腹探查：经宫内节育器定位后，大部分或全部嵌入肌层，按上述方法取出困难者，应剖腹取器。如穿孔部位有严重感染，或年龄较大伴有其他妇科疾患（如子宫肌瘤等），可考虑子宫切除术。如宫内节育器已穿入肠管内或膀胱内，剖腹探查后取出宫内节育器，并作损伤脏器修补。

6. 预防

（1）手术前要认真查清子宫位置，放置时动作宜轻，勿损伤子宫壁，对哺乳期子宫更应小心谨慎。

（2）选择节育器不宜过大，放置节育器后必须定期随访，以便及时发现节育器断裂、变形，及早给予取出。

（3）人工流产同时放置节育器时，注意勿过度吸刮而损伤子宫壁肌层。

（4）绝经后应在1年内取出，以防子宫萎缩而导致节育器嵌顿。

（五）节育器变形、断裂或脱结

1. 节育器变形

不多见，常于随访时在 X 线或 B 超时发现。例如圆环形节育器变成"8"字形，T 形节育器横臂未展开呈"个"形，V 形节育器中心扣断裂后，横臂上举呈形或扭曲等。变形常与节育器的质量和放置技术有关，或因节育器和宫腔形态或大小不符所致。变形的节育器应及时取出或更换。

2. 节育器断裂、脱结

节育器断裂或圆环结头处脱结，可无症状或伴下腹胀痛、腰酸、赤带等，常在随访时发现。因其尖锐处易造成嵌顿或穿孔，甚至腹腔脏器损伤，宜及时取出。一般方法取出有困难时，可在宫腔镜下取。

（六）节育器下移

宫内节育器在子宫内位置下移，在临床上常无症状，有时可出现小腹胀痛、腰酸、白带增多、赤带等。B 型超声能较好地诊断宫内节育器下移，如 B 超示宫内节育器上缘距宫底外缘 2cm 以上，一般可诊断为宫内节育器下移。如有尾丝的宫内节育器，当尾丝明显增长时，应考虑到宫内节育器下移。宫内节育器下移易发生带器妊娠。所以发现宫内节育器下移，应及时取出。如发现环形宫内节育器下移，可按放置步骤，用环叉上推宫内节育器下缘，使宫内节育器回到正常位置。

（七）宫内节育器尾丝消失

当宫内节育器脱落或子宫增大（合并肌瘤、妊娠等），使尾丝相对过短而缩至宫腔内，或因宫内节育器异位造成尾丝消失。一旦发现尾丝消失，可行 B 超或 X 线确诊宫内节育器是否还在宫腔内，或用探针探测宫腔内是否有异物感。如确诊宫内节育器仍在宫腔内正常位置，可以继续存放。如宫内节育器位置不正，则需及时取出，换置新的宫内节育器。

第六章　屏障避孕

屏障避孕历史悠久。主要优点是作用于局部，不干扰机体生理功能，副反应少，十分安全。其作用途径包括：①机械性屏障作用，阻断精子和卵子相遇，如阴道隔膜、子宫颈帽。②杀精子作用，如外用避孕药膜、避孕栓、胶冻、泡腾片等。③杀精和屏障作用相结合，如避孕海绵、阴道隔膜加避孕胶冻等。

第一节　阴道隔膜避孕

阴道隔膜是一种女用安全可靠的避孕工具，起机械性屏障作用，阻断精子进入宫颈，避免精卵结合而起避孕作用。隔膜不含药物，安全、无副作用。由薄乳胶膜制成，外形扁圆似帽子，故俗称子宫帽。边缘有弹簧圈，软而有弹性，以弹簧圈外径为直径可分为 50mm、55mm、60mm、65mm、70mm、75mm、80mm 等 7 种规格型号，根据阴道壁松紧选择大小，

一般常用的是 65、70、75 号，应按女性阴道深浅进行配置。

采用阴道隔膜避孕，放置前必须经妇科医生检查，无禁忌证后，选择相应型号的阴道隔膜。如型号过小，宫颈口遮盖不严，隔膜易移位，精子易于通过而进入宫腔，造成避孕失败；如型号过大，可压迫阴道壁，造成阴道壁的损伤。所以选择阴道隔膜的型号是非常重要的。

一、适应证

适用于有心、肝、肾等疾患而不宜应用药物避孕者；不宜放置宫内节育器或手术绝育者；无禁忌证的任何育龄妇女。

二、禁忌证

阴道过紧、阴道前壁过度松弛、子宫脱垂、阴道中隔，阴道炎、宫颈重度糜烂者治疗后再用。反复发作的尿路感染及橡胶或杀精子剂过敏，习惯性便秘者需

纠正后才能用。

三、阴道隔膜大小的选择及试配方法

检查前解小便及做妇科检查，然后测量自阴道后穹至耻骨后缘间的距离，选择直径大小相近的隔膜试放。放入时用一手拨开大阴唇，另一手的拇指和中指将隔膜弹簧圈捏成长形，沿阴道后壁向内向后推入阴道后穹顶部，把隔膜外缘推到耻骨联合后凹处，再用手指探查宫颈，应被隔膜全部覆盖，隔膜前缘不暴露于阴道口为放置准确。试配后，指导避孕者起立，并作站、走、蹲、坐下等动作，如无异物感及坠胀不适，下蹲时也不脱出，即为合适。避孕者自己需反复试放数次，直至指导者认为放置准确。放置阴道隔膜的姿势有蹲位、半卧位及立位。

阴道隔膜在性交后 8~12 小时才可取出，取出的姿势如同放入的方法。用食指伸入阴道，钩住阴道隔膜的前缘，向外慢慢拉出。取出的阴道隔膜要用肥皂水洗净，同时检查有无漏孔或破裂。阴道隔膜取出后用温水或肥皂水洗净擦干，扑上滑石粉放在洁净干燥的盒子中，以备下次再用。一般来说，一个阴道隔膜可以反复使用两年。阴道隔膜不要接触油类物质（如凡士林），以免损坏乳胶膜。

四、避孕效果

阴道隔膜避孕方法简便、安全、无副作用。但必须坚持每次使用，如使用得当，效果为 85%~96%。

五、不良反应及注意事项

1. 不良反应

（1）由于合用杀精剂，男女双方的局部可能产生刺激性，或伴有有轻微的烧灼感。

（2）有的妇女对橡胶或杀精剂过敏或其他不良反应。

（3）未认真洗净阴道隔膜而重复使用，以致引起阴道炎症。

（4）阴道隔膜在阴道内存放过久，引起局部反应，导致阴道分泌物增多，细菌在阴道内繁殖，从而引起阴道、宫颈感染。

（5）阴道隔膜周围是由弹簧圈构成的，如配戴不合适，向上会压迫尿道，引起膀胱尿道炎症，向后会压迫直肠而致便秘。

2. 注意事项

（1）选择型号合适的阴道隔膜：不宜过大或过小。

（2）使用前应检查乳胶膜：如发现有漏孔、裂缝、发黏及弹簧圈变形，均不宜使用。

（3）正确放置阴道隔膜：阴道隔膜放入后，还要检查其位置是否确实盖住了子宫颈，如没有盖严应取出重放。在阴道隔膜上涂避孕药膏可以提高避孕效果，同时还可以使阴道隔膜容易放入阴道。性交后 8~12 小时才能取出阴道隔膜，因为精子在阴道里存活的时间一般不超过 8 小时。若取出过早，精子还没有死亡，仍有怀孕可能；但也不能取出过晚，最迟不超过 24 小时，放置时间过长，刺激阴道壁使内分泌物增多，容易引起感染。

（4）妇女生育以后，阴道长度、松弛度都会发生变化，于产后 3 个月重新选配阴道隔膜的型号。

第二节　宫颈帽避孕

宫颈帽是一种类似小型阴道隔膜的女用避孕工具，套在宫颈上起机械性屏障作用，阻断精子进入宫颈管，避免精卵结合而避孕。常用的宫颈帽有 3 种：①形似杯状（又称针箍形），是一种橡胶避孕工具，房事时放置在宫颈上，利用其质硬而又柔韧的圆边和宫颈间所产生的吸力，将宫颈周围紧箍维持其位置的固定。目前使用的有 21mm、23mm、25mm、27mm 四种规格（以帽檐内径为准）。②钟形，伴凸缘、帽腔较浅，直径有 42mm、48mm，54mm。③碗形（拱顶形）较浅，直径有 50~75mm。拱顶形和钟形的宫颈帽尺码较大，可遮盖一部分阴道穹。

国内曾研制成阀式宫颈帽，以硅橡胶制成，可以较长时间放置。安放后妇女站立时阀门向下开放，宫颈分泌物可以向下引流。如平卧时阀门关闭，如同一般宫颈帽，起到避孕作用。国外曾研制一种根据妇女子宫形态而注模成型的宫颈帽，犹如量体裁衣更适合妇女本人。但目前均无产品。

一、适应证与禁忌证

（一）适应证

同阴道隔膜。

（二）禁忌证

（1）阴道纵隔、宫颈过短或过长，如针箍形不宜用于宫颈过短者。

（2）急性阴道炎、宫颈炎或盆腔炎症应在治疗后使用。

（3）施行过宫颈活检或冷冻治疗者，在6周内不使用。

（4）使用对象或其丈夫无学习放帽技术能力者，勿给予配置。

（5）对橡胶有过敏者。

（6）宫颈重度糜烂。

（7）宫颈极度向前，房事时易脱落。

二、选配和使用方法

（一）选配

应先作妇科检查，了解宫颈情况，然后选用各种不同品种及尺码进行试放，如选用针箍形，以帽边紧贴宫颈周围，并能维持足够的吸力（负压）为合适的型号。如选用钟形或碗形，应紧贴于阴道穹。

（二）放置姿势

同阴道隔膜。放置时一手拨开阴唇，另一手拇、示两指用力压宫颈帽边的两对侧，使靠拢，以开口面朝向宫颈，沿阴道后壁尽量向内推入深部，放松拇指，弹开宫颈帽，以食指上顶，使帽覆盖子宫颈，并挤压帽顶，使帽内空气逼出，将帽边紧扣宫颈周围，形成较强吸力，然后在帽周围完整地检查一圈，以确定宫颈是否全部覆盖，再在帽顶上挤捏和牵拉，以试吸力强弱。放置时姿势与放置隔膜时相同，半卧位、蹲位、站立位或一足踩凳位。

（三）放置方法

在放置宫颈帽前，最好在帽内加入杀精剂，放满帽腔的 1/3 ~ 1/2 部分，放入过多会影响帽和宫颈间必不可少的吸力。取出帽时可用手指尖放入帽檐边和宫颈间，解除吸力即可顺利地取出，取出后可用软肥皂和水清洗，擦干后放入专用小盒内保存备用。

三、避孕效果

宫颈帽的效果与正确放置技巧和指导的细致有关。临床试用避孕成功率为91.7%以上，若加用杀精剂则效果更好。国外研究，宫颈帽避孕失败率8~16/100妇女年。

四、注意事项

（1）注意妇科检查，除外上述禁忌证，方可使用。

（2）宫颈帽应在房事前0.5小时内放入，房事后应留置8~12小时，一般勿超过24小时，留置过久，可产生恶臭分泌物，也可引起生殖道感染。

（3）如发现房事中宫颈帽位置移动或脱落，应尽快就医，并及时采用紧急避孕方法。

（4）妊娠分娩后需重新配置尺码。

第三节　　阴道避孕海绵

设计阴道避孕海绵，是为了克服其他阴道避孕法的缺点，使杀精剂和机械屏障作用相结合，以期提高避孕效果的目的。自19世纪70年代开始，美国研究含杀精剂的避孕海绵，于1983年经美国食品与药物管理局批准。单独应用的阴道避孕海绵名叫"今日"，在美国最受欢迎；而在其他国家如南斯拉夫等，其接受性就较差。我国也已研制成功阴道避孕海绵，但尚无产品。

一、避孕特点及禁忌证

（一）避孕特点

阴道避孕海绵是用聚氨基甲酸乙酯泡沫胶制成，并含有辛苯醇酸，海绵内尚有保护性的药物如柠檬酸、山梨酸及苯甲酸，使其pH保持在4~5。外形呈扁圆形，向宫颈的一面为凹陷状，以利贴盖在宫颈上，可防止房事时移动，另一面两侧接连着一条半环状带子（又称为织物聚酯环状带），便于拉着带子取出海绵。

海绵直径 5.5cm，厚度 2.0cm。

避孕海绵具有壬苯醇酸杀精剂和海绵对精子起拦栅的双重作用，而达到避孕效果。它的特点是：①有效时间长达 24 小时。②性生活时不需要等待。③放置方便。④对阴道杆菌无影响。⑤因海绵有吸收精液的作用，因此对女方来说比杀精剂干净。

（二）禁忌证

（1）对聚氨基甲酸酯或壬苯醇酸过敏者。

（2）患有子宫脱垂、阴道膨出、直肠膨出、子宫 Ⅲ 度后屈、阴道纵隔等，使避孕海绵不能置入或留在阴道内。

（3）曾有金黄色葡萄球菌所引起的休克综合征的病史。

二、使用方法

用时拆开海绵塞外的包装袋，取出海绵，于凹面上加入约半汤匙的冷开水轻轻挤捏海绵稍湿润，以激活杀精子剂并便于放置。于性生活前放入，拇、示两指将海绵捏扁，凹面向上，环状带在下，沿阴道后壁放入阴道内约一食指深，凹陷面对准宫颈上推，贴在宫颈处，即可性生活。如性生活后发现海绵位置移动时，应考虑加用其他补救措施。

海绵放入阴道后立即起避孕作用，并可持续 24 小时，在此时间内如有重复性交，也不需加用其他的措施，但必须在末次性交 8 小时后方可取出海绵。

取出时可用一手指钩住环形带或用中、食指夹住海绵，慢慢地拉出阴道，取出后将海绵弃去（每只海绵只用 1 次）。

三、避孕效果

阴道海绵的避孕有效率据报道为 73%～93%，低于口服避孕药和宫内节育器。失败常因未坚持使用或未按常规要求正确使用。

四、注意事项

（1）在性交前后均应检查避孕海绵在阴道内的位置是否正确。

（2）应用中如有发热、腹泻、呕吐、肌肉疼痛等症状，应及时至医院就诊，以诊治可能导致的感染。

（3）若应用避孕海绵后出现皮疹，如阴唇红斑（类似太阳晒伤），应即停用。

（4）有少数妇女应用后造成阴道干燥，这系海绵过多的吸收阴道分泌物所致，故用前必须湿润海绵。

（5）如遇取出海绵有困难时，不用着急，随后可请医务人员帮助取出。

第四节　外用药物避孕

女用外用药物避孕法，是在性交前将外用杀精子药物放入阴道内起到杀伤精子，达到避孕的作用。

20世纪30年代起用有机汞弱酸，如醋酸苯汞用作杀精剂，虽有杀精子作用，但有效率低，对阴道杆菌有损害，目前仅少数国家应用。20世纪60年代新型杀精子剂——非离子表面活性剂问世，我国于20世纪70年代也研制成孟苯醇酸、辛苯醇醚膜等。至今常用的有壬苯醇醚、辛苯醇醚等，杀精作用强，对滴虫也有杀伤作用，且对阴道杆菌无影响。20世纪80年代，我国还研制成鱼肝油酸制剂，也具有强力杀精作用，并研究从中草药中提取杀精子有效成分，如七叶一枝花、猪胆汁的提取物和去氧胆酸钠、土贝母皂苷等均有杀精作用，可能发展为有效的杀精子剂。国外从植物中寻找具有杀精作用的表面活性剂，也取得了较大的进展。在实验筛选中发现满天星、肥皂草、榄仁树、象耳树等皂苷都具有较强的杀精子作用，但均未成熟。

目前常用的杀精子剂包括两种成分：一种是化学杀精子剂，起杀精作用；另一种是惰性基质（如泡沫剂、霜剂或胶冻）作为支持剂，放入阴道后利用其物理作用，消耗精子的能量，或在宫颈口形成薄膜或泡沫，阻止精子进入子宫腔。阴道杀精子剂可以单独应用，也可与阴茎套、阴道隔膜等避孕工具合用，更能提高避孕效果。

一、避孕机制

非离子表面活性杀精剂主要作用是破坏精子细胞膜，导致细胞器的暴露，细胞内外环境失调，使精子细胞逐渐失去生命力而达到避孕。各种避孕胶冻与避孕工具合用，其避孕有效率为85%～96%。

二、外用避孕药应具有的性能

（一）效果可靠

（1）杀灭精子力强，在规定稀释浓度下，能即时杀死精子。

（2）能在身体内很快溶解和散布在宫颈和阴道表面，并能渗入黏膜皱襞凹陷部分。

（3）有一定黏度，在体内溶解后不致立即流出。

（4）阴道和宫颈分泌物混合后仍不失其杀精子能力。

（5）在一般状态下能保存 1 年性能不变。

（二）对人体健康无损害性

（1）经常使用后，对男女生殖器局部无不良刺激，对全身也不发生药物中毒现象。

（2）能保持阴道原有生理状态，应极少改变阴道正常的酸碱度，以免因酸性变弱而引起阴道细菌生长的副作用。

（3）药物容易用水洗出。

（4）即使药物变质后，也对人体健康无害。

（5）药物内无细菌或霉菌生长的可能。

（三）实用性

（1）药物无特殊气味，容易洗去。

（2）用法简单，携带方便。

（3）不过分增加或减少阴道分泌物而影响性生活。

三、适应证和禁忌证

（一）适应证

（1）育龄妇女皆可应用，尤适合哺乳期妇女。

（2）患有肝、肾或其他疾病不宜用其他避孕方法者。

（3）妇女刚停用口服避孕药，其他措施尚未落实时，可用此法作为过渡措施。

（4）不适宜应用宫内节育器者。

（5）在应用宫内节育器最初几个月，此法可作辅助；以增加效果，或发现宫内节育器脱落时可用此作为后补。

（6）当应用某种避孕措施，疑不可靠时，可于月经中期加用杀精剂，以提高效果。

（7）胶冻与屏障性避孕工具合用，能加强避孕效果并增加滑润感。

（二）禁忌证

（1）阴道有炎症者，不易耐受药物的局部刺激。

（2）对杀精药或其他制备基质有过敏者。

（3）子宫脱垂、阴道壁松弛、宫颈有严重撕裂均不宜使用，因药物难以保留在阴道内。

（4）没有能力正确使用和坚持使用者。

四、种类

（一）避孕胶冻

又称避孕药膏，是一种半透明的糊状物，通常装在锡质或塑料管里，似牙膏管，并附有注入器，可装在管口上，以便直接注入阴道后穹。

1. 常用种类

目前国内外常用的是以壬苯醇酸、辛苯醇酸或苯醇酸为活性的化合物制成，如乐乐雄胶冻，含壬苯醇酸，似小牙膏，配有注入头，每次使用1套。

2. 使用方法

宜与阴道隔膜、宫颈帽、阴茎套等避孕工具合并应用，以加强效果或作为工具的滑润剂，也可单独使用，方法如下。

（1）旋去管盖，将注入头装在螺旋口上。

（2）仰卧于床上将注入头慢慢插入阴道深部（深约7cm），使注入头顶端在宫颈附近，轻轻挤压胶冻管同时缓缓转动注入头，使胶冻能均匀涂布于宫颈口及其周围。

（3）注射完毕后取出注入头及胶冻管，丢弃之。不需等待即可房事。

3. 避孕效果

各种避孕胶冻与避孕工具合用，其避孕有效率为 85%~96%。

4. 注意事项

（1）避孕胶冻应于每次性交前放入，不宜过早，以免甘油吸取水分后稀释，减低效果。每管只用 1 次。

（2）注入胶冻后，应避免起床，以防溢出，影响效果。

避孕药膏虽然是由一些杀灭精子能力较强的药物制成，但是它可以因种种原因而减低效果。例如药膏在宫颈口分布不均匀，仍然能使精子通过宫颈口而入子宫腔，避孕药膏或因存放时间过久，保管不良等影响效果，所以最好与其他避孕工具合用较为可靠。

（二）避孕栓剂

是把避孕药物与油质赋形剂制成药粒，呈白色，大小形状不一，多数似子弹头，便于放入阴道。栓剂内含的药物能直接杀死精子，油脂融化后在宫颈表面形成油层，能阻止精子进入宫颈，而达到避孕作用。

1. 制剂

目前常用的栓剂，主要含壬苯醇醚类药物，如爱侣栓、妻之友等。

2. 用法

使用此法避孕比胶冻更为方便，不需用任何用具。用前将手洗净，撕开外包装，取栓剂 1 粒，将尖头从阴道口沿后壁慢慢送到阴道深部，每次用 1 枚，放入后需 7~10 分钟才能性交，若重复性交应再放 1 枚。

3. 避孕效果

壬苯醇醚栓剂避孕有效率为 98.58%。

4. 注意事项

（1）重复性交时需补放栓剂。

（2）以女性仰卧为最合适，如采用特殊性交姿势，易造成药液流出而影响效果。

（3）性交后不宜立即冲洗阴道，避免药液流失。

（4）如栓剂内的基质为油脂物质，易损坏橡胶，因此不宜与阴道隔膜、宫颈帽、避孕套等同用。

（5）热天栓剂融化极易变形、变质、变软或黏于纸上，因此贮存的容器应密封，并保存于阴凉干燥处。

（6）油质如沾污衣服，不易洗净。

（三）避孕片剂

将避孕药物压成药片，便于应用。内含两种成分，一种是杀精子剂，另一种是泡沫剂，这种泡沫剂在阴道内形成泡沫后，可帮助杀精子的药剂在阴道内很快地扩散，均匀分布于阴道各空隙处，增加杀精子剂的作用面积；泡沫形成后，能机械地阻止精子前进，使杀精子剂有足够的时间杀死精子，由于使精子迂回曲折地前进，足以损耗精子的能量，使精子失去活动力；形成泡沫过程所释放的一氧化碳也有抑制精子活动的作用，所以片剂内加入泡沫剂可使避孕效果更为提高。

（1）国产外用醚避孕片，有环形片和乐安酸避孕片。环形片，每片含孟苯醇酸 50mg 及发泡剂，2cm×2cm×0.5cm 大小、白色。内含壬苯醇酸 100mg 及发泡剂，扁卵圆形，2cm×1cm×0.5cm 大小、米色。

（2）国外产品种类多，如日本生产的有盘形和救生圈形，能耐热，避孕效果好。

2. 用法

一般于性交前 3~5 分钟放入 1 片于阴道深部，如阴道分泌物少的妇女，应在性交前 5~10 分钟放入，需等药物溶化后再行性交，药片有效时间在 1 小时内，如超过此时限应再放 1 片。

3. 避孕效果

有效率在 93% 左右。妊娠率为 3.2~7.9/100 妇女年。避孕效果好。

4. 注意事项

（1）这类药片易吸收空气中的湿气而失去其泡沫作用，因此需密闭保存，随用随时取出。

（2）在一般情况下避孕药片不刺激阴道黏膜，但如处女膜或阴道黏膜有擦伤时，会有刺痛感觉。如有此种情况，应停止使用，而采取其他避孕方法。

（四）避孕药膜

是一种无色或微黄色半透明纸状含药薄膜，易被阴道分泌物溶解，溶解后成黏稠状而阻止精子活动，并有强力杀精子作用而达到避孕目的。男女双方皆可应用，但以女方应用效果较为理想。

1. 制剂

每张药膜含壬苯醇酸或烷苯聚醇酸 50mg，配伍水溶性成膜材料聚乙烯醇，其余为甘油和尼泊金乙酯等辅料。壬苯醇微薄膜为方形（5cm×5cm），烷苯聚醇醚目前已不生产。

2. 用法

（1）女用方法：先将手洗净擦干，再将药膜轻揉成松软小团或将药膜两次对折成 1/4 大小，用食指、中指夹住，迅速将其送入阴道深处。如感觉药膜黏于手指上，可将食指在阴道内转动 1 圈，使药膜全部留于阴道内，5~10 分钟（不超过 0.5 小时），待药膜溶解后再开始性交。

（2）男用方法：见男性部分。

3. 避孕效果

按周期计算避孕有效率为 99.59%，按国际妇女年计算避孕有效率为 94%~97%。

4. 注意事项

（1）药膜遇冷变硬并不影响药效，应用时可先用手心或体温接触，待其柔软后再用。

（2）由于药膜为水溶性，每张药膜均用防潮纸隔开，指导使用者在使用时注意区别药膜和纸，不要用错。取用或保存时应严防与水接触。

（3）如药膜放入阴道后，超过 1 小时才性交，必须重放 1 张，若重复性交，也需重复用药。

（4）如局部有刺痛感觉或瘙痒感应停用。

五、药物的副作用

部分应用者对杀精剂及其赋形剂如泡沫、乳胶、胶冻等引起男、女生殖道局部反应，如：①阴道分泌物增多。②局部有烧灼感或涩干刺痛。③外阴瘙痒。④过敏性皮疹。⑤少数应用者因阴道分泌物少，有时片或栓在阴道内未完全溶解。⑥有时可闻到杀精剂异味，尤以应用鱼肝油酸钠栓剂为甚。

六、近期与长期安全性

非离子表面活性杀精剂对全身无明显副作用。动物实验全身毒性低，无致突变效应。虽杀精作用强，对黏膜刺激甚微，对阴道杆菌无损害，对乳汁无明显影响。

第五节　女用避孕套

女用避孕套是一种新型预防性传播性疾病的屏障方法，又是供妇女自行控制使用的避孕工具，其优点在克服阴茎套的不足，既可避免外阴和阴茎根部直接接触，克服阴茎套需在阴茎勃起时才能使用，也可防止滑脱和破裂。女用避孕套由一个松弛、柔软的聚氨酯套和两个有弹性的聚氨酯环组成。套长 14~15cm，一端封闭呈袋状，另一端开口与外环相融合呈套状。外环截面略细，环直径约 7cm，内环截面略粗，环直径 5~6cm，放在套的封闭端，也可自由取出；内环起到便于放置和固定作用。

女用避孕套可在性交开始前放置，性交结束后取出。目前国外已有的产品为单个包装，套的内外均有润滑剂，使用时可根据需要外加润滑剂。国内制成女用避孕套略短小于国外产品。以乳胶制成，内、外两环用聚氨酯材料。

一、放置与取出方法

1. 放置方法

（1）用拇、示、中三指左右捏扁内环（类似放置阴道隔膜）。

（2）将内环置入阴道深处。

（3）用食指由套内伸入，上推内环达后穹，使环前缘推向耻骨联合后方，并防止避孕套在阴道内扭转。

（4）避孕套外环平整置于外阴口。

2. 取出方法

性交结束后将外环扭转 1 圈后向下向后方牵引取出，以免套内液体外溢，取出后即丢弃。

二、注意事项

（1）每次性交均需使用。

（2）性交时感觉到有外环移动现象是正常现象，不必担心。

（3）如果感觉到有内环，通常是未将内环放置到阴道深处（耻骨上方）的缘故。

（4）如果感觉到外环进入阴道，或阴茎从阴道套下方或侧方进入阴道，要停止性交，取出阴道套，加些润滑剂重新放置。

第七章 女性自然避孕

第一节 自然避孕发展史

自然避孕法，传统也称为安全期避孕法，是以女性生殖周期的变化为基础，根据出现的症状与体征，间接判断排卵时间，识别排卵前后的易受孕期，利用卵子排出后一般只能存活1~2日，而精子在女性生殖道内只能存活3日左右的规律，在每次易受孕期进行周期性禁欲，错过精子和卵子相遇的机会，从而达到避孕目的。自然避孕法传统应用日程表法（日历节律法）、基础体温法及宫颈黏液观察法等，它是一种安全、有效、经济、不用任何器具、符合正常生理的避孕方法，由于它是利用自然的生理现象而进行的一种节育方法，故称为自然避孕法。

自从1827年在哺乳动物体内发现了卵子，直至20世纪30年代，排卵的理论才与自然避孕联系起来。首先得到运用的是日历式节律避孕法；其后是基础体温法；再后来是症状体温法，也就是利用体征及基础体温相结合来测定排卵期进行避孕。因其方法的科学性很强，要求使用者严格遵循规律，并需要专业技术人员的正确指导，如不严格掌握规则，实际避孕失败率较高。

20世纪70年代，澳大利亚的约翰和伊芙莲比林斯两位医生根据妇女生殖系统周期性生理变化的特点，首创宫颈黏液观察法来测定排卵期，用以指导避孕。这种方法称为"比林斯自然避孕法"，并已得到世界卫生组织的推荐。近几年来已有100多个国家推广使用"比林斯法"。

第二节 日期计算避孕法

日期计算避孕法，或称为日历表法、日期计算法、周期禁欲法等。正常生育年龄的妇女卵巢每月只排出一个卵子。卵子排出后可存活1~2日，精子在女性生殖道里可存活 2~3 日，受精能力多在排卵后的 24 小时之内，超过 2~3 日精子即失去与卵子结合的能力。因此，在排卵前 2~3 日和排卵后 1~2 日性交，就有可能受孕，这个时期叫易孕期或危险期。女性的排卵日期一般在下次月经来潮前的 14 日左右，将排卵日的前 5 日和后 4 日，连同排卵日在内共 10 日称为排卵期。其余除月经期以外的时间称为安全期。安全期又分为排卵前安全期和排卵后安全期。从月经干净那日到排卵期开始的前一日的那段日期为排卵前安全期；从排卵期结束后的第 1 日到下次月经来潮的前一日为排卵后安全期。排卵后安全期比排卵前安全期更安全，这是因为有些妇女有时受环境变化和情绪波动等影响使排卵提前，这样排卵前安全期就会缩短，而自己并不知道，这样排卵前安全期就不大安全了。卵巢在一个月经周期中先后排两次卵的机会是极少的，即排卵后到下次月经来潮前这段时间一般不会再发生第 2 次排卵，所以，排卵后安全期就比较安全。具体计算方法按个人周期长短而定。

计算 1：

最短周期（日数）-18＝周期中易受孕期开始的第 1 日

最长周期（日数）-11＝周期中易受孕期最后 1 日

举例：1 位妇女月经周期基本规则，最长周期 31 日，最短周期 28 日。28-18＝10，31-11＝20。即自月经第 1 日起计算，其易受孕期自周期第 10 日起直至 20 日止。在月经周期 10 日前和 20 日后即为不易受孕期即安全期。在这些日期的范围中性交，可避免受孕，在易受孕期需要禁欲。

计算 2：

最短周期（日数）-21 日，向前是前安全期

最长周期（日数）-10 日，向后是后安全期

举例：1 位妇女月经周期基本规则，最长周期 31 日，最短周期 28 日。28-21＝7，31-10＝21。那么这个妇女月经第 1~7 日是前安全期，第 8 日是危险的开始，第 21 日是危险期的结束，第 22 日以后至下次月经来潮为后安全期。

安全期避孕只适合于月经正常的女性。它是一种生理性避孕方法，优点是性生活是在正常状态下进行的，可以得到满意的性感，与其他药物、器具、手术等方法相比有自然、经济、实用、无害等，更易为人们接受，但是如果不能严格掌握或者使用不当，容易导致失败。失败率 10%~20%。安全期避孕的成功，取决于对排卵期的认识，如果缺乏这方面的知识，安全则无从谈起。国内有人曾做过

调查，对安全期避孕有正确了解的不足被调查人群的 1/5，大部分的人不知道排卵期应该怎么算，这也是安全期避孕成功率低的原因之一。另外，女性排卵的时间，受外界环境、气候、本人的情绪，以及健康状态等因素影响，可出现排卵推迟或提前，并且还有可能发生额外排卵。因此，安全期无法算得准确，所以说安全期避孕不安全，尤其对那些月经不规则、探亲、新婚者不宜采用。

第三节　基础体温避孕法

基础体温避孕法。基础体温亦称静息体温，测量基础体温是利用妇女排卵后，卵巢黄体形成，分泌孕激素，孕激素的致热作用可使基础体温升高。当体温由低升高后（升高 0.3℃ 以上）一般表示排卵已经完成。测量方法：

（1）避孕妇女在睡前备好体温表，水银柱应甩到 35°C 左右，放在卧床时随手可取到的地方。

（2）每日睡醒后不讲话、不活动、不起床，立即测量口腔（或肛门）体温，3 分钟以上。如为夜班工作的妇女，也可在白天持续睡眠 6 小时以上测量。

（3）每日记录体温在体温记录表上，便于观察。

（4）测得体温的读数如在两个小格之间，应记录低限的温度。如测得体温 36.4℃ 和 36.59 之间，应记录 36.4℃。

（5）在体温记录表上的体温由低到高的那日上做一记号，即排卵日，在此后连续 3 日的高温相后，一般作为不易受孕期的开始。在不易受孕期才能进行房事，在此以前均应禁欲。

本法避孕，禁欲期较长，必须夫妇双方均能合作。

自然避孕首先要准确地测定排卵期。目前用于测定排卵期的三种方法各有其优缺点：安全期避孕法可用来推算排卵期及排卵前、排卵后安全期，但它只适用于月经正常的妇女，有时因环境改变和情绪变化使排卵提前或推迟，所以不够准确，避孕失败率较高。基础体温测量法与宫颈黏液观察法结合能更准确地观察排卵期，一般宫颈黏液高峰日早于基础体温升高日，两者结合能提高避孕效果。有些妇女排卵期有腹痛或出血，乳房胀痛、水肿和胀满等症状，也可配合作为观察的指标。自然避孕法简便，不需药具，其缺点是禁欲期长，夫妇双方易有精神压力，需要双方相互体谅。

第四节　比林斯法避孕法

20 世纪 70 年代，澳大利亚的约翰和伊芙莲比林斯两位医生根据妇女生殖系统周期性生理变化的特点，首创宫颈黏液观察法来测定排卵期，用以指导避孕，这种方法称为"比林斯自然避孕法"，亦称宫颈黏液观察法，并已得到世界卫生组织的推荐。虽然用比林斯法测排卵期正确性较高，但使用者必须经过培训，完全掌握后才能使用。

宫颈黏液是由宫颈管内膜分泌黏液的上皮细胞产生的，主要成分是水凝胶、碳水化物和黏蛋白型的糖蛋白类。一个正常的育龄妇女宫颈管内大约有 400 个腺体样的隐窝分泌黏液。宫颈管上段细胞产生 S 型（string）黏液，该黏液稀薄、透明、有弹性可拉成长丝（即拉丝度），S 型黏液能使精子顺利地进入子宫腔。中段细胞产生 L 型（loaf）黏液，该黏液混浊、不透明，有过滤异常精子的作用，下段细胞产生 G 型（gel）黏液，该黏液稠厚，如塞子状，拉丝度极低或无拉丝度。G 型黏液阻挡精子进入宫腔。宫颈黏液的性状可以受女性体内卵巢激素水平的波动而改变，由此可判断月经周期中排卵前期（不易受孕期）、易受孕期、峰日及黄体期。

（一）月经周期的排卵前期

月经干净后，卵巢产生雌激素水平较低，G 型黏液就存在于宫颈管内，不流出体外，自身不感到有黏液，外阴部感觉干燥，称为早期不易受孕期或干燥期。在典型的月经 28 日周期中，月经干净后干燥期可以出现 3~4 日，有些妇女月经后虽没有干燥感觉，而有持续分泌稠厚、不滑润的少量黏液，这种现象是基本不孕型的黏液，也可认为不易受孕期。

（二）易受孕期

随着雌激素增高，L 型黏液出现。L 型黏液为黏稠的分泌物，因此妇女可以感到外阴部有湿润感，即进入易孕期，L 型黏液内含有黏蛋白分子，呈紧密微胶囊状排列，可以过筛异常精子。

当雌激素水平达高峰时，S 型黏液大量分泌。S 型黏液是水样在 L 型黏液中不断流动，使 L 型黏液的微胶囊空隙增大，因此妇女外阴部有滑润的感觉，此时可见黏液为稀薄、透明、有弹性状，拉丝度逐渐加大，有利于精子运行。也为易孕期。

(三) 峰日

稀薄、滑润黏液分泌达高峰，拉丝度可长达 6~10cm，也是这类黏液分泌的最后 1 日，或外阴部有滑润感觉的最后 1 日 (应该强调感觉的改变是最主要的症状) 称为峰日。峰日表示将接近排卵或刚开始排卵。妇女排卵在峰日达 80%，排卵在峰日前后达 95%，此日为最易受孕期。

(四) 月经周期的排卵后期 (黄体期)

排卵后，进入黄体期，此时雌激素水平下降，孕激素水平升高，S 型和 L 型黏液消失，相继出现的是 G 型黏液，像塞子一样堵住了宫颈口，使精子难以进入宫腔。这段时间外阴部再次变为干燥期，并持续到下次月经来潮，为时 10~16 日，因此排卵以后也是不易受孕期，或称为后期不孕期。

为了达到避孕目的，需要夫妇双方共同配合，男女各方均不能单独采用这种避孕方法，需要双方相互体谅。妇女每日应多次用拇、示两指取阴道口黏液，分开两指观察宫颈黏液的性状和拉丝度，根据黏液情况适时禁欲，避免一切性器官的接触。在学习自然避孕法前两个月，最好禁欲，妇女可以仔细的辨别什么是外阴的潮湿感，什么是滑润感，什么是干燥的感觉，什么是黏稠的宫颈黏液，什么是透明有弹性的宫颈黏液。由于一日当中会出现几种类型的黏液，所以应在每日晚上将 1 日观察到感觉到的最易受孕的症状记录下来。

为了达到避孕目的，夫妇双方应严格遵守比林斯法的早期规则和峰日规则。

早期规则：①月经期避免性交。②干燥期可以在隔日夜里性生活，应强调必须是隔日夜里同房，因为同房的第 2 日外阴部可能会有潮湿滑润的感觉，不易与宫颈黏液相鉴别，因此需要观察 2 整日。如果外阴部完全是干燥的，才能在隔日夜里同房。一旦出现任何黏液、点滴出血或者外阴部从干燥的感觉变为潮湿的感觉时，应禁欲，坚持到干燥感觉的第 3 日，直到第 4 日夜里同房。

当峰日确认以后，就不再运用早期规则，应遵守峰日规则。

峰日规则：峰日被辨认后，从峰日以后第 4 日起到下次月经开始都是不易受孕期，这段时间里性生活可以在任何一天，早上或晚上进行，不需禁欲，而峰日以后第 1、第 2、第 3 日需禁欲。

　　以一个避孕妇女 28 日月经周期为例，这个妇女第 1 日行经起记录，行经共 5 日，第 6、第 7、第 8 日为干燥期，即未感觉外阴部有任何湿润感，这几日是她早期不易获孕阶段。这时她可以隔日夜里有性生活。第 9 日出现稠厚黏液，提示她易获孕期开始，立即禁欲。几日后黏液进一步变得较透明，富有弹性，同时她的外阴部有滑润感觉，第 14 日黏液又变得稠厚状，这种变化表示峰日出现在第 13 日，一旦确认峰日后应用峰日规则。峰日后禁欲 3 整日，余 11 日为周期的晚期不易获孕期，这 11 日内日夜均可以有性生活，直至下月月经来潮。

　　妇女月经周期可长可短。短周期的妇女其黏液出现较早，很快出现透明及富有弹性黏液，继而出现峰日，甚至行经期也可出现黏液，因此行经期和黏液出现时应避免性生活，一旦确认峰日以后，就可以按照峰日规则进行性生活，因此短周期的妇女在峰日前可以没有早期不易受孕期。长周期的妇女常常是各种原因所致排卵推迟，干燥期延长或出现稠厚的黏液块，因此峰日的确认非常重要，峰日前各种黏液均可视为可能获孕期，应遵守早期规则，峰日后可运用峰日规则。

　　根据比林斯法的原理也可以用来帮助受孕。黏液出现的任何一日都可能获孕，获孕最易出现于：当黏液变成透明富有弹性，伴有外阴湿润感觉时的日子里。夫妇双方通过仔细观察宫颈黏液变化，在早期干燥期可以隔日有 1 次性生活，然后应延迟性生活，直到黏液出现最易获孕特征时，在这几日或此后几日内性生活以求获孕。一旦峰日确认，峰日及峰日后 1 日同房则受孕率最高。峰日后 10~16 日月经未来潮，则可能已获孕，若排卵后短于 10 日月经来潮，则可能提示为不孕周期。

　　因此根据比林斯宫颈黏液法，对避孕及获孕都可以取得良好的效果。

第八章　事后避孕

避孕失败的补救措施包括事后避孕及妊娠后人工终止。事后避孕包括紧急避孕、黄体期避孕及催经止孕。为预防非意愿妊娠，减少不必要的人工流产，保护妇女健康，降低因流产造成的并发症及死亡率，避孕失败后的事后避孕往往突显重要。本章主要讨论事后避孕问题。

第一节　紧急避孕

紧急避孕是指在无保护性生活后一定的时间内（72~120 小时以内）采用服药或放置宫内节育器以防止非意愿妊娠。应用药物紧急避孕只能对这一次无保护性生活起保护作用，本周期中不应再有无保护性性生活，除非采用避孕套避孕，故不宜将紧急避孕药作为常规避孕方法使用。

一、避孕机制

（一）激素类药物

根据服药在周期中的时间而有不同的作用，主要为：①阻止或延迟排卵。②改变输卵管肌层收缩，干扰受精。③改变子宫内膜，阻止着床。④孕卵如已着床，则紧急避孕无效。

（二）带铜宫内节育器

紧急避孕的作用主要为：①改变子宫内环境，影响孕卵着床。②影响精子运动，干扰受精机会。

二、适用对象

（1）未采用任何避孕方法的性交。

（2）口服避孕药漏服超过 2 片。

（3）每月一针避孕针注射时间延误 3 日以上。

（4）醋酸甲孕酮（DMPA）注射时间延误 2 周以上。

（5）避孕套破裂、滑脱或使用不当。

（6）安全期计算错误。

（7）宫内节育器脱落。

（8）性暴力伤害时。

三、禁忌证

（1）已确定妊娠者。

（2）要求紧急避孕但不能排除妊娠者，经解释后给药，并应说明可能无效。

四、方法

紧急避孕可采用宫内节育器或口服药物两类方法。

（一）宫内节育器（宫内节育器）

含铜宫内节育器可用于紧急避孕，特别适合那些希望长期避孕而且符合放置条件的妇女。在无保护性生活后 5 日内放置，放置方法于常规放置宫内节育器相同。宫内节育器紧急避孕效果优于药物，妊娠率小于 1%，其最大的优点是可以作为长期避孕方法继续使用。不足之处为：①操作者必须经过医学技术培训；②青春期少女、未孕妇和未产妇不推荐放置；③放置后可能有阴道少量出血、下腹不适或疼痛等副反应；④宫腔内操作，有发生盆腔炎等手术并发症的可能性。

（二）药物及方法

紧急避孕药物常用的有：单纯孕激素、雌孕激素、米非司酮等。具体用法：

1. 含左炔诺孕酮（左炔诺孕酮）或 18-甲基炔诺酮的单纯孕激素避孕药

含左炔诺孕酮片（左炔诺孕酮）的有毓婷、安婷、保士婷，房事后 72 小时内口服 0.75mg，12 小时后重复 1 次。18-甲基炔诺酮片，单次剂量中含 18-甲基炔诺酮 3mg，房事后 72 小时内口服，12 小时后重复 1 次。有效率为 60%~85%。

2. 复方雌-孕激素复合剂

同房后 72 小时内口服炔雌醇 100 和左炔诺孕酮 0.5mg，12 小时后重复 1 次，避孕有效率为 55%~94%，平均为 74%。

3. 米非司酮

房事后 120 小时内单次口服 10mg 或 25mg，避孕有效率可达 90% 以上。

五、药物副作用

可能出现恶心、呕吐、阴道点滴出血、乳胀、头痛等，一般不需特殊处理，如在服药后 1 小时内呕吐，应补服 1 次。

六、服用紧急避孕药注意事项

（1）强调紧急避孕仅对这一次无保护性性交起作用，以后如再有性交必须采取避孕套避孕，否则无效。

（2）紧急避孕药不能替代常规避孕方法，如服用过量不仅无效，亦可增加副作用。

（3）服药后如仅有少量出血，而无正常月经需随访是否失败。

（4）服药周期的月经可以是正常、略提前或推后。

第二节　黄体期避孕与催经止孕

黄体期避孕和催经止孕，凡月经规则的育龄妇女未采取避孕措施或避孕失败的情况下，而又错过紧急避孕的时间（120 小时以内），可以在黄体期或预计月经来潮前后采用黄体期事后避孕法或催经止孕法。即在一个周期内有一次以上的无保护性或避孕失败的性交，尿 HCG 阴性，无生殖道感染等者，于预期下次月经前 4~11 日可采用黄体期避孕，预期月经来潮前 3 日至过期 5 日内可采用催经止孕法。

一、黄体期避孕方法

每次口服米非司酮 25mg，2 次/日，共 2 日，总量 100mg；第 3 日上午到医院顿服 0.4mg 米索前列醇，观察 2 小时，无特殊反应可离院，失败率为 0.3%。国外探索在黄体后期单用米非司酮作为事后避孕，失败率在 1.6%~6.5% 之间。

二、催经止孕方法

每次口服米非司酮 25mg，2 次／日，共 2 日；第 3 日晨加服 1 次，总量 125mg。第 3 日上午到医院顿服米索前列醇 0.6mg。留院观察 2 小时，无特殊反应可离院。催经止孕方法可作为避孕失败补救措施的第 3 道防线，若测定尿 HCG 阳性，其给药方案尚在研究探索阶段。

三、副作用及注意事项

1. 副作用

恶心、呕吐、腹泻，一般较轻微，个别人有手心瘙痒，口周发麻，不需处理。注意观察过敏反应，必要时应用地塞米松。

2. 注意事项

（1）转月经之前禁性生活。

（2）腹痛发热及时就诊。

（3）不能同时服消炎痛及退热镇痛剂。

（4）如有组织物排出即送检。

（5）1 周后及转月经后随访。

94%的女性服药后 48 小时内有阴道出血，平均出血日数 8.3±3.4 日，但曾有最晚 60 日后出血，一定要排除妊娠。若失败（失败率 2%~6%），需行人工流产吸宫术。

第九章　输卵管绝育术与复通术

输卵管绝育术是一种永久性避孕方法，是主要的节育措施之一，也称为女性绝育术。包括输卵管切断并结扎、环套、钳夹、电凝及切除等手术，也有采用化学药物、高分子聚合物堵塞输卵管管腔的方法，以达到阻断精子和卵子相遇。输卵管结扎术虽是比较小的手术，操作简单，容易掌握，具有安全、方便、有效等优点，但要能熟练掌握它，做到千例、万例无差错事故，亦不是一蹴而就的。手术者必须从理论到实践不断地总结经验，提高自己的技术操作水平，才能收到预期效果。

第一节　绝育原理

采用人工方法使育龄妇女达到永久性避孕的目的，称为绝育。目前有手术绝育与药物绝育两种方法。手术绝育法是将输卵管的某一部分切除并予结扎，使精子与卵子不能相遇，达到不孕的目的。药物绝育是在输卵管内注入药液，引起化学性炎症变化，破坏管腔内黏膜，使管壁组织肉芽增生，形成纤维瘢痕组织，最终将输卵管管腔堵塞而达到绝育目的。

输卵管结扎术已有百余年的历史，结扎方法不下百余种。

我国广泛开展输卵管绝育手术自 20 世纪 60 年代以来至今已有 50 多年历史，其术式亦不断发展及完善。尤其是在 1972 年卫生部在上海召开第一次全国计划生育技术措施学习班，由各省市的计划生育技术能手参加示范常用的几种术式的基础上，经讨论筛选推广出的术式为腹部直切口、近端包埋法为主，改良潘氏法为辅。

20 世纪 70 年代后期由美国传入小切口下输卵管硅橡胶圈和输卵管夹阻断管腔达到绝育目的。我国于 20 世纪 70 年代后期亦逐步开始研究输卵管用银夹绝育，其最大优点是可逆性高，并发症少，主要缺点为失败率较高，失败率与置夹技术与选择对象标准有关。同时国内许多医院和地区不仅开展了腹腔镜输卵管绝育术，20 世纪 80 年代研制腹腔镜，还研制了输卵管钛夹及记忆合金夹，同样达到阻断输卵管管腔的目的。应用银夹或钛夹、记忆合金夹关闭输卵管管腔，希望能成为可逆性输卵管绝育手术，但是，至今临床上尚未能达到"去夹复孕"的要求，仍在研究中。药物绝育术是一种不开刀的绝育方法，国外探索输卵管绝育药物已有 100 余年的历史，主要用腐蚀性的化学药物（苯酚、阿的平）。我国自 20 世纪 70 年代后期起研制的复方苯酚糊剂经不断改进于 20 世纪 80 年代局部定点推广，由于操作技术要求高、药物反应等问题仍有待继续研究。

目前我国常用的方法有：切开系膜输卵管部分切除结扎法（包括近端及两端包埋法）、输卵管双折结扎切除法（改良潘氏法）及输卵管伞部切除法，另有可复性绝育术，如输卵管伞端包埋术和卵巢包埋术等。输卵管结扎手术途径有经腹部、阴道前或后穹部及腹股沟部。随着手术操作技术熟练及手术器械的革新，腹部切口明显缩小，手术时间也大大缩短。不断创新的器械有指板、输卵管吊钩、无齿弯头卵圆钳及子宫复位器等，具有刺激小、使用方便、容易掌握、便于推广等优点。由于受设备及技术条件所限，目前仍以经腹部行输卵管结扎手术最广泛，并公认效果最好的手术方式为近端包埋法，其次为双折结扎切除法。

第二节　经腹输卵管绝育术

一、适应证与禁忌证

（一）适应证

（1）要求接受绝育手术且无禁忌证者，已婚夫妇者要求双方签署知情同意。

（2）患有某种疾病如心脏病、肾脏病、严重遗传病等不宜生育者。

（二）禁忌证

（1）各种疾病的急性期。

（2）有感染情况，如腹部皮肤感染、产时产后感染、盆腔炎等。

（3）全身情况不佳，如产后出血、贫血、休克、心力衰竭、血液病等，不能耐受手术者。

（4）24 小时内测体温 2 次间隔 4 小时以上，均在 37.5℃以上者应暂缓。

（5）严重神经症者。

二、手术时机

（1）非妊娠期以月经净后 2~5 日施行手术为宜。尽量避免在排卵后或月经期施术。

（2）早孕人工流产或中孕引产后宜在 48 小时内施术，自然流产、过期流产于正常转经后，药物流产两次正常月经后，哺乳期闭经排除妊娠后。中孕者不能先绝育后引产。

（3）取出宫内节育器后可立即施行手术，但不可先做绝育手术而后取器，以免术后偶遇取器困难或宫内节育器异位而需再次剖腹手术。

（4）产褥期住院顺产者，一般情况良好，产后 6 小时后即可施行手术。院外顺产者，需经住院观察 1~2 日，情况正常方可施行。难产者，包括产钳、人工剥离胎盘者，需住院观察 4~5 日，无特殊情况时再施行手术。

（5）剖宫产和小型剖宫产或施行其他经腹手术者（有感染可能的手术除外），可同时作输卵管结扎术。

三、术前准备

（一）受术者的准备

（1）详细询问受术者的病史，进行全身体格检查，包括测血压、脉搏、体温、心肺听诊及妇科检查。实验室检测包括阴道分泌物常规、血尿常规、凝血功能、肝功能、乙型肝炎病毒表面抗原及其他检查，必要时行宫颈防癌刮片及胸透或胸片检查。术前应完成病历记录。

（2）做好受术者的思想工作，解除顾虑。并教会受术者做吸腹动作，避免膨肠，以便于术中寻取输卵管。

（3）按妇科腹部手术前常规准备，包括清洁皮肤、用乙醚或汽油棉签清除脐孔内的积垢及更换清洁内衣裤。

（4）采用普鲁卡因麻醉应作皮试。

（5）便秘者必须于手术前晚服润肠剂（如酚酞 0.2g 等）。

（6）术前 4 小时应禁食。

（7）术前排空膀胱。尿潴留或有尿潴留可疑者，应放置导尿管。

（8）必要时术前 0.5~1 小时给予镇静剂。

（二）手术器械及敷料准备

1. 器械

消毒钳 2 把，弯头血管钳 2 把，鼠齿钳 2 把，持针钳 1 把，弯头无齿卵圆钳 1 把（选择闭合良好的卵圆钳）或输卵管吊钩 1 把或指板 1 把，有齿短镊和无齿长、短镊子各 1 把，组织剪刀、剪线剪刀各 1 把，刀柄 2 把，刀片大小各 1 把，缝针：中号 8mm×20mm，小号 6mm×16mm 圆针各 1 枚，皮肤针 1 枚，10ml 及 20ml 注射器各 1 副，针头 2 只，细、中丝线（必要时加粗丝线或可吸收肠线）各 1 根，扎管用腹壁拉开器或拉钩 2 只，大消毒碗及小碗各 1 只。

2. 消毒敷料

有洞大单 1 条，手术衣 2 件，消毒巾 4~6 块，长纱布条 1 条，小方纱布 5 块，手套 2 副。

3. 手术者准备

手术者应戴手术室帽子、口罩。常规刷手后穿无菌衣及戴无菌手套。

四、麻醉的选择及术前、术中用药

麻醉可采用局部麻醉。对于个别情绪紧张者，术前 0.5~1 小时给镇静剂常用哌替啶（杜冷丁）50mg 肌内注射或术时稀释后静脉缓慢注射。

（1）局部浸润麻醉：切口部位用 0.5%~1% 普鲁卡因 40ml，也可采用 0.5% 利多卡因 10~20ml，按皮内、皮下、筋膜、肌鞘及腹膜等次序，逐层浸润麻醉。麻醉范围应大于手术操作所及处。

（2）其他麻醉：可酌情选用如单次硬膜外麻醉或连续硬膜外麻醉。

五、操作步骤

（一）消毒皮肤

（1）受术者取头低仰卧位，或头低臀高位。再次询问受术者是否排空膀胱，并清点器械及纱布。

（2）消毒腹部手术野皮肤用 2.5% 碘酒自上达肋缘及剑突下，下至耻骨联合处及腹股沟下5cm（大腿上1/3），两侧达左、右腋中线范围内消毒1遍，待碘酒干后，用75%乙醇消毒2遍，也可用其他消毒溶液消毒皮肤，如目前常用：0.5%聚维酮碘液涂擦3~4次。

（3）切口周围铺消毒巾并再罩以无菌有洞大单。

（4）暴露切口处，再用75%乙醇纱布或聚维酮碘擦拭1次。

（二）切口选择

（1）采用正中直切口或横切口。以直切口暴露较好，便于避开膀胱，一旦术中遇到特殊情况，延长切口亦较为方便。正常或稍大的子宫，切口下缘应在耻骨联合上缘2横指（3~4cm）处。产后子宫需经按摩收缩后，切口上缘取在宫底下2横指处。切口一般长2~3cm，过高、过低会增加取管困难。

（2）垂直切口皮肤及皮下脂肪层，达筋膜层表面，并在筋膜上作一小切口为标记。对脂肪层内出血点，要给予止血结扎。用皮肤拉钩拉开切口，暴露筋膜，在其小切口上纵行剪开筋膜层，用刀背钝性分离腹直肌，暴露腹膜。

（3）钝性分离腹膜外脂肪层，用血管钳提取腹膜。切开腹膜前，必须反复交替钳夹、放松2次以上，钳夹组织不宜过多。腹膜薄而半透明，若用刀柄试测，能透过刀柄影，然后在切口上方切开少许腹膜，准确进腹腔后再扩大腹膜切口。肥胖者腹膜前脂肪厚，腹膜常常更薄，提取腹膜时更需注意。有剖腹手术史者，需注意其腹膜下有肠管粘连的可能，要仔细操作。总之，进腹腔时容易误伤膀胱及肠管，初学者务必注意。

（4）在腹膜切口上、下、左、右各用血管钳固定腹膜。

（三）寻找输卵管

1. 指扳取管法

使用手指操作，感觉灵敏，故寻取输卵管一般不会发生特殊困难。此法比较适合于初学者。指扳有几种，多为不锈钢制成，呈直角形。有大弯曲部、直柄部和小弯曲部，一般宽1.2cm，厚0.1cm，直柄长14.5cm，小弯长4.5cm，大弯曲部约长12.5cm，顶端呈圆弧形或有凹陷，有利于容纳输卵管。

（1）探查子宫位置及复位：子宫后倾者，以食指垂直进入腹腔，沿子宫后壁将子宫体拨向前上方。如遇哺乳期子宫及小子宫，或高度后倾后屈的子宫，以食指无法触及子宫时，可自盆壁牵拉骨盆漏斗韧带协助子宫复位。

（2）提取输卵管：把覆盖在子宫前壁的肠管和大网膜轻轻拨开，然后用左手食指沿宫底达子宫角后方滑向输卵管，并斜置在输卵管峡部后方。右手以握拳姿势持扳的短臂，将扳的长臂紧贴着左手食指的外侧进入腹腔直达指尖。

夹管：将扳旋向输卵管前方，而食指末节在输卵管后方，扳尖和指尖靠拢，夹住输卵管。此时手指可有柔软性感觉，向上提时有牵拉感。

滑管：夹住输卵管后，将指和扳同时向伞端方向移动，使指和扳夹住输卵管的壶腹部。

提管：沿切口方向将输卵管提出，在接近切口时，指和扳应向伞端移动。同时，助手轻轻按压切口旁的腹壁，以利暴露输卵管。

2. 吊钩取管法

此法比较适合于正常大小或稍大的中位或后位子宫。吊钩为不锈钢制成，长25cm。

（1）吊取输卵管：又可有以下几种方法。

沿子宫壁钩取法：助手置入腹壁拉钩一叶，轻轻提起腹壁，手术者以右手持输卵管吊钩，钩背在下，钩头向上，进入腹腔。沿前壁腹膜向下，经耻骨联合后部，滑向膀胱顶部达子宫前壁，沿子宫前壁越过子宫底，并贴紧子宫底滑向一侧子宫角后方。钩端稍低于子宫角水平（不宜过低，过低易钩住卵巢韧带），沿输卵管方向将钩略向外转30°左右，即相当于输卵管壶腹部的部位，即可钩住输卵管，轻缓向切口外提取。

沿圆韧带、阔韧带前叶钩取法：以右手持吊钩，按上述方法进入腹腔，达子宫前壁下段后钩端滑向一侧，沿阔韧带前叶，越过圆韧带、输卵管系膜，当滑向输卵管上缘时，钩子先向下前方，再上提，即可钩住输卵管。前位子宫一般可采用此法。

子宫前屈位取管法：子宫前屈位时，用上述方法不易钩住输卵管，则可改用子宫底前方插入输卵管吊钩，钩背朝向耻骨联合，紧贴子宫前壁，滑向子宫一侧，向后上方提取即可钩住输卵管。

（2）提出输卵管：钩住输卵管后，将输卵管轻轻上提，此时略感钩端有反牵力，证明已钩住输卵管。然后将吊钩向上倾斜30°左右，以免输卵管滑脱，再继续将吊钩提起。估计钩端接近腹壁切口处时，嘱受术者作吸腹动作，并在助手的腹壁拉钩的协助下，用无齿长钳将吊钩周围肠管、大网膜向钩端下方或两侧轻轻推开，一般即可将输卵管暴露于手术野内，顺利地提出输卵管。但必须注意，提管时必须十分轻柔，不宜在钩端距腹壁切口较深的部位急于去推肠曲寻找输卵管，否则，既不能推开肠管，又不能暴露输卵管。如吊钩提起时反牵力过大，可能钩住了卵巢韧带，此时如能看到卵巢，可用无齿长镶在卵巢前方找到输卵管。

3. 卵圆钳取管法

此法比较适合于前位子宫或产后子宫。

（1）探查子宫位置及复位：右手持弯头无齿卵圆钳，弯头偏向手术者一侧，以钳闭式进入腹腔。钳头沿前壁向下经耻骨联合后部，滑过膀胱顶部至子宫前壁，探清子宫位置。如属后倾子宫，卵圆钳达子宫底部后有脱空感觉。此时使钳头进入直肠凹陷，紧贴子宫后壁，并张开卵圆钳约2cm，然后向前、向上推动子宫，即可将子宫复为前位，如个别子宫用卵圆钳复位有困难，则可行手指复位。

（2）钳取输卵管：对不同的子宫用不同的方法。正常或稍大的子宫：子宫复位后，卵圆钳仍以钳闭式进入腹腔，沿子宫底达子宫角，注意避免将子宫再次推向后倾。在子宫角部张开卵圆钳钳叶，使两钳叶分开并紧贴子宫角的前壁和后壁向下，钳头滑向子宫侧方，顺势虚夹输卵管或输卵管卵巢韧带。此时，把卵圆钳钳柄向外侧旋动，钳头轻轻将子宫推向另一侧，然后将卵圆钳向切口方向提出，输卵管即可暴露在手术野内。取管时，须注意卵圆钳保持钳闭式进入腹腔，一定要在到达子宫角部并紧贴子宫角时才能张开钳叶；因过早张开钳叶，肠管及大网膜会乘机钻进钳内，而不能钳住输卵管或影响其暴露。钳取输卵管时，卵圆钳禁忌扣紧，以免损伤组织。

产后子宫：用卵圆钳以钳闭式进入腹腔，钳头从子宫底到子宫后壁，滑向子宫角一侧，进入阔韧带后叶，将子宫轻轻推向另一侧，同时钳头向上轻轻挑起输卵管，助手用拉钩将切口向寻找输卵管的一侧牵引，输卵管即可暴露在视野内。采用以上各种方法取出输卵管后，均须找到输卵管伞端，并检查卵巢情况。

（四）结扎输卵管

1. 切开浆膜输卵管部分切除结扎法

将输卵管峡部浆膜切开、分离后，切断或切除一段输卵管，将两端结扎，直接形成盲端而达到绝育目的。此法操作虽较复杂，但效果满意，失败率低。1978年后在全国推荐此法。

（1）近端包埋法（也称抽芯近端包埋法或称近端包埋远端游离法）：用两把鼠齿钳分别夹住输卵管峡部无血管区，两钳相距2~3cm，在此段输卵管浆膜下注入1%普鲁卡因或生理盐水，使浆膜隆起，并与输卵管分离，平行切开隆起的浆膜，用蚊式弯头血管钳分离浆膜，并从下方挑起输卵管。在挑起输卵管时，视系膜内血管分布情况决定是否同时挑起输卵管下血管。钳夹游离的输卵管两端时，两钳相距2cm。此时须注意，在钳夹输卵管近端时，应避免夹住浆膜，以便包埋；在钳夹输卵管远端时，应同时夹住部分浆膜，可使远端不能回缩到系膜之内，剪去中间一段输卵管1.5cm（如年轻或仅生育1个孩子的妇女，亦可仅作输卵管切断，不作输卵管切除，以利必要时行复孕手术）。用4号丝线结扎两端。近端的线结宜在输卵管的上面，以便于包埋；远端的线结宜在输卵管下面，便于远端露在浆膜外。检查无出血后，用0号丝线间断或连续缝合切开的输卵管浆膜。缝合时将输卵管近端包埋于浆膜内，远端留在浆膜外。

（2）两端包埋：本法与上法基本相同，唯在缝合切开的浆膜层时，将输卵管的两端均包埋于浆膜之内。在钳夹输卵管的两断端时，均避免夹住系膜，以便包埋。

2. 输卵管双折结扎切除法

本法简单、安全，失败率为0.3%~1.5%，现多用改良法（也称潘氏改良法）。

用鼠齿钳夹住输卵管峡部，轻轻提起，将输卵管折成双折，在距离顶端1~2cm处用2号铬制肠线结扎之。改良方法为：用血管钳压挫双折的输卵管，用7号丝线穿过输卵管之间无血管区的系膜，先结扎近侧压挫部位的输卵管，然后环绕结扎远侧压挫的输卵管，剪去结扎线以上的部分输卵管。

3. 输卵管伞端切除法

输卵管伞端靠近卵巢，较游离，容易发现及辨认，故可避免结扎错误。此法操作也较简单，但失败率较高，目前很少应用。

4. 输卵管压挫结扎法

此法是用血管钳压挫输卵管，并用丝线结扎。此法简单安全，容易施行，但失败率高，目前已很少应用。

5. 输卵管夹绝育法

输卵管夹有多种，国外多在腹腔镜下施行。国内经腹部小切口施行输卵管夹绝育，包括银夹、忆合金夹及钛夹等。这里仅介绍银夹法。经临床试用，失败率为 0.85%。此法并发症甚少，较适用于月经后或哺乳期要求绝育者。产后、流产后的输卵管充血、水肿、增粗，上夹后易于失败。

（1）手术器械：除一般输卵管结扎器械外，另加银夹钳（可用血管钳改制）1 把，银夹台 1 个，输卵管银夹 2 只。银夹为 99.98% 白银制成，呈 "∩" 形，宽为 2.5mm，厚为 0.6mm，长度为 6.2mm 及 5.5mm 两种规格，以适应粗细不等的输卵管。银夹内侧面增加防滑脱结构：夹壁端有子母线扣，夹身有纵行的子母槽，夹臂内间隙限制为 0.12～0.2mm，以容纳压扁的输卵管。银夹边缘圆钝，表面光滑，两壁张力为 90～100g。

（2）手术步骤：同一般输卵管结扎。暴露输卵管峡部，右手持已装好银夹的银夹钳，钳嘴对准峡部（距宫角 2.5～3cm），使输卵管横径全部进入银夹两臂内。此时缓缓握紧钳柄，持续压迫 1～2 秒钟然后松开银夹钳，银夹已紧夹于输卵管上，但须注意，银夹不能夹在子宫角部、输卵管壶腹部或伞部，以免失败。

6. 输卵管切除法

此法适用于输卵管结扎失败而再次要求绝育者，也适用于输卵管有异常情况而须切除者，如系膜血肿、撕裂时。用 2 把鼠齿钳夹住输卵管，将输卵管系膜张开，再用两把弯头血管钳自伞端向子宫角方向逐步平行钳夹，在两钳之间切断输卵管系膜，残端均用 4 号丝线贯穿缝扎，并将输卵管系膜残端埋于阔韧带内，并用圆韧带覆盖输卵管残端，或将数个缝扎残端的线结扎在一起，以缩小粗糙面，再用圆韧带覆盖输卵管系膜残端，以防止术后粘连。在切除输卵管时，钳夹输卵管系膜应尽量靠近输卵管，每次钳夹不宜过多，以免缝合时使系膜内血管扭曲而影响卵巢血液循环。在切断、缝扎近宫角的输卵管系膜时，须注意该处有子宫动脉输卵管分支，防止出血。

（五）关腹

（1）检查输卵管系膜如无出血，则可将输卵管或残端送回腹腔，对侧输卵管以同法处理。

（2）清点器械及纱布，避免异物遗留腹腔。

（3）逐层缝合腹壁切口，用4号丝线连续缝合腹膜，4号丝线间断缝合腹直肌前鞘，用1号丝线间断缝合皮肤，或作皮内缝合。

（4）术后认真填写"输卵管结扎术记录"。

六、术时注意事项

（1）整个手术过程必须严格无菌操作，以防止感染。

（2）手术时，手术医生及麻醉人员都要集中注意力，避免言语不当使受术者受到不良刺激。

（3）找到输卵管后，必须追寻到伞端，以免误扎。结扎线松紧适宜，避免造成输卵管瘘或滑脱，结扎部位以输卵管峡部为宜。应同时应检查卵巢是否正常，避免漏诊。

（4）操作要稳、准、轻、细，不可盲目追求小切口，防止损伤输卵管系膜、血管、肠管、膀胱或其他脏器。

七、术后护理和随访

（1）酌情给普通饮食或半流质。

（2）卧床休息6小时。

（3）有外缝线者手术后3~5日拆除缝线。

（4）住院期间受术者如主诉不适或出现阳性体征，应积极处理。如有思想波动，应耐心予以解释。

（5）术后告知受术者术后注意事项：①鼓励早期下地活动。②保持手术部位清洁卫生，2周内不宜房事。流产后、产后绝育者1月内不宜房事。③休假内不宜进行体力劳动或剧烈运动。

（6）随访：术后3个月内随诊一次，以后可结合妇科普查进行随访。随访内容包括：手术效果、一般症状、月经情况（周期、经量、痛经）、手术切口及盆腔检查及有关其他器官的检查。

第三节　腹腔镜输卵管绝育术

腹腔镜绝育术是在建立气腹之后，经腹前壁插入内窥镜，在内镜直视引导下，采用热效应毁坏或机械阻断输卵管，从而达到绝育目的。

一、腹腔镜的器械设备及敷料

（一）镜体

常用腹腔镜分两类：①诊断性腹腔镜。②诊断和手术并用的腹壁镜。诊断性腹腔镜体小，可用于计划生育术后并发症的诊断。腹腔镜绝育术所用的为手术性腹腔镜，同时可用作诊断，其镜体直径较粗，为 8～11cm。根据不同窥视角和生产厂，可有多种型号。

（二）气腹针

系双面穿刺针，外套管的尖端有锋利斜面，易于穿刺腹壁各层，针芯头部为圆钝形状，后面装有弹簧片，露于外套管头外，可以防止进入腹腔时损伤内脏组织。

（三）充气装置

包括大型 CO_2 储气筒（内贮液体 CO_2）及小型 CO_2 气腹箱。气腹箱内有小型 CO_2 储气筒、CO_2 瓶压力表、腹腔内压力表、观察机械性能的流动球，以及进入腹腔内 CO_2 体积表，另有接通开关控制流速（快、慢）的自动控制器等

（四）腹腔镜的套管穿刺针

针芯大多为尖圆锥形或三棱形，外有直径为 10～12mm 的套管，针芯比外套管长 1.5～2cm，易于穿透筋膜及腹膜。套管上有阀，当取出腹腔镜时关上阀，可阻止腹腔内气体外漏。

（五）光源与传导系统

包括光源（具有 1000W 的强光）和传导系统（系玻璃纤维光束），使光传到内窥镜内成为冷光。

（六）子宫操纵器

1. 齿钳

以钳夹子宫颈前唇，作牵引用。

2. 带限位器的金属子宫导管

可以放入宫腔内作拨动子宫用。两者必须拉紧固定在一起，才能使用。

（七）绝育所需的特殊器械

1. 输卵管圈套及输卵管夹装置

目前广泛使用的是一种硅化弹性环，内含少量的钡可供放射检查用。

2. 输卵管圈

用硅橡胶制成，其内混有5%硫酸铁，可以在X线下显影。圈的内腔直径为1mm，外径4mm，厚2.5mm，具有一定弹性。当扩张6mm以上时，弹性恢复受影响，并与扩张维持时间成反比；如扩张达8mm以上，硅橡胶圈将撕裂或断裂。因此，输卵管圈扩张时不宜过大，维持时间不宜过长，圈套的扩张器必须光滑，以防圈的撕裂。硅橡胶圈在包装时已经消毒，所以取出后即可使用，过期者可浸泡消毒，不宜高压消毒。硅橡胶圈通过扩张器装在腹腔镜的特殊圈套装置上，即可使用。

3. 输卵管夹

有多种，其由医用塑料制成，夹内有细齿，可紧密咬合输卵管；夹外附有金属弹簧片，使关闭后的夹保持持续的压力，压力约为75g。

（八）其他附件

包括有拨动器、抓钳、活检钳、切除组织的剪刀和刀、探针、鳄鱼钳、穿刺抽吸器、电凝器及充气导管等器械。

（九）敷料

阴道手术用的大洞巾1块，能暴露外阴和下腹部至脐孔处。其他敷料同腹部扎管术。

二、器械的消毒

以往腹腔镜消毒采用10%甲醛溶液浸泡10分钟，使用时必须用无菌冷开水冲净，导光束及充气管用 75% 乙醇擦洗消毒。后逐步改用环氧乙烷灭菌和戊二醛浸泡消毒法，但亦存在灭菌循环周期长、有毒、污染环境等缺点。目前对不能够耐受高温蒸汽灭菌的手术器械，普遍采用过氧化氢等离子低温灭菌技术，其具有低温、干燥、快速、无毒等优越性。

内镜清洗消毒，应按《清洗消毒技术操作规范》进行操作。以硬式内镜的清洗步骤、方法为例。

（一）要求

（1）内镜使用后立即用流动水彻底清洗。内镜各部件、管腔应当使用高压水枪彻底冲洗，除去血液、黏液等残留物质。可拆卸的部分必须拆开清洗，并用超声清洗器清洗 10 分钟。将擦干后的内镜置于多酶洗液中浸泡，通常浸泡时间为 10 分钟，浓度具体做法：

中度污染器械：1∶150 浓度，1 升水+7.5ml 溶液浸泡 10 分钟。

高度污染器械：1∶100 浓度，1 升水+10ml 溶液浸泡 10 分钟。

（2）器械的轴节部、弯曲部、管腔内用软毛刷彻底刷洗，刷洗时注意避免划伤镜面。

（二）清洗流程

流动水清洗除去血液，黏液→可拆卸部分拆开，多酶洗液浸泡+超声波 15~20 分钟→高压水枪彻底清洗内腔→可拆卸部分拆开清洗→宫腔用软毛刷洗→器械表面擦干→内腔高压气枪吹干→过氧化氢等离子低温灭菌系统灭菌。

三、适应证及禁忌证

（一）适应证

（1）要求接受腹腔镜绝育术的健康妇女，夫妻双方签署知情同意书。

（2）因有某种疾病不宜生育且无禁忌证者。

（二）禁忌证

1. 绝对禁忌证

（1）多次腹腔手术或腹腔广泛粘连。

（2）心肺功能不全。

（3）有血液病或出血倾向。

（4）各部位疝气病史。

（5）急性盆腔炎或全腹膜炎。

（6）过度肠胀气、肠梗阻。

（7）严重神经症。

（8）过度肥胖。

2. 相对禁忌证

（1）既往有腹部手术史，估计无严重腹腔粘连。

（2）有局限性腹膜炎史。

3. 妊娠≥3 月或腹部存在巨大肿块者

妊娠≥3 月或腹部存在巨大肿块者。

四、手术时机

（1）非妊娠期：月经净后 2~5 日施行手术为宜。

（2）早期妊娠负压吸引人工流产后或取环后可立即施行手术。

（3）产后或中期妊娠引产后：子宫复旧至小于妊娠 2 个月时，可施行手术。

（4）哺乳期转经者可在月经净后 2~5 日施行手术，哺乳期闭经者需排除早孕后方可进行。

五、麻醉

（一）局部麻醉

以往常用的麻醉方法。以 1% 普鲁卡因局部麻醉加用镇静剂，如合剂（内含芬太尼 0.1mg，氟哌啶醇 5mg）静脉滴注，或哌替啶 50~100mg 及盐酸异丙嗪 25mg 肌注。目前常用静脉复合麻醉。

（二）静脉麻醉

如芬太尼或异丙酚等（由麻醉医师酌情给予用药剂量）。

（三）全身吸入性麻醉

如乙醚、氟烷。

（四）硬膜外麻醉

很少应用。

六、术前准备

术前准备和一般手术相同。手术前晚服轻泻剂，如番泻叶 6g 冲水喝。胀气者必要时灌肠。

七、操作步骤

腹腔镜绝育术可分为电凝绝育和机械性绝育两大类。单极电凝不够安全，故已基本不用，双极电凝失败率高，故也很少用。机械性绝育法中，近年来以输卵管圈和夹绝育术应用较多，其操作方便、迅速、安全，尤以硅橡胶圈价格低，应用最广。

（1）术前必须检查所有仪器、器械功能正常，连接完整、正确。

（2）受术者及手术者的准备，同腹部小切口输卵管结扎术常规。主术者一般站在受术者左侧为宜。

（3）取膀胱截石位，外阴阴道及腹部常规消毒后铺巾。

（4）经阴道宫颈置子宫操纵器、固定操纵器。

（5）腹部穿刺点一般选脐下缘 0.5cm 处，用 11 号尖刀作一弧形或纵形切口，长约 1.2cm，然后切开皮肤及皮下组织。

（6）建立气腹：用两把布巾钳钳夹切口两侧之皮肤及浅筋膜，并上提组织，右手持气腹针柄，垂直或呈 45°方向正中向下刺入腹腔。进入腹腔时，有明显的突破感，拔出针芯，滴入数滴生理盐水，若液体即被腹腔负压吸入，则证明穿刺无误。即接以充气导管和充气机相连，再测腹腔内压力应在 1.33kPa 左右，不应超过 2.66kPa，说明针头在腹腔内。然后打开充气开关，以每分钟 300~500ml 速度输入 CO_2，总量 2000~2500ml，不超过 3000ml，速度不宜超过 1000ml/min。叩诊全腹为鼓音，肝浊音界消失，说明已充气成功，即拔出气腹针。

（7）腹腔穿刺：术者左手及助手提起切口旁布巾钳，使腹前壁提起，右手持套管穿刺针先平行后向下对准骶骨岬正中方向，一次穿过腹前筋膜和腹膜，刺入腹腔即有落空感，然后将针芯退出 1.5cm，套管继续送入 2~3cm，以免过浅而滑出。拔出针芯，可以听到有气流从套管内冲出，则说明已进入腹腔，随即插入内镜，接通光源。

（8）调整体位，头低臀高15°~45°，可以接通充气管，继续从充气口处缓慢充气。使腹腔保持1.33~2.66kPa压力的气腹后关闭通气阀。

（9）仔细观察盆腔，进行输卵管的操作，其步骤如下：

硅橡胶圈套法：①把硅橡胶圈通过扩张器装到特殊的输卵管圈套装置上（即专用腹腔镜上）。②把装有圈套的腹腔镜放入腹腔内，窥视盆腔的情况。暴露并确证输卵管后，将输卵管圈套装置的输卵管拉钩由管腔内推出。③距子宫约3cm处，以输卵管拉钩夹持住输卵管峡部，慢慢边牵拉使折成双叠式，边将腹腔镜缓慢向牵拉处靠近，把输卵管拉入圈套装置内，以免输卵管牵拉过度而撕裂。④将一只硅橡胶圈推下，套在输卵管峡部。⑤自腹腔镜内推出输卵管拉钩，放出输卵管，可见套住的输卵管渐渐变白，则证明圈套成功。⑥同法处理另一侧。

弹簧夹法：术时，先把张开的夹子安装在特殊的置夹器上，通过腹腔镜进入腹腔，在腹腔镜窥视输卵管后用置夹器从输卵管后方挑起输卵管，将夹的开口垂直对准输卵管峡部，距宫角2cm处，使输卵管横径完全进入开口内，推下夹子的弹簧，闭合夹子，夹住输卵管峡部，退出置夹器。上夹后夹子不会移动，也无法更换。手术全过程一般仅需数分钟，术后恢复快。由于放夹部位损伤少，仅3~5mm，故有利于必要时的复孕术。

（10）手术完毕，检查无内脏损伤及出血后，拔出内窥镜。逐步改为水平位。

（11）打开套管上的阀门，缓缓放出腹腔内气体，然后取出套管，取出时防止带出大网膜。

（12）切口用肠线作皮内缝合，或用丝线缝合皮肤1~2针，3日后拆线。

八、术时注意事项

（1）放举宫器时，要防止子宫穿孔或宫颈撕裂。

（2）在腹腔镜手术中，气腹的建立是关键，所以术者必须熟练掌握气腹针的腹腔穿刺技术。

（3）腹腔内可能存在粘连时，应使用开放式腹腔镜，不能直接穿刺。

（4）要认真确认输卵管组织，防止误扎输卵管系膜血管、圆韧带或卵巢韧带，造成绝育的失败。

（5）套圈时要注意防止输卵管系膜撕裂出血。

（6）放置 hulka 夹时，必须夹在输卵管峡部，因该处输卵管周径小，不易失败。要避免夹在壶腹部，因该处输卵管宽大，可能超过夹子的长度，致使管腔闭合不全而造成失败。

九、术后护理

一般手术后 3~5 小时即可起床活动，无需特殊处理，术后禁房事 1 个月。

十、腹腔镜绝育术的并发症

（一）术时并发症

1. 穿刺损伤肠管

多因气腹建立不好或原有肠粘连而误伤肠管，应及时诊断，予以手术修补。

2. 穿刺损伤血管

注气针穿刺过深或方向偏斜，有可能损伤腹腔下大血管。所以，穿刺时必须掌握好深度及方向。

3. 输卵管断裂及系膜出血

多因牵拉输卵管过度所致。如有出血，大多数可以电凝止血，必要时需剖腹止血。在牵拉时，必须将腹腔镜镜体向输卵管方向移近。

4. 子宫穿孔、宫颈撕裂

均因放置子宫操纵器时粗暴或使用不当造成。

5. 圈或夹脱落于盆腔内

可以用输卵管钩或活检钳取出。有困难时，可以不取，因系惰性材料，对组织无刺激，但需加强随访。

6. 误扎

术时必须仔细辨认输卵管，确认输卵管时再置圈或夹。

（二）术后并发症

1. 月经失调

可能与手术影响卵巢血液供应有关，但为数极少，有待进一步证实。

2. 盆腔疼痛

很少见，其原因可能因输卵管的创面，发生肠粘连或大网膜粘连而引起腹痛，或因环扎时较多输卵管和系膜被环套住，局部组织缺血引起。

3. 急性盆腔炎

偶见急性输卵管炎和输卵管卵巢脓肿。

4. 手术失败而妊娠

平均为 0.5% ~ 1.0%，与腹部小切口扎管失败率相似。有文献报道，圈套失败率为 0 ~ 0.99%，失败原因为误夹或误套，圈套断裂、上夹不全以及输卵管断裂再通等。

十一、腹腔镜绝育术的优缺点

1. 优点

切口小、手术时间短，组织损伤少，术中出血少，术后疼痛轻，可以尽早起床活动，恢复快，1 ~ 3 日可以出院，或不住院。伤口感染、粘连等并发症少。

2. 缺点

腹腔镜器械设备昂贵，目前广大农村地区尚不能普及；操作技术要求高，否则易有并发症。

第四节　输卵管药物粘堵绝育术

输卵管药物粘堵绝育术是通过阴道经宫腔在输卵管内注射化学性药物，使输卵管管腔闭塞而达到绝育目的的一种方法。由于目前使用的药物具有腐蚀性，粘堵技术要求高，掌握不好可造成严重反应，故目前尚未能推广，所用药物也有待改进。本节仅作简要介绍。本法适用于已有 2 个以上子女，对手术有顾虑的育龄妇女，或因患某种疾病不宜剖腹施行输卵管结扎术者。

目前经批准使用的粘堵剂为复方苯酚糊剂。内含苯酚 30%，阿的平 8% ~ 19%，胆影酸 40%，加赋型剂后制成糊状，苯酚具有腐蚀组织引起化学性炎症的作用，阿的干有促进肉芽增生的作用。根据动物实验，注药后输卵管病理变化可分为以下三个阶段。

（一）急性炎性反应期

注药 24 小时后，管腔黏膜层充血水肿，继之坏死，炎细胞渗出，脱落坏死组织，炎性渗出物阻塞或部分阻塞管腔。

（二）异物肉芽肿期

注药后 2 周左右，组织水肿消退，异物肉芽形成，代替坏死组织及渗出物，使管腔基本闭塞。

（三）纤维结瘢期

注药后 1 个月左右，异物肉芽肿渐渐为纤维细胞代替，最后形成瘢痕组织，完全闭塞输卵管管腔。

根据上述病理变化过程，粘堵绝育后再通手术的可能性极少，因此不适用于太年轻或仅有 1 个孩子的妇女。

输卵管粘堵绝育术是通过金属引导管，插入塑料管，凭手的感觉，使导管插入宫腔内输卵管开口处，然后注入药物。因药物引起局部病理改变，术后 2 周内可能出现短期发热。

由于粘堵绝育术简便，受术者痛苦少而很易接受，故国内外研究者不少。但目前的药物和盲目操作的方法尚不够理想，现仍限制应用及研究中。

第五节　输卵管结扎术的失败原因及预防

输卵管结扎方式虽有很多改进，但术后仍有少数失败。目前失败率为 0.2%～1.5%。

一、失败原因

输卵管结扎术的失败原因多数为技术性的，少数因手术者责任性不强而造成。根据上海市多年对输卵管结扎失败病例的手术标本分析，各种结扎式均有发现。从病理上看，其失败原因依次为输卵管管腔复通、输卵管新生伞、输卵管内膜异位、误扎或漏扎及输卵管腹腔瘘。

（一）输卵管管腔复通

复通的输卵管管腔在镜下稍狭窄，见瘢痕，结扎线移向一侧或未见结扎线，或两断端间有 1 条细管相通，长达 0.5~1cm。

（二）输卵管新生伞

新生伞都长在壶腹部，外形与正常伞相似，多见于伞端切除法。

（三）输卵管内膜异位

异位的内膜形成管腔，再与输卵管两盲端接通。

（四）输卵管腹腔瘘

输卵管屡管形成，与腹腔相通，可发生于输卵管任何部位。

（五）误扎、漏扎

误扎、漏扎或双子宫仅结扎一侧输卵管，或重复结扎同侧输卵管。

二、预防

（1）由于输卵管上皮再生能力强，相距较近的输卵管两端易再次自行接通。因此，施行两端包埋法时，输卵管两断端以相距 1.5cm 为合适。近端包埋法则要求近端完整包于系膜内，远端固定在系膜外，以减少再通机会。

（2）结扎线不宜过细，过细丝线结扎时易切断肌层或丝线切入管腔，引起管腔上皮沿线生长而形成屡管。一般采用在切开系膜结扎法时，宜用 4 号丝线结扎输卵管；双折结扎切除法时，宜用 7 号丝线结扎输卵管。结扎时用力要适中，用力过大容易切断肌层或管腔，过松可造成管腔闭合不全。对引产后、产褥期扎管者，尤须注意。

（3）游离输卵管时要求完整，避免挑破或断裂，以免使部分组织损伤或残留而造成输卵管腹腔瘘，或输卵管内膜异位。

（4）缝合输卵管系膜时，要避免缝针、丝线穿过输卵管管腔或接近断端面，以免发生输卵管腹腔屡或新生伞。

（5）避免结扎在输卵管壶腹部结扎，输卵管壶腹部比峡部管腔大，管腔上皮多，再生能力强，而且壶腹部较易发生新生伞，因此选择峡部结扎较为合理。

（6）避免技术错误：①避免误扎圆韧带或输卵管系膜内血管。部分受术者的圆韧带松弛，呈细而长形，易误认为输卵管，特别在手术野暴露不佳，术者又不认真检查伞端而盲目手术时容易误扎。误扎输卵管系膜内血管，常发生在切开系膜时，术者将系膜血管误认为输卵管进行结扎。因此，结扎前必须找出伞端，同时要仔细分辨输卵管组织及血管组织，然后进行结扎。常规检查切下的输卵管以确诊之。②避免漏扎。术中找到输卵管后，因伞部有粘连而不易检查全段输卵管及伞端时，或遇子宫畸形时找另一侧输卵管有困难时，必须改善麻醉条件，适当延长切口，待彻底探查清楚后再进行结扎。

第六节　输卵管结扎术并发症的防治

一、术中并发症

（一）膀胱损伤

一般在手术进腹时误伤。常见于月经后正常大小子宫经腹部输卵管结扎时，切口过低，接近耻骨联合；或受术者术前未排空膀胱；或在产后有尿潴留而又未经仔细检查时；或既往有开腹手术史及各种炎症遗留的膀胱与腹膜粘连等造成解剖层次不清楚而误伤膀胱。

1. 预防

（1）术前排空膀胱，如有尿潴留，应放置导尿管。产后易发生尿潴留，术前更应注意膀胱充盈程度。

（2）切口不宜过低，月经净后或哺乳期绝育，切口的下缘应在耻骨联合上 3~4cm。

（3）分离腹直肌后，切勿急于钳取腹膜，应先将腹膜外脂肪层用刀柄与左手食指作钝性分离，暴露腹膜后再尽量靠近切口的上方钳取腹膜，打开腹腔。

（4）在同一处经几次切开腹膜仍未进入腹腔时，或该处血管丰富、组织较厚（可能已接近膀胱组织）时，宜更换部位，可向切口上段重新提取腹膜。

（5）切口部位行局部麻醉不宜注射过多、过深，以免麻醉药液浸润膀胱肌层，造成术中难于分辨，引起误伤。

2. 诊断

（1）膀胱全层损伤时，可见淡黄色尿液溢出，破口内可见光滑的膀胱内壁，未能见到盆、腹腔内的子宫、附件及肠曲等，诊断应无困难。

（2）膀胱不全层损伤时，常常局部出血或渗血较多，组织层次不清，应考虑膀胱损伤。

3. 处理

术中发现膀胱损伤，应立即修补。

（1）膀胱全层损伤时，将膀胱伤缘修剪整齐、止血，然后分两层缝合：第1层用"2/0"肠线间断缝合破裂口，只缝合肌层，不穿过黏膜，以防止膀胱内因异物引起炎症；第2层用1号丝线或"2/0"肠线间断内翻缝合膀胱外层筋膜，以作加强。

（2）膀胱不全层损伤不完全损伤者，可用1号丝线缝合肌层，4号丝线缝合筋膜。

（3）如缝合良好，膀胱切口愈合良好，可出现3~5日血尿，无长期后遗症。

（4）术后护理留置导尿管7日左右，适当应用抗生素预防感染，按护理常规保持导尿管等的清洁消毒。可出现3~5日血尿。如缝合良好，膀胱切口愈合好，无长期后遗症。

（二）肠道损伤

可发生在切开腹膜时，或肠壁与腹膜粘连分离不仔细而直接损伤肠管，也有在寻找输卵管时，所用器械不光滑或器械使用不当，如使用有齿卵圆钳或吊钩，或卵圆钳钳夹扣合较紧误钳肠管，造成肠管挫伤、压榨伤，甚至肠管穿孔或肠系膜血管损伤而出血过多。

1. 预防

（1）受术者取头低仰卧位，取输卵管时嘱受术者做收腹动作，可使肠管移向上腹部。

（2）进腹时钳取腹膜组织宜少，钳子应调换几次，以便使夹起的肠壁滑下。两层腹膜较薄，有滑润感。

（3）切开前，应用刀柄做测试，在能透过刀柄影的情况下予以切开。

（4）所用的卵圆钳必须是无齿的。在提取输卵管时，只能虚夹，不能扣紧。

2. 诊断

肠壁部分损伤时直接可见肠管的浆肌层伴渗血，如肠管全层损伤，可见肠内容物溢出，诊断应无困难。如未直接发现，但在手术过程中发现有异常分泌物

（如黄色糊状分泌、类食物残渣等），必须仔细检查肠曲，寻找损伤处，以免漏诊。

3. 处理

如术中发现肠管损伤，应立即进行修补。首先将损伤的肠管牵出切口，周围用纱布保护，将裂口分两层横行缝合，第 1 层用 1 号丝线作全层间断缝合，第 2 层用 1 号丝线间断内翻缝合浆肌层；如肠管损伤严重，应作部分肠切除及对端缝合术；若肠管壁未完全损伤时，用 1 号丝线作肌层内翻间断缝合；若肠系膜损伤，如无出血，用 1 号丝线缝合损伤部位。如损伤血管用 4 号或 7 号丝线缝合结扎止血。

4. 术后护理

禁食，静脉补液及应用抗生素抗感染 3~5 日，必要时作胃肠减压。在肠蠕动恢复、肛门排气后，开始饮忌奶糖流质，术后 4~5 日开始饮半流质。

（三）输卵管断裂或输卵管系膜血管损伤出血

夹取或钩取输卵管时操作粗暴、用力牵拉或存在粘连等均可造成输卵管断裂，系膜撕裂或卵巢门血管损伤而出血。因输卵管系膜内血管丰富，两层系膜间组织疏松，如有出血，很快会形成血肿。

1. 预防

（1）采用卵圆钳或输卵管吊钩取管时，一定要轻柔，若提拉过猛，极易撕裂。

（2）子宫后倾需要复位时，不能使用暴力。采用卵圆钳复位有困难时，应改用手指复位。

（3）选择结扎、切除的输卵管部位，应尽可能在输卵管峡部无血管区进行。

（4）输卵管结扎部位如伴有平行血管不能分离时，可考虑与输卵管同时一起切除、结扎。

（5）结扎输卵管部位尽可能避开伴有"T"形血管的区域，无法避开时可先将纵形血管缝扎。结扎完毕要仔细检查结扎局部有无渗血或血肿形成，关腹前要注意腹腔内有无渗血。

（6）缝合系膜时，应注意避免穿破系膜内的血管壁。

2. 处理

（1）输卵管断裂发生系膜血管损伤出血，应立即钳夹断裂的两侧输卵管，缝扎系膜内血管，以抽芯包埋法处理两侧输卵管的断端；如输卵管损伤严重则应在暴露充分的条件下，切除该侧输卵管。

（2）输卵管系膜出血时，先将输卵管提起，暴露出血点并迅速钳夹止血，用4号或7号丝线缝扎。如果切口小，暴露困难，不易止血，应迅速扩大切口，尽快找到出血点，不可延误。

（3）输卵管系膜血肿形成时，小者可缝扎血管，观察如无增大趋势，可不必处理。对较大的血肿，必须打开血肿，清除血块，寻找出血点，止血后再予缝合系膜。必要时作输卵管部分切除。

二、术后近期并发症

（一）感染

包括腹壁切口感染、盆腔感染，继发性败血症及感染性休克。最常见的感染为急性切口感染、输卵管炎及子宫旁结缔组织炎三种。急性感染如未很好控制，可变成慢性盆腔炎。切口感染如治疗不及时、不彻底，或伴有异物，可长期不愈、反复发作，可形成窦道、慢性炎性瘢块，甚至形成慢性肉芽肿，呈假肿瘤状。

1. 原因

（1）有慢性输卵管炎或盆腔炎病史者，术前未发现。

（2）手术时消毒不严（包括手术者、受术者及使用的敷料、器械的消毒）。

（3）术时组织损伤或血肿基础上继发感染。

2. 诊断

主要根据手术经过及术后临床表现予以诊断。患者主诉腹痛、腰酸、切口疼痛。伴有低热或高热。

（1）切口感染：急性期表现为局部红、肿、痛，有硬结，继而化脓裂开。

（2）慢性瘘管或慢性炎性包块：急性切口感染治疗不彻底可形成慢性瘘管或慢性炎性包块，局部常有反复发作的疼痛或溢液，较少伴全身症状，局部可扪及硬结、包块，或见窦道口溢脓，其诊断一般无困难。

（3）急性输卵管炎及子宫旁结缔组织炎：往往有腹部压痛，附件扪及包块或增厚、压痛，若盆腔脓性形成，后穹或一侧穹可触及波动感，常同时有血白细胞计数升高。

（4）全身败血症及感染性休克：临床表现在腹壁感染或盆腔感染的同时高烧、寒战，急性重症面容或苍白、虚脱、脉速、血压下降、末梢循环衰竭、感染性休克。白细胞高达 $20×10^9L$ 以上，并出现中毒颗粒。血液细菌培养阳性等。

3. 预防

（1）术前加强病史询问和检查，严格掌握适应证和禁忌证。了解生殖道有无感染，患盆腔炎者不宜做绝育手术，患急性子宫颈炎或阴道炎者先行短期治疗后再作手术，术时发现有输卵管炎或盆腔炎者宜作输卵管切除。

（2）做好术前、术后卫生宣教工作。

（3）医务人员必须加强责任感，手术时严格无菌操作。

（4）手术操作仔细，腹壁解剖层次要清楚，止血严密，避免组织损伤。

4. 处理

凡遇感染应尽早作分泌物、脓液或血液培养和药物敏感试验，选择敏感抗生素。

（1）腹壁切口感染：浅表感染未化脓者局部红外线照射，每日 2 次，每次 15~20 分钟，连续到炎症消退，如已化脓者宜早期拆线，清除异物，局部每日换药，保持伤口引流通畅，必要时应用抗生素；深部感染未化脓者，局部热敷、红外线或外敷金黄如意散；已化脓裂开者，应清除脓液、坏死组织及异物，用呋喃西林或凡士林纱条引流；如经久不愈，应予彻底扩创，清除线结。慢性顽固性伤口感染的治疗原则是，急性发作期，在全身支持治疗下切开引流，并用敏感抗生素及甲硝唑控制感染，于炎症控制后手术切除病灶；稳定型的腹壁残余脓肿及窦道，则采用手术彻底切除，如留有很大空腔，可用腹直肌瓣填塞空腔，以促进愈合。

（2）急性输卵管炎及子宫旁结缔组织炎：一般应卧床休息，注意营养。给予敏感抗生素控制感染，应用青霉素、阿米卡星或其他广谱抗生素及甲硝唑，必要时可静脉滴注，同时口服中药（以清热解毒、化瘀消结为主）。下腹部可予以热敷或超短波治疗。如盆腔炎症已形成脓肿，应手术切开引流。急性感染时，抗感染治疗需维持到症状消失后 1~2 周，以免迁延成慢性炎症。

（二）切口部位血肿

血肿可发生在皮下，筋膜下及腹膜外等处。特别在腹膜外，因组织疏松，血肿容易扩大，甚至形成巨大血肿。

1. 原因

切断的小血管未予结扎，或钝性分离腹膜外脂肪层时撕裂其中的血管，而未及时结扎止血。

2. 诊断

主要根据临床表现。术后主诉伤口疼痛，可伴有低热，检查伤口有硬结，液化后局部有波动感。血肿浅表者，皮肤表面可见紫斑，深部血肿，特别是腹膜外血肿，在腹部切口周围可扪及肿块。由于血肿部位深，故需仔细检查，才能发现。阴道双合诊检查能明确血肿大小和位置。

3. 处理

（1）术后当即发现者，应打开切口清除积血，严密止血后重新缝合切口，必要时放置引流条。

（2）血肿液化者，可在无菌操作下抽出积液，继发感染者应扩创。

（3）血肿机化者，予以局部热敷、红外线照射或隔药饼艾灸，促进血肿吸收。

药饼配方：蒲公英、当归、红花、延胡索、赤芍、三棱、莪术，香附、桃红、川芎、乳香、失笑散、桂枝、没药各 9g。以上药物研成细末，加甘油或蜂蜜调和，捏成圆形药饼（厚 2~3cm，直径 5~10cm 不等），干后备用。用法：在伤口或疼痛部位铺两层纱布，将药饼置于其上，然后把艾绒塑捏成上尖下圆的圆锥形团块，作为一壮放在药饼上，点燃艾绒即可。每次可连续灸 4~5 壮，每日 1~2 次。

（4）适当应用抗生素，预防继发感染。

（三）腹腔内纱布遗留纱布遗留

本身不属并发症，为术者责任性不强造成。

1. 原因

由于输卵管结扎切口较小，术中因鼓肠，需用纱布将肠管、大网膜推开，术后未给取出，术后未清点纱布或清点不清，致使纱布遗留在腹腔内。

2. 预防

手术操作中，小方纱布不得进入腹腔。为了填塞肠管或大网膜而必须使用时，一定要将长纱条的尾部留在腹壁外，并用器械固定。而且，术前、术后应把清点纱布和器械列为常规。

3. 诊断

术后主诉腹部疼痛，伴有低热或高热，腹腔出现痞块，腹部压痛明显，或术后腹部切口长期不愈合，X 线或 B 超显示阴影。严重者可出现急性腹膜炎、肠梗阻、败血症及中毒性休克等症状。

4. 处理

凡术后腹腔出现痞块，经抗生素长期治疗无效者，应考虑有异物遗留可能。如能及时剖腹探查，取出异物，继续应用抗生素，则预后较好。

三、术后远期并发症

(一) 慢性盆腔炎

由急性盆腔炎迁延而成慢性盆腔感染。

1. 诊断

绝育前无生殖道炎症，术后短期内（1 个月内）曾出现过发热、腹痛等感染征象，虽经治疗，但不彻底，症状持续存在或病情反复发作，腹痛时可伴有月经紊乱、痛经及白带增多等症状，妇科检查存在阳性体征，如子宫固定或活动受限，附件增厚伴压痛或有痞块等，急性发作期可伴发热、白细胞升高、血沉增快。具有上述情况者，可做出诊断。也可借助腹腔镜检查明确诊断。

2. 预防

参见本节术后近期并发症"感染"的预防。积极治疗急性感染，是预防慢性炎症的关键。

3. 处理

慢性炎症的治疗比较困难，要从整体出发，采用综合治疗措施，既治疗局部，又要增强患者的体质。

（1）给予全身支持疗法，包括适当的体格锻炼，以增强体质为主。

（2）物理疗法：如离子透入电疗、超短波电疗、音频电疗等，视病情选用。或用坎离砂250g，加醋拌和致热，装布袋内，热敷下腹部。每日1~2次，每次1小时，10~20日为1疗程。或使用暖宝宝贴以缓解疼痛。

（3）中草药治疗：选用以清热解毒、活血祛瘀为主的中草药口服或保留灌肠。例如红藤汤加减：红藤、败酱草、蒲公英、鸭跖草、紫花地丁各30g或随症加减。寒者加附子9g，痛甚者加延胡索、乳香、没药各9g，有痞块者加三棱、莪术各9g等。以上药物浓煎成100ml，过滤后加0.25g普鲁卡因粉剂，用16号导尿管插入肛门2/3，作滴入保留灌肠。灌肠后，卧床半小时左右，以免药物过早排出。每日1次，20次为1疗程，可重复2~4疗程。疼痛部位也可采用隔药饼艾灸，每日1~2次，每次4~5壮，10日为1疗程。

（4）针灸治疗：可选用关元、中极、归来、肾俞、上髎、三阴交、足三里等穴位。

（5）肾上腺皮质激素合并抗生素治疗：适用于慢性盆腔炎伴亚急性发作、盆腔结缔组织增厚者。第1周泼尼松（强的松）10mg，每日3次；第2周每日2次；第3周每日1次；第4周改为5mg，每日1次，共28日为1疗程。在第1周时，必须与敏感的抗生素合并应用，如无不良反应，可停用抗生素。

（6）封闭疗法：用0.5%普鲁卡因40ml作骶封或侧穹窿封闭，或合并应用抗生素及糜蛋白酶等。

（7）手术治疗：有炎性包块者，经上述各种方法积极治疗无效者，可考虑手术治疗。

（二）肠粘连和大网膜粘连

1. 肠粘连的诊断

（1）病史：输卵管结扎时无盆腔炎症或腹腔内粘连存在，以后也未施行过其他腹部手术，而在扎管后发生了粘连症状。

（2）症状：很多粘连者在临床上无症状，一般在肠粘连并发部分性或完全性肠梗阻时才出现典型症状，如阵发性腹痛伴恶心、呕吐、食欲不振、腹部胀气或便秘、腹泻等，排气后腹痛常可缓解。

（3）腹部检查：腹痛时听诊可闻及气过水声或肠鸣音亢进，有时在下腹部可扪及瘀块。

（4）X 线钡餐检查：局部肠管移动性较差，发生肠梗阻时肠腔可有液平面。

（5）腹腔镜检查：能比较正确地诊断盆腔或腹腔内是否有粘连。

2. 大网膜粘连的诊断

（1）大网膜与手术瘢痕或输卵管等盆腔脏器粘连时常无临床症状，少数病例因伴有感染病史，日久后可致大网膜纤维化而挛缩，以致横结肠被牵引向下，影响功能，常发生便秘或排便前的肠绞痛。也可因大网膜缩短使躯干不能伸直，导致手术瘢痕或上腹部固定部位疼痛，检查腹部切口瘢痕并向下推动时，可引起切口附近或上腹部固定部位疼痛。

（2）X 线钡剂灌肠：可发现横结肠扩张、伸长或呈角状，局部有痉挛、蠕动迟缓等，当下推腹部切口瘢痕时，可见横结肠随之下移。

（3）腹腔镜检查：能明确诊断。

有以上依据者可做出诊断。仅有腹痛而无体征者，不宜轻易做出粘连的诊断。

3. 粘连的预防

（1）术时操作应稳、准、轻、巧，减少组织损伤及出血。

（2）严格无菌操作，避免感染。

（3）鼓励术后早日起床活动。

（4）术后有感染现象时，应积极治疗。

4. 处理粘连的治疗

比较困难，可参考慢性盆腔炎的处理，并注意饮食调节。要保持大便畅通，部分病例可在腹腔镜检查同时作粘连松解术。如以上治疗无效，或出现完全性肠梗阻者，需及时剖腹探查，施行手术松解粘连，或行大网膜部分切除术。

（三）盆腔静脉淤血症

1. 病因

输卵管结扎术时，由于某些手术方式、手术损伤或术后炎症而引起术后输卵管血管损伤、输卵管扭曲、粘连，导致阔韧带内血液循环受阻，静脉怒张。

2. 诊断

（1）术后下腹部持续性隐痛，腰骶部疼痛，性交后加剧，部分病例可出现阴道刺痛，外阴、直肠坠胀，病程长者可出现植物神经紊乱，如出现恶心、呕吐、消瘦及头晕、乏力等消化道症状。

（2）月经紊乱：以经期延长、经量增多为主，妇科检查常无异常发现，抗炎治疗效果不佳。

（3）盆腔静脉造影：经子宫底穿刺子宫肌层注入造影剂，通过血窦进行盆腔静脉造影，是诊断本病的辅助方法。借此可直接观察盆腔静脉血液循环情况。根据卵巢、子宫、阴部内等静脉的增粗、变形、瘤样曲张，可将盆腔静脉淤血症分为轻、中、重三型。

（4）腹腔镜检查或彩色超声检查：腹腔镜下可见输卵管系膜淤血，有不同程度的血管怒张、增粗，重者可集合成圆形紫蓝色淤血区。但腹腔镜检查有一定的局限性，必须密切结合临床表现做出诊断。

3. 预防

（1）选择适宜的结扎术式：据报道，采用输卵管双折结扎切断法，或双折结扎法者，本病的发病率高于近端包埋法，因此结扎输卵管以抽芯包埋（即近端包埋，远端游离）法为妥。

（2）稳、准、轻、巧地施行手术：输卵管结扎手术虽小，但操作的器官和组织极为细弱，故手术时应特别注意避免盲目追求速度，操作必须轻柔，切忌粗暴牵拉、误伤或结扎血管。输卵管切除段长度控制在 1~1.5cm，过长必然会挫伤系膜血管。包埋时缝针数不宜过多或过紧，不然可使系膜扭曲、缩短，血管不能自然伸张，影响卵巢血运，导致功能障碍。

4. 治疗

首选药物保守治疗，可采用活血化瘀、消肿止痛的中药，亦可用复方丹参注射液肌内注射或静脉滴注，一般不宜过早采用手术治疗。当输卵管侧支循环建立后，血流改善，痛症可减轻或消失。但经较长时间保守治疗无效，并经盆腔静脉造影或腹腔镜证实者，可考虑作一侧或双侧输卵管及系膜切除。对盆腔广泛淤血合并下肢或外阴静脉曲张者，以保守治疗为宜。

（四）神经症（又称心身疾病）

1. 病因

可因术前未做好解释工作，受术者对手术存在顾虑；或因麻醉效果不佳、手术操作粗暴，或医务人员在术中言语行动不符合保护性医疗原则；或因术后出现某些症状而未得到及时处理，使受术者术后产生一系列精神神经系统症状。

2. 症状

呈多样性，常主诉有乏力、头晕、胸闷、心悸、喉头梗阻、睡眠障碍、腹胀腹痛和便秘或腹泻等植物神经紊乱症状，甚至出现肢体瘫痪、失音等，患者感觉过敏、精神紧张、焦虑，到处求医，但经详细检查而未查出相应器官的器质性病变。

3. 诊断

诊断要慎重。主要依据为术前精神正常，术中术后有一定的诱因或暗示。查体未发现神经系统、心血管、胃肠道等系统有器质性病变。暗示疗法有效。必要时需经各科会诊。在明确诊断前，必须做好社会调查，以排除其他因素诱发的症候群。

4. 预防

（1）术前做好宣传教育，使受术者了解手术过程，以解除顾虑。

（2）医务人员必须加强责任性，执行保护性医疗制度。

（3）对术后出现的症状，应向受术者耐心解释，并及时处理。

5. 处理

应以心理治疗为主。医务人员必须取得患者的信任，使患者树立起治愈的信心，并辅以药物对症治疗。精神乏力者，可给溴咖合剂 10ml，每日 3 次，或加蓝他敏、五味子糖浆等；睡眠障碍者，加用适量安眠药，如选用地西泮（安定）、艾司唑仑（舒乐安定）、盐酸羟嗪（安泰乐）、氯普噻吨（泰尔登）等，或加养血安神糖浆、天王补心丹等。有植物神经紊乱者，加用谷维素 10~20mg，每日 3 次，连服 1~2 个月。中药以甘麦大枣汤（炙甘草 9g，淮小麦 30g，红枣 5 枚）为主，随症加减，也可配合针灸疗法。必要时予以暗示疗法，个别情况下可考虑复孕手术。

（五）腹壁切口子宫内膜异位症

系指剖宫取胎及输卵管结扎术后腹壁切口处子宫内膜异位增生。目前施行剖宫取胎者较少，因此这种并发症甚少见。

1. 原因

多因手术时未注意保护伤口，通过纱布、器械、缝线或手术者双手，将子宫蜕膜播种到腹壁伤口，导致局部子宫内膜异位。常见于妊娠 4 个月以内的剖宫取胎术后。因愈早期妊娠的子宫蜕膜生长愈活跃，愈易种植。异位的内膜可累及皮下、腹直肌鞘、腹直肌及腹膜等层。

2. 临床症状

术后伤口疼痛，伴局部硬结或包块，并与月经周期有关。月经期疼痛加重、包块增大，月经后包块缩小、疼痛缓解。包块浅表者可呈紫蓝色，有的可溃破、流出暗红血水，月经后疼痛自行缓解，包块缩小，破口愈合。

3. 诊断

主要根据剖宫取胎的病史和术后切口周期性疼痛及包块的变化，予以诊断。

4. 处理

手术彻底切除病灶，预后良好。

5. 预防

保护切口，切开子宫前必须用盐水纱布很好保护切口周围，避免手术过程中将子宫内膜种植于腹壁切口或腹腔内。进入宫腔的敷料不能再使用，沾染子宫内膜的器械及手均应及时清洗。

（六）输卵管绝育术后失败

输卵管绝育术后失败，则可发生非意愿宫内妊娠或宫外孕。宫外孕容易误诊而造成严重后果，临床上对此必须引起重视。输卵管结扎手术后至发生宫外孕的时间长短不一。据报道，最短在术后 2 个月，长者可达数年后。

1. 原因

（1）输卵管残端自行吻合或输卵管形成新生伞端。

（2）输卵管结扎方法不合适，结扎过松易滑脱；或结扎不完全仍留部分通畅的管腔；结扎过紧易形成瘘管。

（3）生殖器畸形，漏扎异常输卵管。

（4）医务人员责任心不强，误扎其他组织，常见为圆韧带，其次为输卵管血管。

2. 预防

（1）择结扎时间：非孕子宫应在经后 3～7 日内施行，禁止在排卵期或排卵后期结扎。

（2）结扎方式：手术应选择输卵管抽芯包埋法为好，近端完整包埋在系膜内，远端固定在系膜外，以减少复通机会。不同的结扎方式，其宫外孕发生率有显著差异，阴式比腹式高，双折结扎切除法、压挫结扎法及伞部切除法的失败机会较多。

（3）严格掌握操作规程：加强责任心，要辨清输卵管必须追索至伞端，避免误扎其他组织或漏扎。血管钳压挫时，必须完全，不能遗留一部分管壁。截去管芯时须达到 1cm 或 1cm 以上，两残端需保持一定距离，切除要彻底。

（4）结扎输卵管的部位及松紧度要适当。

3. 处理

（1）确诊为宫内妊娠，则行人工流产术，术后采用节育措施，如愿再次绝育者行人流术后作剖腹手术，查明再孕原因，并作输卵管切除术。

（2）确诊或怀疑宫外孕，有手术指征时，宜立即开腹探查，证实为宫外孕，若是卵巢破裂，囊肿扭转或其他原因的急腹症，根据病因采用不同手术方式。

第七节　　输卵管复通术

输卵管结扎后由于子女发生意外，夫妇迫切要求再生育，或因输卵管阻塞性不孕症或某种特殊原因要求恢复生育能力而无禁忌证者，可施行输卵管复通术。结扎后复通术的成功率为 30%～50%，与结扎手术的方法、部位和术后并发症有关。自显微外科手术发展以来，其成功率明显提高，可达 60%～90%。根据文献报道，复通术后约 4% 可能发生宫外孕。输卵管阻塞性不孕症的复通成功率视输卵管的病变情况而不同，一般成功率甚低，为 5%～30%。据报道，输卵管复通术后的复孕率与复通后的输卵管长度有密切关系。一般长度 5cm 以上者受孕率明显高于长度 5cm 以下者。

一、适应证和禁忌证

（一）适应证

输卵管结扎后夫妇双方身体健康。女方绝育后无严重疾病、月经及卵巢功能正常、生殖器无明显病变，丈夫精液正常无禁忌证者，因某些原因（如子女夭折）要求恢复生育能力者，可行输卵管复通术。

（二）禁忌证

①结核性输卵管炎。②双侧输卵管多处阻塞。③急性盆腔炎、腹膜炎及严重的盆腔粘连。④卵巢功能衰竭或其他原因无排卵及月经紊乱。⑤本人有严重急、慢性疾病而不宜生育者。⑥男性不育。⑦腹壁皮肤有感染者暂缓。

二、手术器械及敷料

（1）直视下行复通的器械同腹部输卵管结扎术，另加阑尾钳 2 把，Foley 导管（双腔管）1 根。

（2）显微外科器械如下：显微外科手术显微镜 1 台（或放大镜 1 副），7/0~8/0 无损伤肠线 2~3 包，微型持针器（弯）1 把，微型手术剪 2 把，微型血管钳（直、弯）各 1 把，微型组织镜（直）1 把，输卵管支架 1 条，可选择以下任何 1 种，如穿有铜丝的新的硬膜外导管、马尾、拉直的 1 号铬制干肠线 1 段等任何一种，或其他支架，平头冲洗针 1 根，20ml 注射器 1 副。

（3）所用敷料同腹部输卵管结扎手术。

三、手术时机

以月经干净后 3~7 日为宜，或在排卵期以前。

四、术前准备

（1）做好术前咨询，说明输卵管复通手术的成功率及术后发生宫外孕的可能性。

（2）术前做好全身检查及妇科检查，仔细了解前次手术的结扎方式、手术过程及术后情况，必要时查阅原病史进行核对，排除其他可能导致不孕的原因。

（3）对病史中有过感染可疑者，应在术前 1 个月作子宫输卵管碘油造影，必要时作腹腔镜检查，以了解结扎或阻塞部位。

（4）准备手术冲洗液，可用生理盐水或林格溶液 1000ml 加肝素 5000U。

五、操作步骤

一般采用硬膜外麻醉或全身麻醉。患者取膀胱截石位，在外阴、阴道、宫颈常规清洁消毒

后，用消毒过的 Foley 管从宫颈口插入并超过内口，于导管气囊内注入空气 3ml，防止导管滑出宫腔。导管另一头，连接带亚甲蓝的盐水，于宫颈穹窿处填塞中纱条，以固定子宫。患者改为平卧位，常规消毒腹部皮肤、铺巾。

（1）切口下腹正中旁直切口，长 5~8cm，切除原瘢痕组织，将腹壁分层切开，进入腹腔。

（2）探查盆腔器官及内生殖器，遇有异常情况（如有粘连、输卵管异常弯曲、卵巢冠囊肿等），均应给予纠正。

（3）检查输卵管阻塞部位在 Foley 导管内稍加压推注入亚甲蓝盐水，经宫腔达输卵管，可显示出结扎或阻塞部位。

（4）根据结扎或阻塞部位的不同，可采用以下 4 种常用的再通手术。

①输卵管端端吻合术：适用于结扎或阻塞于输卵管中部的妇女。用阑尾钳钳提一侧输卵管，用 1% 普鲁卡因注入输卵管结扎处浆膜层下，呈泡状，然后环形切开结扎部浆膜层，避免损伤输卵管，暴露被结扎之输卵管两盲端，切除该处瘢痕组织（各 0.5~1.0cm），露出正常的管腔。如有渗血，可用冲洗针以生理盐水冲洗，切忌用纱布擦拭。用带有铜丝的硬膜外麻醉的导管（目前硬膜外导管大多为一次性塑胶管）或其他支架，从输卵管伞端插入输卵管内，通过两侧断端进入宫腔内。遇到插入宫腔有困难时，不要勉强反复施行，以防损伤宫角组织而造成人为粘连，可将导管置于近侧即可，作为支架，以利于输卵管缝合。固定好输卵管两吻合端（有条件者可在手术显微镜或放大镜下吻合，无条件可在直视下进行）。两吻合端必须对齐，用 7/0 无损伤针线对端间断缝合 4 针，第 1 针紧靠系膜（即输卵管下侧 6 点处），第 2 针在第 1 针对侧（即输卵管上侧 12 点处），第 3 针缝术者对侧，最后缝术者同侧（即输卵管 3 点和 6 点处），肌层各缝 1 针。缝针要对齐、平整、匀称、忌重叠。缝合次序也可先 6 点，后 3 点、9 点，最后

12 点。若为峡部与峡部缝合，可以将黏膜、肌层一起缝合，浆膜层单独缝合；如壶腹部对壶腹部吻合，可全层缝合；峡部与壶腹部吻合时，峡部需斜切以增加宽度，也可全层缝合。

被切开的浆膜层，以 3/0 丝线间断缝合，缝合后的输卵管在浆膜层内应保持松弛状态，又不过分扭曲。检查输卵管的长度，取出硬膜外导管。在 Foley 管内注入亚甲蓝盐水，观察输卵管的通畅度。如吻合完全，伞端可见亚甲蓝液流出。

②输卵管造口术：适合于输卵管伞端切除术后或伞端完全闭塞的妇女，包括输卵管轻度积水者。输卵管和卵巢周围如存在粘连，则应进行仔细彻底的粘连松解分离术。输卵管盲端

造口术：将封闭的伞端作一纵形小切口，助手自 Foley 管内用压力往宫腔内注入亚甲蓝盐水溶液后，检查切口处是否有亚甲蓝液流出。如有蓝色液体流出，说明输卵管通畅，即由此将盲端剪一斜面，将黏膜向外翻出，以 7/0 无损伤锦纶线缝针将翻出的黏膜与输卵管浆膜做间断褥式缝合，重新造一新口。输卵管盲端切除术：于输卵管盲端处将浆膜层环形切开，用小剪刀轻轻将远侧浆膜向外剥离，然后将输卵管盲端环形切除。检查输卵管通畅后，按以上方法将输卵管远端黏膜如袖口翻出，作间断褥式缝合，造成新口。

③输卵管移植术：适合输卵管近子宫角部阻塞（即输卵管间质部或峡部）的妇女。在阻塞部位稍外侧正常组织处，将输卵管切断。将输卵管近端切除、缝扎。将输卵管远端纵行剪开 1cm，成鱼口状，前后两叶。以 3/0 肠线在切开的两叶各作一贯穿缝线。用钻孔器或尖头刀从子宫后壁近子宫角部打进宫腔，或自输卵管根部向宫腔方向作楔形切除，直通宫腔。将输卵管远端两瓣膜上之缝线由子宫角切口穿入，在切口之前后，分别经过子宫壁穿出，作褥式缝合，轻轻牵引，使输卵管近端进入宫角 0.5cm 左右，缝线暂不结扎；由伞端插入直径 1mm 的导管，通过输卵管近端进入宫腔，并置于宫颈外口 2~3cm 处，再结扎缝线。结扎时松紧适中，避免输卵管缺血坏死，同时防止输卵管扭曲，然后将输卵管根部浆膜层用肠线固定于子宫壁上。

④输卵管宫角吻合术：输卵管宫角阻塞或间质部闭锁者，传统方法是采用输卵管子宫移植术。戈梅利（Gomel）首次应用显微手术进行输卵管-宫角吻合代替移植术。以亚甲蓝注入宫腔为标记，用 Gomel 宫角刀从宫角起成片状（约 1mm）切去阻塞组织，直达正常未阻塞处为止

。缝合时要小心，勿损伤边缘系膜血管。缝合时不穿过黏膜层，用 8/0 无损伤锦纶针线缝合肌层及浆膜层。

（5）手术结束后，用温盐水清洗腹腔后吸净。有人主张腹腔内注入右旋糖酐 70250~300ml，地塞米松 10mg 及卡那霉素 1.0g，以防止粘连，然后缝合腹膜及腹壁各层。

六、术后护理

（1）术时、术后加强抗生素预防感染，一般应用 2~3 日。

（2）嘱患者尽早翻身，24 小时后起床活动。

（3）手术后 3 个月，未妊娠，于月经净后，可行宫腔或宫腔镜下通液术。

七、影响复通术效果的有关因素

（1）年龄：年龄越大宫内妊娠率越低。

（2）绝育术式：抽芯包埋法妊娠率较高。

（3）吻合术后输卵管剩余长度<5cm 妊娠率低。

（4）吻合部位：峡-峡吻合妊娠率高于峡-壶腹部吻合，峡-壶腹部吻合高于壶腹部-壶腹部吻合。

（5）显微外科手术妊娠率高于一般吻合法。

（6）未能严格掌握复通术适应证、禁忌证，未按照无创伤手术进行操作，影响术后妊娠率。

上述输卵管复通术均为经腹手术，1989 年国外首次报道了腹腔镜下输卵管复通（吻合）技术。近年国外有多篇综述报道，复通术后的妊娠率和活产率，经腹腔镜手术与经腹手术相似。

第十章 终止早期妊娠

第一节 人工终止早期妊娠技术的发展史

人类长期来探索着避孕和堕胎的手段，古代在非意愿怀孕的情况下，妇女常常不顾宗教和法律上的禁忌而且冒着相当大的生命危险进行堕胎。特别在 19 世纪中到 20 世纪初，西方国家把人工流产（简称人流）视作非法，成千上万妇女却在江湖游医的不安全人流服务中遭受严重伤害，甚至丧失生命。1920 年，苏联成为世界上第一个人流合法化的国家，20 世纪 50 年代东欧国家、1973 年在美国人流获得了合法化的地位。1994 年开罗的"国际人口与发展大会"和 1995 年北京的"世界妇女大会"以流产和生育权利为中心进行了辩论，在会议文件中明确了"妇女有控制自己生育的权利"和为妇女提供"生殖保健与计划生育服务"。我国自新中国成立以来把安全人流作为合法。

根据有关记载，古代堕胎的方法如喝有毒药水、嗅麝香、勒腹带、踢小腹、刺破子宫、烟熏、把含有刺激性药物的阴道栓剂等物塞入子宫溺杀婴儿，或服用催吐药、放血、洗热水浴、剧烈运动、妊娠后性交等方法制造流产，都十分危险。随着现代妇产科学的发展，17—19 世纪，逐步创建了人流技术——扩宫术和刮宫术（简称子宫扩刮术）并作为传统的方法沿用至 20 世纪 50 年代。

1958 年我国上海吴源泰和西安蔡光宗医生同期发明了负压吸引术，1959 年推广至今，经过对吸引器、吸管、宫颈扩张器等的不断改进，长期的临床应用至今，已公认负压吸引术安全、有效、痛苦少，而且简便、经济，取代了子宫扩刮术终止早期妊娠，是一种因避孕失败而意外妊娠的补救措施。为进一步提高其安全性，减少受术者痛苦，20 世纪 90 年代以来对有高危的对象推广在 B 超监视下吸宫，进一步提高了安全性。此外尚有各种无痛人流、微管人流、双腔减压人流等。并长期研究探索内窥式人工流产吸引系统等。

目前常用人工终止妊娠的手术方法包括：早早孕吸宫术：一般指停经（6周42日）以内，用负压吸引方法终止妊娠手术。负压吸宫术：指终止孕6~10周手术。钳刮术：指终止孕10~14周手术。

尽管如此，终止早孕手术仍有可能引起疼痛或人流综合反应，少数人手术时或术后可能发生手术并发症。有剖宫产史、哺乳期、子宫极度倾屈及畸形等妊娠者，施行负压吸引术增加了发生并发症的可能性。因此，人们在研究改进手术终止妊娠方法的同时，长期探索着非手术终止妊娠的方法。

如国内、外学者长期致力于药物抗早孕的研究，1930年库兹罗克（Kurzrok），1933—1934年戈德布拉特（Goldblat）和沃纽勒（Von Euler）先后发现精液、精囊中存在一种物质能使子宫肌收缩，定名为前列腺素，直到20世纪50年代末才分离出纯品，并确定了化学结构式。我国于20世纪70年代早期起从两方面进行研究药物终止妊娠：①中草药抗早孕包括天花粉和芫花菇取得成功，但不良反应较大。②研究合成15-甲基$PGF_{2\alpha}$，制成针剂、薄膜，继而有海绵和栓剂等。先试用于中期妊娠引产，后用于抗早孕，临床效果约80%左右。

1977年上海率先应用类固醇激素18-甲基三烯炔诺酮和前列腺素薄膜相结合用于催经止孕，取得成功，使药物抗早孕效果明显提高，继而有丙酸睾酮合并前列腺素抗早孕，均取得很好效果，但药物剂量较大。我国于1983年研制成15-甲基$PGF_{2\alpha}$。1985年自行合成米非司酮，1993年又引入米索前列醇（米索），米非司酮合并前列腺素抗早孕经全国临床引入性试验20000余例，积累了比较成熟的药物流产经验。目前，米非司酮配伍前列腺素药物抗早孕方法在管理下推广，并已形成全国常规。

第二节 负压吸宫术

应用负压吸引的原理进行人工流产手术，称为负压吸宫术或称负压吸引人工流产术，包括早早孕吸宫术或负压吸宫术，此方法为我国首创。按常规施术，方法简便、安全。

一、几种人工流产吸引泵或装置

（一）以往采用的几种吸引泵

1. 往复泵

即活塞泵，如抽气筒、手抽式或脚踏式吸引机等。

2. 摆动柱塞旋转泵

即真空泵，常见的是 30L 油泵。

3. 滑石泵

即离心泵，常用的小型电吸引机设有储油槽，需要经常加油。

（二）负压吸引人工流产机或装置

目前国内常规应用专用的电动吸引人工流产机（只能形成负压，不会发生正压事故）进行负压吸引术终止早孕，简称为负压吸引人流术。

非专用的吸引机在使用过程中由于可能倒转而形成吹气，可产生空气栓塞，故已不再采用。人工流产负压吸引机器应放在干燥处，防止受潮而产生漏电或触电，定期加油或修检，防负压吸引瓶常规进行清洗、消毒。

（三）负压瓶制作

在医疗条件较差的地区，可就地取材制作负压装置。

1. 材料及装备

取容量 250~500ml 大口试剂瓶 1 只，配 3~4cm 厚的橡皮塞（中间有 6mm 直径的圆孔）1 只，插入长约 10cm、外径 7mm 金属管 1 根，管上连接 1 根长 40cm 硬橡皮管（内径为 0.6~0.8cm），橡皮管另一端装上玻璃接头。另备橡皮管夹子 1 只，必要时备负压表 1 只。

2. 制法

（1）火罐排气法：将 95% 乙醇 2ml 倒入瓶内，将瓶四周转动，使乙醇广泛接触瓶壁，用镜子将点燃的棉球或火柴投入瓶中，立即盖紧瓶塞，可得 66.5kPa（500mmHg）左右的负压（置入冰箱内，可提高负压 6.65~13.3kPa）。

（2）注射器抽吸法：用 50ml 注射器抽吸 10 次左右，可使负压达 66.5kPa。

（3）蒸气排气法：将没有负压的负压瓶用木架固定好，放置在盛水的锅中，煮沸半小时，然后钳住负压瓶盖上的橡皮管，冷却后可得约 66.5kPa 的负压。

（4）电抽吸法：将玻璃瓶上橡皮管接在电吸引机上，开动吸引机，使真空表上升达 66.5kPa 后，立即夹注橡皮管。

二、适应证与禁忌证

（一）适应证

（1）妊娠 10 周以内，包括早早孕（妊娠 42 日内）要求终止妊娠，而无禁忌证者。

（2）因某种疾病不宜继续妊娠者。

（二）禁忌证

（1）各种疾病的急性阶段。

（2）生殖器炎症，如阴道炎、急慢性盆腔炎、急性或亚急性子宫颈炎及性传播性疾病等，未经治疗者。

（3）全身情况不良不能胜任手术者，如严重贫血、心力衰竭、高血压伴有自觉症状，肺结核伴有高热等。经治疗平稳后，可考虑住院手术。

（4）术前 2 次体温在 37.5℃ 以上者。

三、术前准备

（一）术前咨询及检查

1. 做好术前咨询

解除思想顾虑，说明手术可能出现的异常情况，进行避孕宣教。受术者签署知情同意书。

2. 详细询问病史

包括避孕史，测量血压、体温，包括心肺等全身检查，特别筛查出高危情况。如年龄≤20 岁或≥50 岁、反复人流史、剖宫产后半年内、哺乳期、生殖器畸形或合并生殖器肿瘤、子宫极度倾屈、有子宫穿孔史及子宫肌瘤剔除术史、带器妊娠及有内外科合并症者。

3. 受术者膀胱排空后妇科检查

查清子宫位置、大小及形态，排除子宫畸形、附件肿块、宫外孕等，常规取阴道分泌物做滴虫、念珠菌及清洁度的检查。

(二) 手术器械及敷料准备

1. 器械

消毒钳 1 把，窥阴器 1 个，妇科钳 1 把，子宫颈钳 1 把，子宫颈扩张器 (5~8 号) 各 1 根，5~8 号吸管各 1 根 (至少有 6 号或 7 号吸管 1 个)，40cm 长硬橡皮管 1 根，刮匙 1 把，弯头卵圆钳 1 把，消毒盘 1 只 (放消毒纱布或棉球)，小碟 1 只 (放液体石蜡油)，夹子 1 只，负压瓶 1 个，或备有早早孕吸引器 1 套，专用电动人工流产吸引器 1 台。

2. 敷料

有洞巾 1 条，治疗巾 (或脚套) 1 块，棉花签 2 根，纱布 2 块。

四、镇痛及麻醉

(一) 一般情况

3 般情况下可以不用麻醉，必要时可用 1% 利多卡因或 1% 普鲁卡因 (需事先做好过敏试验) 作子宫颈旁注射。或以浸有 2% 利多卡因消毒棉签置宫口 1~2 分钟。

(二) 静脉麻醉

1. 麻醉药

常用芬太尼或丙泊酚等，由麻醉医师酌情给予用药。

2. 禁忌证

(1) 各种疾病的急性阶段。

(2) 生殖器炎症，未经治疗。

(3) 有麻醉禁忌证 (过敏体质、过敏性哮喘史、麻醉药过敏史)，或有鸡蛋过敏史者。

（4）术前未禁食、禁水者。

（5）术前严重脱水及电解质紊乱者。

（6）术前心电图不在正常范围（窦速<120 次/分钟者例外）者。

（7）妊娠周数>10 周或估计手术困难。

（8）严重肺疾患如严重心电图异常、心肺功能不全。

（9）全身健康状况不良，不能耐受手术和麻醉。

（10）近期急性肝炎病史者。

（11）近期急性肾炎病史、尿毒症病史者。

（12）术前两次（间隔 4 小时）测量体温，均在 37.5℃ 以上。

（13）有癫痫、精神病、瘅症、脑病、颈椎病史者。

（14）有糖尿病血糖未控制在正常范围，甲亢、肾上腺皮质功能不全者。

（15）血色素<80g/L，出凝血功能异常者。

（16）吸毒者。

受术者必须具有适应证且无禁忌证时，才能在门诊接受无痛技术施行负压吸宫术。合并以下任一高危因素者，应慎行。如受术者自愿选择应用麻醉镇痛技术施行负压吸宫术，建议转至三级甲等综合医院住院施术：

（1）轻、中度心肺疾患如心电图异常、心肺功能不全Ⅱ级以下。

（2）并发其他内科严重器质疾病或出血性疾病。

（3）气道异常，估计气道插管困难。

（4）异常肥胖，体重指数（BMI）>35kg/m²。

3. 受术者准备

（1）术前必须完成心电图检查、称体重。

（2）手术当日不要化妆及涂口红、擦去指甲油。

（3）本人及家属签署手术及麻醉知情同意书，并有家属陪同，术后不驾驶车辆和骑自行车。

（4）术前禁食 6 小时，禁水 4 小时。

4. 术中护理

（1）安置手术床、并固定体位。

（2）持续氧气吸入，指脉仪监测心率、氧饱和度（由麻醉师负责）。

（3）其余同人工流产术。

五、手术步骤

（1）术者需穿清洁工作服，戴帽子、口罩。整理所需器械及敷料及负压吸引装置。常规刷手并戴无菌袖套和手套。

（2）受术者取膀胱截石位。常规消毒外阴、阴道、铺巾，均同宫内节育器放置术。

（3）复查子宫位置、大小、倾屈度及附件情况。更换无菌手套。

（4）窥阴器暴露阴道及宫颈，拭净积液，0.5%聚维酮碘液或2.5%碘酒及75%乙醇消毒宫颈及颈管后，宫颈钳钳夹宫颈前唇或后唇。

（5）子宫探针沿子宫方向探测宫腔深度。

（6）扩宫颈：以执笔姿势持子宫颈扩张器，轻轻扩张子宫颈，由小到大，一般自4.5号或5号扩起，以后依次递增半号，切忌跳号（宫颈扩张程度必须比所需吸管大1号），操作时不可使

用暴力。宫颈口较紧者可加局部麻醉或术前30分钟，舌下含服米索前列醇0.2mg（禁忌证者勿使用），早早孕吸宫术者一般不需要扩宫颈口。

（7）选择合适的吸管及负压进行吸引（吸引管的大小号与子宫扩张器号相同）。

宫腔深度在8.5cm以下（即早早孕时）者可用5号吸管。

宫腔深度在10.5cm以下（即妊娠7周以下）者用6号吸管。

宫腔深度在10.5~11.5cm（即妊娠8周以下）者用7号吸管。

宫腔深度在11.5cm以上（即8~12周）者用8号吸管。

负压一般在53.2~66.5kPa（400~500mmHg）。

六、吸引

（1）将吸管连接负压吸引装置的橡皮管，并测负压。

（2）吸管不带负压顺宫腔方向轻轻置入，到达子宫底部后退出约2cm，开放橡皮管负压400~500mmHg，将吸管顺序转动，并反复由子宫底到子宫颈内口之间上下抽动，寻找胚胎着

床部位。一般前位子宫着床多在前壁，后位子宫着床多在后壁。如已找

到，手中的管子传出震动感，表示胚胎及胎盘组织流入吸管内，在该处上下转动吸引，吸尽妊娠组织。

（3）当感到宫腔缩小，子宫壁由光滑到毛糙，吸管紧贴子宫壁活动受阻，吸出物均为血性泡沫时，表示宫腔内妊娠物已清除、吸净，可折叠捏住橡皮管，或关闭吸引机，取出吸管。

（4）必要时重新放入吸管，并降低负压到 26.6～39.9kPa（200～300mmHg），重新顺序吸引到吸净后取出吸管。

（5）再次测量宫腔深度，一般可缩小 1～3cm，必要时用小刮匙轻轻搔刮子宫底及两角。如需放置宫内节育器者，可按常规操作放置。吸引结束，用纱布拭净阴道，取出子宫颈钳及阴道窥器，手术完毕。

（6）哺乳期受孕者，子宫较大或较软者，可肌内
注射或子宫颈旁注射缩宫素，促进子宫收缩，以减少出血及器械损伤子宫壁的概率。注射时应暂停宫腔内操作，以防止孕妇移动，造成损伤。

（7）妊娠 2 个月以上者，用 7 号或 8 号吸管进入子宫颈内口上 3cm，先吸住胎膜并破膜，然后将吸管送入宫腔底部找寻胚胎着床处。当吸管触及胎盘，其感觉软如海绵而有弹性，牵拉之有拉力感。将吸住组织的吸管轻而慢地拉到子宫颈口，可见大块胎盘，以卵圆钳取出之，然后吸出胚胎组织。当感到吸头紧贴子宫壁及宫腔缩小，可分上、中、下三段吸出残余胎膜及蜕膜。必要时重新放入吸管，同样，吸管再次进入宫腔时应降低负压。

（8）如出血较多，应宫颈或肌内注射缩宫素 10～20U。然后按常规结束手术。

（9）手术结束后应将吸出物过滤，检查胎儿及绒毛，分别测定流血量及组织物的容量，是否与妊娠日数相符。如发现异常，应送病理切片检查。术后认真填写手术记录。

七、注意事项

（一）术时注意事项

（1）认真检查吸引机的电路、开关、吸引管和橡皮管是否正常。

（2）连接吸管后必须进行负压试验。

（3）吸管进出宫腔时不能带负压。

（4）吸引时先吸孕囊着床部位，可减少出血。

（5）吸管抽动遇到阻力时，表示子宫已收缩，当即关闭负压，取出吸管。再次放入时，不可用猛力推进，以防穿破子宫。

（6）抽出吸管时，如胚胎组织塞在吸管头部或管腔中时，或组织物塞在子宫颈口，可用卵圆钳将组织取出后再吸引。

（7）带器妊娠人流术时，应在术前明确节育器的情况。如遇取出困难应作进一步定位。

（8）对高危妊娠者应在病历上注有高危标记，由有经验医师承担手术，并以 B 超监护为宜。

（二）术后注意事项

1. 观察室休息

如为静脉麻醉者，①需保持呼吸道通畅，去枕平卧，头侧向一边。注意安全，防止坠床，注意保暖。②观察受术者神态、面色、呼吸及阴道出血情况，有异常随时与麻醉师联系。③受术者完全清醒后方可离室。如为非麻醉者：在观察室休息 2 小时左右，注意阴道出血及其他情况，如无异常方可离去。

2. 术后告知

（1）1 个月内禁止房事及盆浴，以免发生感染。

（2）术后如有腹痛、发热、阴道出血多或持续不净达 2 周以上等异常情况，应随时就诊。

（3）指导避孕方法。

（4）1 个月后随访 1 次。

第三节　药物抗早孕

药物流产，是人工流产的非手术方法，应在具备急救条件（如急诊刮宫、输液、输血）的医疗单位或计划生育服务机构进行。

一、前列腺素及其类似物

前列腺素是一类具有高度生物活性的天然物质，天然前列腺素广泛存在于前列腺、精囊腺、宫内膜、羊水、蜕膜、脐带和胎盘、月经血、脑、肺、肾、胃肠、肌肉等组织及体液中，流产及分娩时存在于血中。

前列腺素是一含有 20 个碳原子的不饱和羟基脂肪酸，其基本结构是前列腺烷酸，由 1 个五元环和 2 条侧链组成。目前已发现前列腺素有 3 类（PG_1、PG_2、PG_3）10 型（A、B、C、D、E、F、G、H、I 及 J）。由于天然前列腺素在体内分布广，对各种生理过程及器官都有作用，专一性差，在体内代谢快，且不稳定。通过 15-羟前列腺脱氢酶的催化作用，使前列腺素的 G15 上的羟基氧化成酮基而失去活性。将 PGE 或 PGF 进行静脉滴注，需用量大，相应副作用亦大，肌内注射时产生较长时间的局部疼痛，并有明显胃肠道副作用，如呕吐、腹泻等，因此，近年来不断改变其化学结构，以达到延长作用及减少副作用的效果。应用于抗早孕的主要是 PGB、PGE_2 及 $PGF_{2\alpha}$，其中 PGE_2 较 $PGF_{2\alpha}$ 强 10~40 倍，常用的抗早孕药物为其类似物。

1973~1976 年合成第一代前列腺素类似物，主要有 15（s）15-甲基 $PGF_{2\alpha}$、15（s）15-甲基 PGE_2 甲酯。前者就是在 $PGF_{2\alpha}$ 的 15 位碳上加上甲基，可对抗 15-羟前列腺素脱氢酶对 PGF_2 的灭活作用，延长了在体内作用的时间，且对子宫平滑肌选择性作用较高，可供肌内注射及阴道塞药，其抗早孕的效力为天然 $PGF_{2\alpha}$ 的 20~100 倍；15（s）15-甲基 PGE_2 甲酯比 PGE_2 效力强 80~400 倍，可做成栓剂阴道给药，作用时间延长 3 倍。

1990 年发现用于治疗胃溃疡的药物——米索前列醇，具有明显刺激子宫收缩，软化宫颈作用，用于临床，能口服给药，更为简便。总之，随着 PG 新的类似物的问世，逐步提高了抗早孕效果，降低了副作用，是很有前途的抗早孕药物。

（一）药理作用及安全性研究

1. 15-甲基 $PGF_{2\alpha}$ 的安全性研究

1985 年上海医科大学（现复旦大学上海医学院）药理教研组进行大鼠及狗亚急性毒性试验，其结果表明对两种动物的血象、血小板聚集功能、生化指标、血脂及蛋白电泳等皆无改变。大白鼠试验中血清谷丙转氨酶及心、肝、脾、肺、肾、肾上腺、子宫、卵巢和睾丸均未见明显病理变化。狗的心电图提示有不同程度的心肌缺血，大剂量组 SGPT 轻度上升；病理切片检查肝细胞呈弥漫性中度水肿变性，其他组织包括心、肺、肾、肾上腺、脾、输卵管、子宫、卵巢和睾丸均无明显改变。

大鼠试验，在垂体的电镜观察中，黄体生成素及促卵泡激素细胞的分泌颗粒减少，提示药物对催乳素和促性腺激素的释放具有促进作用。大鼠大剂量组，大部分动物在每次给药后 20 分钟左右出现腹泻，并逐渐停止。小剂量组也有小部分动物出现腹泻。给狗注大剂量与小剂量，25 分钟后出现腹泻，程度与剂量呈正比，于给药 90 分钟后基本消失。

2. 15-甲基 $PGF_{2\alpha}$ 甲酯

15-甲基 $PGF_{2\alpha}$ 甲酯对大鼠离体子宫有较强的兴奋作用及抑制孕酮的分泌，皮下注射 0.5mg/kg 可完全中断妊娠。给恒河猴皮下注射相当于临床的剂量，连续注射 3 日或 5 日，对猴的血象、肝肾功能、血糖、心电图都未发生明显影响。给麻醉狗大剂量 15-甲基 $PGF_{2\alpha}$ 甲酯阴道栓剂并未引起心血管功能的重大变化。栓剂对狗的阴道、宫颈黏膜及子宫内膜也没有引起刺激和炎症现象。

3. 米索前列醇

米索前列醇（简称米索）系 PGE_1 类似物，原作为一种预防和治疗胃与十二指肠溃疡的药物。其片剂比较稳定，不需冷藏，口服有效，价格也较便宜。米索在人体内可被广泛吸收，经快速去酯作用变成游离酸，从而发挥其活性作用。对有不同程度肾损害患者药代动力学研究显示与正常人相比达峰时间、终末半减期约增加 1 倍。

（二）前列腺素的代谢

天然前列腺素在体内代谢极快，且不稳定。通过 15-羟基前列腺素脱氢酶的催化作用，使 PG 的 15 位碳上的羟基氧化成酮基而失去活性。合成的 PG 类似物则视结构上的不同，其代谢速度均有延长。

（三）前列腺素对生殖系统的作用

1. 输卵管的蠕动

PGF 和 PGE 对非孕妇女不同部位的输卵管作用不一，PGF 对各段输卵管皆有收缩作用。PGE 使输卵管近端 1/4 收缩，远端 3/4 松弛，可能延缓卵子进入宫腔，有利于受精与受精卵的发育。PGE 可消除输卵管的痉挛，使受精卵顺利进入宫腔。

2. 子宫肌及子宫颈

对子宫平滑肌有强的刺激作用，前列腺素对妊娠子宫的作用比非妊娠时大，妊娠月份越大，对前列腺素的敏感性亦越强。对子宫颈则能抑制胶原纤维的合成，使宫颈松弛。

3. 月经

PGE 和 PGF2 是月经刺激物的主要成分，由子宫内膜合成。内膜中的前列腺素诱导月经的因素，可能为直接刺激子宫的作用。

4. 排卵

前列腺素通过下丘脑—垂体—卵巢系统影响卵子的功能，排卵前滤泡内注射前列腺素对抗剂，如吲哚美辛可抑制排卵现象。排卵前滤泡内前列腺素含量最高，对卵巢激素的产生及诱发排卵功能起主要作用。

（四）前列腺素对其他系统的作用

1. 对心血管系统

PGE 具有明显扩血管作用，使血压下降。$PGF_{2\alpha}$。有收缩血管作用，可使血压增高。

2. 对呼吸系统

PGE 使支气管平滑肌舒张，PGF 使支气管肌收缩。

3. 对胃肠道系统

$PGF_{2\alpha}$ 与 PGE 均可引起胃肠道平滑肌收缩，使胃肠道蠕动增加，产生恶心、呕吐与腹泻等症状。PGE 对胃肠道的影响低于 $PGF_{2\alpha}$。

4. 对眼内压作用

PGE_1 及 PGE_2 可使缩瞳肌收缩和眼内压增加。$PGF_{2\alpha}$ 也可使眼内压增高。

5. 对血小板的作用

PGE_2 有抑制血小板凝聚作用，降低血液凝固性。

6. 对下丘脑体温调节中枢

有升温作用。

（五）前列腺素临床应用的禁忌证

（1）哮喘病，不宜应用 PGF 族。

（2）高血压病，不宜应用 PGF 族，可选用 PGE 族。

（3）低血压者不宜应用 PGE 族。

（4）器质性心脏病。

（5）胃肠道功能紊乱及电解质紊乱者。

（6）青光眼。

（7）血小板减少及严重贫血者：因 PGE 有抑制血小板凝聚作用，降低血液凝固性，可能增加出血的概率。

（8）疾病急性期：各种疾病急性期，包括急性肝、肾疾病。

（9）癫痫：偶有报道应用 PG 时并发癫痫，两者间关系尚待研究。

（六）抗早孕的用药方法、效果、副作用

根据用药方法分为两类，单独应用前列腺素和前列腺素配伍其他药物终止早期妊娠，单独应用的完全流产率仅 60%～80%。

1. ONO-802

抗早孕 ONO-802 具有选择性引起子宫平滑肌收缩，对猴子宫收缩作用比 $PGF_{2\alpha}$ 强 25～100 倍，对其他平滑肌无明显作用，故胃肠道副作用小。用药后早期妊娠子宫内压力保持在 8.00～13.33kPa（60～100mmHg），宫缩较缓和；对宫颈具有强的扩张作用；对血管有扩张作用，可慎用于高血压、心脏病、肾病、糖尿病患者。

（1）用药方法：每 3 小时将 ONO-802 栓剂 1mg/粒放入阴道后穹，最多放 5 次，总量 5mg。如妊娠组织排出后，即停止用药，平均用药总剂量约 3.24mg。放药后宜卧床休息，防止药物外溢。

（2）临床观察：观察血压、脉搏、体温、宫缩强度、阴道流血量及组织物是否排出、药物副作用等。

（3）流产过程：一般于用药后均有阴道流血，自第 1 次放药时间算起，阴道流血开始时间平均约 5 小时，腹痛开始时间平均约 4 小时。腹痛属轻度和中度者约占 96%，只有 4%腹痛剧烈，需注射哌替啶止痛剂。妊娠组织物排出时间自第 1 次用药时间算起，最短为 4 小时，最长达 14 日。

（4）效果：根据我国北京、上海等地报道，用药后 48~72 小时内，完全流产率约占 60%、不全流产率 25%~29%，成功率为 85%~89%。如观察用药后 2 周内流产效果，则完全流产率可增加到 68%~78%、不全流产率占 16%~24%，成功率为 92%~94%。流产效果与孕、产次及人流史皆无明显关系，但有剖宫产史者，不全流产率稍高，且阴道流血量稍有增加。

（5）副作用及处理：副作用轻，恶心约占 15%、呕吐占 15%~20%、腹泻占 17%~27%，平均每人呕吐 0.5 次，腹泻 0.6 次。如应用 ONO-802 同时加服山莨菪碱可减少呕吐次数；如加服复方苯乙哌啶 1~2 片，可减少腹泻次数。个别人体温超过 38℃，可应用退热剂。子宫收缩痛可服镇痛剂。偶有面部潮红、心动过缓等，后者可加服阿托品治疗。

（6）阴道出血：自用药到妊娠组织物排出前后，大多数人阴道出血量似正常月经量。流产

后阴道流血持续时间平均 15~19 日。

（7）流产后盆腔与月经情况：于流产后 4 周内子宫大多恢复正常，未发现盆腔包块。90% 妇女的月经于流产后 6 周内来潮，约 50% 妇女第 1 次月经量稍增多，经期基本正常。

2. 硫前列酮

抗早孕动物试验证实其引产效果比 PGE$_2$ 高 10~20 倍。对其他各器官功能无明显影响，故慎用于患轻度心脏病、慢性肾炎、高血压、糖尿病等病患者。

（1）用药方法：每 3 小时肌内注射 0.5mg，共注 2 次。

（2）临床观察：同 ONO-802。

（3）流产过程：注药后 15~90 分钟开始腹痛，持续 4~6 小时，3 小时后开始阴道流血，腹痛程度较 ONO-802 为重。

（4）效果：上海资料完全流产率约为 89%，不全流产率约 10%。

（5）副作用及处理：恶心平均发生次数为 0.89~1.14 次，呕吐为 0.38+0.90 次，处理与 ONO-802 同。偶有面部潮红，不需特殊处理。

（6）阴道流血量：流产时稍多于月经量。流产后阴道流血持续约 13~18 日。

（7）流产后月经情 2 况：与 ONO-802 相似。

3. 15-甲基 PGF2 甲酯栓剂

（1）用药方法及效果：每 2~3 小时阴道内放置 1mg，共放 4~6 次，成功率

在 80%~86%

（包括完全流产与不全流产）。平均流产时间为 12 小时左右。

（2）副作用：主要为恶心、呕吐、腹泻、子宫收缩痛等。治疗方法同 ONO-802.

（3）阴道流血：量少，妊娠≤56 日孕妇中 92.6% 出血量少于 50ml。流产后阴道流血持续日数在 8~15 日内占 80.4%。

二、米非司酮终止早期妊娠

米非司酮商品名有息隐和含珠停，本药最早于 1982 年由法国公司研制成功，我国于 1986 年研制成米非司酮。1992 年批准生产。

（一）药效学

米非司酮是类固醇激素，能通过和孕酮争夺孕酮受体而有强烈的抗孕酮作用。因为孕酮在维持妊娠上起着重要作用，而孕酮和其他孕激素必须和孕酮受体相结合才能发挥其作用。任何化合物如能和孕酮竞争孕酮受体的结合部位，使孕酮不能与其受体相结合，这类化合物即能起着拮抗孕酮的作用，米非司酮就是这类化合物。

米非司酮具有强烈的抗孕激素活性和抗糖皮质激素的活性，而几乎无孕激素和糖皮质激素活性，无雄激素、雌激素和抗雌激素活性，有轻微抗雄激素活性。

（二）药物安全性

1. 一般药理研究

药物对大鼠的血压、心率及呼吸频率未见明显影响。

2. 急性小鼠毒性

1 个月给药大鼠和猕猴安全性试验，未见明显毒性。

3. 致突变试验

包括人培养细胞染色体畸变和小鼠微核试验均无异常。

4. 生殖毒性

大鼠致畸和胚胎毒性未见致畸作用。

（三）药代动力学

1. 生物利用度

口服米非司酮后，鼠类生物利用度为 40%，猴类为 15%，人类为 40%。

2. 吸收与分布

根据同济医科大学吴熙瑞报道，口服吸收迅速，达峰时间 0.7~1 小时，血药峰值 2.34mg/L，半减期平均 34 小时，服药后 72 小时血药水平维持在 0.2mg/L。

口服米非司酮经吸收后，主要分布在大脑、垂体、肝、肾、肾上腺皮质、卵巢、子宫、输卵管及肺、脾、红细胞等处。

3. 代谢物和排泄

米非司酮吸收后其代谢产物有 8 种，主要有 3 种，即 RU42848（N-去甲代谢物）、RU42633、RU42698，RU42848 也具有生物活性，但其与孕酮结合能力为米非司酮的 74.9%。米非司酮的代谢产物 90% 以上经肝脏代谢，胆汁排出，其余不足 10% 由肾脏泌尿道排出。

（四）抗早孕的作用机制

米非司酮在分子水平与内源性孕酮竞争孕酮受体而产生较强抗孕酮作用，使妊娠的蜕膜和绒毛组织变性，产生内源性前列腺素，作用于垂体使释放黄体生成素下降，卵巢黄体溶解，孕酮下降，使胚囊坏死而发生流产，同时对宫颈的胶原纤维加速分解，使宫颈软化，更有利于流产的完成。米非司酮对非妊娠的子宫内膜可使腺体变性，间质增生，血管变性而引起子宫出血；并作用于下丘脑，抑制释放黄体生成素峰而阻碍排卵。米非司酮的抗糖皮质激素作用一般在长期、大量服用后才出现，因此有利于抗早孕，而避免抗糖皮质激素的副作用。

（五）临床应用的禁忌证

（1）有心、肝、肾疾患，高血压等。

（2）肾上腺皮质功能不全等内分泌疾患。

（3）血液病。

（4）有与类固醇激素相关的肿瘤，如乳腺癌、卵巢癌等一般不用。

（六）临床抗早孕的效果

单纯米非司酮抗早孕曾经世界卫生组织在中国、英国、法国、瑞典等20余个国家临床研究434例，单次口服米非司酮600mg的效果，完全流产率仅58%～89%，但如配伍前列腺素，完全流产率可高达90%以上，因此目前不以单纯米非司酮抗早孕，而必须和前列腺素制剂结合应用。

三、米非司酮合并前列腺素终止早期妊娠

临床研究已证明单用米非司酮或前列腺素抗早孕的完全流产率均不够满意，但如两者配伍联合应用，其完全流产率可达90%以上。所以目前临床用作抗早孕必须两者合并应用。并应在具有急救条件（如刮宫、输液、输血等）的医疗单位进行，需在经培训的医生负责指导下使用。

（一）适应证

米非司酮合并前列腺素抗早孕适用于如下一些妇女。

（1）闭经49日以内确诊为早孕，自愿要求药物终止妊娠的健康妇女，年龄在40岁以下。

（2）子宫吸刮人工流产术的高危对象（如子宫有瘢痕、子宫畸形、子宫极度倾屈、哺乳期子宫、宫颈发育不全或坚韧、严重骨盆畸形等）。

（3）对手术流产有恐惧心理者。

（二）禁忌证

（1）曾患过严重或现患心血管（心脏病、高血压等）、呼吸、消化、内分泌、泌尿生殖、神经系统疾病者。

（2）既往或现在有使用米非司酮或前列腺素禁忌证者：①米非司酮：如肾上腺疾病、与类固醇激素有关的肿瘤，肝、肾功能异常，妊娠期瘙痒症、血栓病等。②前列腺素：如心脏病、青光眼、贫血、哮喘、高血压、低血压、胃肠功能紊乱等。

（3）明显过敏体质。

（4）带有宫内节育器而妊娠者。

（5）宫外孕或疑宫外孕者。

（6）妊娠剧吐。

（7）吸烟超过 10 支/日或嗜酒者。

（8）距离医疗单位较远，不能及时就诊者。

（三）给药前处理

（1）询问病史，进行体格检查包括血压、心肺及妇科检查（注意子宫大小与停经日数相符）等。

（2）实验室检查阴道清洁度、滴虫和念珠菌检查；血红蛋白或血常规测定；尿妊娠试验或血 β-HCG 测定。

（3）B 超诊断胚囊，宜≤25mm。

（4）确诊早孕后，向用药对象讲清服药方法、疗效及可能出现的副作用，在自愿基础上方能用药。

（5）做好各项记录，告诉随诊日期和注意事项。

（四）用药方法

经大量临床实践及全国多中心试验证明，均宜序贯应用。首次服用米非司酮及应用前列腺素时均应在门诊或住院进行，不能随意在家用药。先服用米非司酮后应用前列腺素，首剂由医务人员给予。

1. 服药时间

一般于上午空腹或食后 1~2 小时服用米非司酮，服药后禁食 1~2 小时。

2. 米非司酮服用方法及剂量

可任选以下 1 种。

（1）米非司酮当日首剂 50mg，8～12 小时后（即当晚）服 25mg，次日 25mg，每 12 小时 1 次，连服 3 次，总量 150mg，不能漏服，第 3 日末次服药后 1 小时加用前列腺素。

（2）米非司酮 25mg，每日 2 次（每 12 小时），连服 3 日，总量 150mg，不能漏服，第 4 日晨给予前列腺素。

（3）米非司酮 200mg，单次口服，由医务人员给予，服药后第 3 或第 4 日晨给予前列腺素。

3. 前列腺素用法

可任选以下 1 种。

（1）PG051 枚（1mg），用窥阴器扩开阴道置入后穹，卧床休息 2 小时。

（2）米索前列醇 3 片（0.6mg）顿服。

4. 留院观察

用前列腺素后需留院观察 6 小时。

（五）随访及观察

1. 留院观察期间

（1）注意副作用，如恶心、呕吐、腹痛、腹泻、出血等，个别反应明显者，予对症处理。

（2）使用 PG 前后应测血压及脉搏，必要时重复，做好记录。

（3）用药后大小便应在痰盂或便盆内，注意有无组织物排出。

（4）应用 PG 后如出现流血过多，尤在胚囊未排出前，可肌注缩宫素20U，并行阴道窥视，如宫颈口有组织物嵌顿，可局部消毒后用消毒卵圆钳取出以减少出血。如有活动性出血，则应及时清宫。

（5）对象在用 PG 后 6 小时，仍未见组织物排出，无异常情况，可任其回家，并带回药物流产的说明，并告注意事项，以备急诊时用。

2. 对象注意事项

（1）告知服药应按时，不能漏服，用药期内不能同时服用水杨酸盐、吲哚美辛和其他镇痛剂。

（2）服用米非司酮后，未用 PG 前如有阴道出血，应注意月经垫上有无组织物排出，如阴道出血量明显超过月经量，应即就医，密切观察，由妇产科医生酌情处理。大小便应在痰盂内，观察有无组织物排出。

（3）如有组织物排出应带回用药单位送病理检查以确定是否流产。

（4）药后第 8 日和第 15 日应按期到给药单位随访。

3. 随访要求

（1）服药后第 8 日，尚未见绒毛排出的对象必须到医院随访。重点了解出血情况，有无组织物排出。根据临床症状及 B 超检查如诊断为继续妊娠者，应行手术终止妊娠。或胚胎停育者酌情手术或继续观察。

（2）第 15 日，全部用药对象包括留院观察期间有胚囊排出者均应到医院复查，重点了解出血情况。如出血量多于月经量，应 B 超或 HCG 检查除外不全流产，酌情刮宫或观察，刮出物应送病理检查。

（3）用药后 6 周，随访了解流产效果、流血停止时间和月经恢复情况，落实避孕措施。

（六）流产过程和转经时间

1. 胎囊排出时间

服米非司酮后，放 PG05 前排出者占 6.3% 左右，用 PG 后 6 小时内排出者占 70%~80%。

2. 阴道流血情况

开始出血时间于服药后 35~46 小时（8~74 小时）；流产后出血持续日数于服药后 13~17 日（7~44 日），80% 以上在 2 周内，与妊娠日数有关，日数小，流血日数少；出血量超过月经 1 倍以上者仅 5%~8%。

3. 转经时间

即月经恢复日数，平均 26~34.5 日（24~65 日）。

4. 实验室检查情况

（1）药流前后血红蛋白、白细胞无明显变化，肝功能检查于服药 600mg 组曾报道于药后第 8 日 SGPT 轻度升高，14 日复测时已正常。

（2）血 β-HCG 变化，服药后第 8 日完全流产者有 74%~84% 下降，不全流产中 41%~63% 下降，失败者不下降或上升。

（七）临床效果

1. 流产效果评价

流产效果根据临床表现、妇科检查、尿 HCG 水平和 B 超检查做出评价。

（1）治疗失败：用药后 2 周内无孕囊排出，如证实为继续妊娠或停育，则认为治疗失败。如在治疗第 8 日经 B 超确诊见孕囊增大和/胎心搏动，亦可认为治疗失败。

（2）不全流产：用药 2 周后有妊娠物排出但不完整，由于妊娠物（包括蜕膜）残留，至转经前需刮宫者为不全流产。

（3）完全流产：用药后 2 周内有妊娠物完整排出或未见排出，而出血逐步停止，妇科检查子宫逐步恢复正常，宫口闭合，观察至转经无需刮宫者。

2. 效果

米非司酮配伍前列腺素终止早孕的大规模引入性试验共 17523 例临床效果，完全流产率 93.2%，失败 1.6%，不全流产需急诊刮宫者 0.8%，非急诊刮宫者 3.2%，不详 1.2%。不同 PG（PGO5 和米索前列醇）其效果相似。效果与胚囊大小和停经日数有关，胚囊 <2.0cm，停经 <40 日者效果最好。

（八）副作用及处理

米非司酮的副作用较轻，常使早孕反应中的恶心、呕吐、头晕、乏力、下腹痛等症状略为加重；前列腺素则可引起明显腹痛和腹泻，PG05 较米索前列醇更为明显，多数均能耐受。

1. 一般反应

一般反应不重，为时短暂，不需处理，个别腹痛、腹泻严重者可给对症处理，如应用阿托品、哌替啶等。

2. 出血

胎囊排出后出血时间一般在 2 周左右，出血时间延长或突然大出血是米非司酮主要的问题。出血量多需要刮宫止血的有报道为 0.8%，其中 0.1% 需输血。出血时间延长，可考虑试服吲哚美辛或中药生化汤加减，出血较多时或试用宫缩剂、凝血酸等。遇长期出血不止者应用抗生素预防感染，并 B 超检查，以及时除外不全流产。不全流产经药物处理无效者宜及时刮宫。

3. 感染

如有绒毛或蜕膜残留，或因子宫收缩不良或因药物导致子宫内膜纤溶活性增加，前列腺素增多等而致出血延长，均可能导致继发感染，引起子宫内膜炎或盆腔炎等，需予抗感染治疗。

4. 对心血管的影响

法国应用米非司酮合并 PG 抗早孕已 10 万余例以上时，曾报道有 3 例发生心肌梗死，所用 PG 均为硫前列酮，其中 1 例，31 岁，第 13 次妊娠，另 2 名年龄均 >35 岁，3 名均吸烟。国内虽应用数万例未发现心血管方面特殊病例，但 $PGF_{2\alpha}$ 类对心血管有一定影响，要引起高度重视。用药后如有心血管突发症状，应及时处理，或立即请心脏科医生协助。

5. 其他副作用

用 PG05 后个别病例伴有皮疹、胃痛、口麻、或体温微升。米索前列醇可有寒战、发热、手掌痒、潮红等。个别曾出现过敏性休克，喉头水肿等严重反应。米非司酮也曾有过敏性皮疹的报道。反应严重或过敏者需予以及时对症或抗过敏治疗。

(九) 药流过程的监护措施

1. 临床观察

不全流产的特点：绒毛组织排出后阴道出血开始同月经或少量点滴，10 日后出现点滴与鲜红出血交替，有时持续鲜红出血，量可能超过或同月经量。HCG 可能下降，如到第 3 周、第 4 周时仍为阳性，应多考虑清宫。

2. HCG 测定

以往以晨尿 HCG 半定量测定（致敏羊红细胞早孕凝集抑制试验半定量法）或酶标 HCG 定量法的动态测定。近年临床上主要采用免疫学方法，如 ELISA 法、单克隆抗体胶体金试验、电化学发光法、放射免疫试验、检孕卡法、胶乳凝集抑制试验、血凝抑制试验等。目前临床尿 HCG 定性测定多采用单克隆抗体胶体金试验，血 β-HCG 定量测定多采用电化学发光法。药流后绒毛排出后，HCG 迅速下降，一般于 2~3 周降到阴性水平。由于 HCG 半减期较长与生物代谢的个体差异，某些患者可能在第 3、4 周仍为低滴度阳性，一般以 HCG 动态观察为宜。这些对象需特别注意，出血多者宜清宫。

3. B 超监测

药流前 B 超能诊断异常妊娠，如宫外孕、双子宫畸形、宫角妊娠等，药流后第 8 日、15 日可观察子宫内胚胎情况。子宫腔内积血块可造成判断上的困难，需予随访鉴别。如胎囊未排出，而 B 超示宫内胎囊已受损，无胚芽及胎心搏动，而临床表现阴道出血不多，HCG 下降，提示可继续随访，大多能自行排出，如出血多，随时刮宫。

4. 病理组织学检查

可观察绒毛、蜕膜的存在，或有无炎症的存在以供临床参考。

（十）米非司酮配伍 PG 抗早孕的优缺点

1. 优点

（1）痛苦少，减少人流综合反应。

（2）减少术后子宫腔或宫颈粘连，术时子宫损伤及穿孔的机会。

（3）对不宜手术的高危孕妇更具有优越性，如瘢痕子宫、子宫畸形、宫颈发育不良、哺乳期子宫、多次人流史、长期服避孕药史等。

2. 缺点

（1）尚有 5%左右失败率，5%～10%不全流产率，需再行刮宫者，约 10%。

（2）少数人流血时间长或出血多。

（3）需往返医院次数较多，>3 次。

四、复方米非司酮配伍前列腺素终止早期妊娠

20 世纪 90 年代末由上海计划生育研究所-国家计划生育药具重点实验室和上海现代制药有限公司研制的复方米非司酮（米非司酮 30mg＋双炔失碳酯 5mg），目前该药物已在国内上市多年。复方米非司酮配伍米索前列醇（米索），应用于临床抗早孕已有多篇报道。

双炔失碳酯：1967 年由上海医药工业研究院合成，大鼠试验证实该药具有微弱的雌激素活性，但仅为炔雌醇的 2.8%，有较强的抗雌激素活性，无孕激素活性，又有较强的抗孕激素活性。20 世纪 70 年代起在国内作为探亲避孕药应用至今，近年又发现其具有终止早孕的作用。研究发现，双炔失碳酯和米非司酮有协同抗早孕作用，目前作为复方米非司酮的有效成分之一。流产成功率达 93%以上。

（一）抗早孕机制

（1）复方米非司酮有效降低孕激素受体浓度，并降低孕激素水平。

（2）与非复方米非司酮比较，复方米非司酮升高了雌激素受体浓度。

（3）该制剂中的两种药物具有抗雌激素活性。因此，复方米非司酮配伍米索抗早孕改变雌、孕激素（ER、PR）比例，降低孕激素水平，促进流产发生。

（二）药代动力学

本品中米非司酮经胃肠道快速吸收，导致血浆药物浓度在服后 15 分钟迅速

升高，服药后 1 小时内血浆药物浓度达峰值。然后血浆药物浓度迅速下降，血浆半衰期约为 20 小时。其代谢物主要自胆汁由粪便排泄，很小部分（<10%）代谢产物随尿排出。

（三）适应证

本品与米索前列醇片序贯合并使用，可用于终止停经 49 日内的早期妊娠。

（四）禁忌证

（1）对本品中任一组分过敏者禁用。

（2）有心、肝、肾疾患者及肾上腺皮质功能不全、高血压、心血管疾病、青光眼、哮喘、凝血机制障碍、长期服用可的松者禁用。

（3）带宫内节育器妊娠和怀疑宫外孕者禁用。

（五）用法用量

每日上午空腹或进餐 2 小时后口服，服药后禁食 1 小时。每次 1 片，每日 1 次，连服 2 日。第 3 日（48 小时后）口服米索前列醇 600μgl 次。

（六）不良反应

有轻度恶心、呕吐、头晕、乏力和下腹痛等不适感，偶可出现皮疹。服用米索前列醇后少有腹痛，部分妇女可发生呕吐、腹泻，少数有潮红、手足发痒、发麻。

（七）注意事项

与米非司酮配伍前列腺素醇药物流产。

（八）复方米非司酮抗早孕优点

制剂中增加了双炔失碳酯的成分，减少了米非司酮用量，且提高了流产成功率。减轻了药物对子宫内膜激素受体的影响，可能有助于流产的成功和激素受体水平的恢复。

第四节 钳刮术

一、适应证

（1）妊娠 10~14 周间自愿要求终止妊娠而无禁忌证者。妊娠 12 周以上必须住院。

（2）因某种疾病（包括遗传性疾病）不宜继续妊娠者。

（3）其他流产方法失败者。

二、禁忌证

（1）与负压吸引人工流产术相同。

（2）有阴道炎、盆腔炎者，虽经治疗后，术前仍不宜放置导尿管或宫颈扩张棒等作宫颈准备。

（3）在妊娠期间有反复阴道流血者或最近有阴道流血史，术前也不宜放置导尿管等作扩张子宫颈的准备。

（4）妊娠 11~14 周时，胎儿较大，手术难度较大，因此要求术者必须有高度责任感及熟练技巧。

三、术前准备

术前检查与吸引术相同，并作血常规和出血、凝血时间的测定，宜住院手术。

术前子宫颈准备可任选以下方法之一。

1. 宫颈内放置导尿管

（1）置管前阴道冲洗每日 1 次，共 2 日。于钳刮术前 1 日放置导尿管。其他准备同宫内节育器放置术的术前准备。

（2）用窥阴器暴露宫颈，用聚维酮碘或 1∶1000 苯扎溴铵等溶液消毒宫颈及阴道。再用棉签蘸 2.5% 碘酒及 75% 乙醇先后擦子宫颈及颈管。

（3）将 18 号专用导尿管（已消毒）1 根插入宫颈，直到导尿管的一半放入宫腔，留下部分用映喃西林纱布卷住，置于后穹。

2. 宫颈管内放置硅橡胶宫颈扩张棒或吸水棒

于钳刮术前 12~24 小时放置，需插入宫颈管，超过内口即可，外露于宫口外的部分用无菌纱布或呋喃西林纱布块覆盖于宫颈穹窿部以防扩张棒脱出。

3. 前列腺素栓或片

如无前列腺素禁忌者，可于钳刮术前 2~4 小时置入前列腺素栓于阴道后穹，如 PG05 栓 1mg，ONO-802 1mg，15-甲基 $PGF_{2\alpha}$，酸栓 1mg 等任选一种均可。置栓后需卧床休息 0.5 小时，或口服米索前列醇片 0.4mg。

手术器械及敷料同负压吸引术。

四、手术步骤

（1）外阴消毒、铺巾同子宫负压吸引术，但不擦洗阴道。用卵圆钳取出子宫颈管内的导尿管或宫颈扩张棒等及阴道内纱布，再次消毒外阴、阴道、宫颈及颈管。

（2）必要时用子宫颈扩张器扩张宫颈，直到卵圆钳能顺利通过内口，一般不需超过 12 号。

（3）破胎膜：先破膜再行宫腔操作。用弯头有齿卵圆钳沿宫腔后壁逐渐滑入，探测羊膜囊，拉破羊膜囊，并使羊水流尽。

（4）宫缩剂的应用：待羊水流尽才能应用宫缩剂，可在宫颈旁或肌内注射缩宫素 10U，等待 5~10 分钟，待子宫收缩后再操作。严防羊水栓塞。

（5）取胎盘：弯头卵圆钳到达子宫底，退出约 1cm，探测胎盘附着部位，夹住胎盘左右轻轻摆动（幅度宜小），使胎盘剥离，以便能完整或大块地钳出。

（6）取胎体：尽可能先夹碎胎头和胎体骨骼，然后逐块取出。当胎儿肢体和脊柱未能夹碎而通过子宫颈管时，其长骨的纵轴必须与子宫的纵轴一致，以免损伤子宫峡部及子宫颈管组织。

（7）先取胎儿或先取胎盘各有利弊，视具体情况和手术者熟练程度而定。如遇胎儿阻碍操作先取胎儿，如有出血则宜先取胎盘，使子宫收缩可减少出血。保留取出的胎儿和胎盘，术后核对是否完整。

（8）清理宫腔：以 6 号吸管，300~500mmHg（26.6~39.9kPa）吸力分三段轻轻吸引 1 周，或用刮匙轻轻搔刮 1 周，手术完毕。

（9）术后根据宫缩情况酌情重复给予宫缩剂，如缩宫素 10~20U 宫颈注射或肌内注射。

（10）术后详细填写手术记录。

五、术后注意事项

（1）术后需在观察室内休息 2 小时左右，常规于术后 0.5 小时、1 小时和 2 小时观察阴道出血情况，按摸子宫底的位置，以防由于子宫收缩不良而导致宫腔积血。

（2）保持外阴清洁，勤换内裤，禁房事和盆浴 1 个月。

（3）术后如有腹痛、发热、阴道流血多或持续不净达 2 周以上等异常，随时就诊。

（4）指导落实避孕方法。

（5）术后 1 个月或转经后随访 1 次。